文化是中医的土壤
犹如水之源
木之根

中国成语悠久源长，承载着优秀的中华文化，我们将成语与中医有机结合起来，在文化沉淀中传播中医。

主编

◎ 董昌盛　伍睿昕　吴孝雄

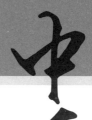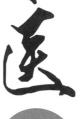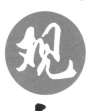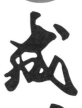

ZHONGYI
GUAN
CHENGYU

全国百佳图书出版单位
中国中医药出版社
·北京·

图书在版编目（CIP）数据

中医观成语 / 董昌盛, 伍睿昕, 吴孝雄主编. -- 北京：
中国中医药出版社, 2024.9
ISBN 978-7-5132-8744-9

Ⅰ.①中… Ⅱ.①董… ②伍… ③吴… Ⅲ.①中国
医药学—青少年读物②汉语—成语—青少年读物 Ⅳ.
① R2-49 ② H136.31-49

中国国家版本馆 CIP 数据核字 (2024) 第 077997 号

中国中医药出版社出版

北京经济技术开发区科创十三街 31 号院二区 8 号楼
邮政编码　100176
传真　010-64405721
河北品睿印刷有限公司印刷
各地新华书店经销

开本 880 × 1230　1/32　印张 11.75　字数 282 千字
2024 年 9 月第 1 版　2024 年 9 月第 1 次印刷
书号　ISBN 978 - 7 - 5132 - 8744 - 9

定价　58.00 元
网址　www.cptcm.com

服 务 热 线　010-64405510
购 书 热 线　010-89535836
维 权 打 假　010-64405753

微信服务号　zgzyycbs
微商城网址　https：//kdt.im/LIdUGr
官 方 微 博　http：//e.weibo.com/cptcm
天猫旗舰店网址　https：//zgzyycbs.tmall.com

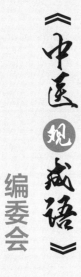

《中医成语》编委会

● 主　编

董昌盛　上海中医药大学附属龙华医院

伍睿昕　上海市中医医院

吴孝雄　上海中医药大学附属第七人民医院

● 编　委（以姓氏拼音为序）

包伟东　河南省洛阳正骨医院（河南骨科医院）

陈文连　上海中医药大学附属龙华医院

楚　晓　复旦大学附属上海市第五人民医院

付艳丽　广州中医药大学深圳医院（福田）

郭　娟　山东中医药高等专科学校

韩睿钦　中国医学科学院

孙芳园　上海中医药大学附属第七人民医院

姚文亿　上海中医药大学附属第七人民医院

序一

　　董氏昌盛，字城宇，笔名一心，号天中山人，有洪福幸入岐黄之门，得天赐助进杏林之境。

　　零八奥运，举国欢庆，学习中医，情深意切，怀献礼祖国之心，立"中医观成"之志。内心澎湃，自撰初稿，稿之既成，惜认识之肤浅，岂敢示于众人。来沪十年有余，幸遇睿昕之智，钦佩孝雄之才，听二者建议，邀四海专家，汇编委聪慧，重排体例方阵，反复修改，几易其稿，乃成本书。

　　作词一首，特贺书成。

《念奴娇·中医观成语》

成语俗语，古今言，千年风云流传。
一词秒牵，追寻之，春秋战国肇端。
本质含义，首先研判，场合语义变迁。
寰宇智慧，历史多少事件。
遥想成语当年，含义变化了，逐本溯源。
时代地区，文化异，发展演变轴线。
语法结构，多挖掘内涵，精髓特点。
中医观成语，还需不断完善。

铁杆中医：董昌盛

癸卯兔年 丙辰月 庚子日 于沪上一心阁

序二

    本人2002年有幸步入中医最高殿堂——北京中医药大学，学医七载，跟师京城名医张代钊、李佩文教授，窥探中医之美，惊叹于中医的实用和伟大。毕业后于上海工作，始终坚守中医信仰，精益求精，开出药方数万张，获得较好的临床疗效，发表论文六十余篇。

    文化是中医的土壤，犹如水之源、木之根。中国成语悠久源长，承载着优秀的中华文化，将成语与中医有机结合起来，可以在文化沉淀中传播中医。认识董昌盛医师后，我们两位铁杆中医不谋而合，共同认识到文化宣传之重要。我对《中医观成语》原始书稿进行构思设计、修改补充，将成语按照医学类别进行归类，力求内容通俗易懂，融入医药故事，多方面展现中医药养生保健及防治疾病的独特优势。

    由于时间精力有限，本书仍有提升空间，敬请广大读者提出宝贵意见和建议，以便再版修订时提高。

铁杆中医：吴孝雄

2024年5月4日于上海

《中医观成语》目录

第一章　医史篇

第二章 七情篇

第三章　医理篇

第四章 医德篇

第五章　医术篇

第六章　医药篇

第一节　不可救药 ---------- 262

第二节　不治之症 ---------- 264

第三节　对症下药 ---------- 267

第四节　中庸之道 ---------- 269

第五节　因势利导 ---------- 272

第六节　因地制宜 ---------- 274

第七节　心病还须心药医 ---------- 278

第八节　针砭时弊 ---------- 280

第九节　薏苡明珠 ---------- 284

第十节　剪须和药 ---------- 286

第十一节　病入骨髓 ---------- 289

第十二节　药石之言 ---------- 291

第十三节　三年之艾 ---------- 294

第十四节　薰莸异器 ---------- 297

第十五节　姜桂之性 ---------- 299

第十六节　不龟手药 ---------- 301

第十七节　药店飞龙 ---------- 304

第十八节　以毒攻毒 ---------- 307

第七章　养生篇

第一章

医史篇

病入膏肓

古今释义

膏，心下脂肪；肓，心脏和横膈膜之间。"膏肓"指心之下、膈之上的部位，相传是中医治病时药力所不及的地方。病入膏肓，原指病位深隐难治，病情危重，无药可救，即疾病已发展到无法救治的地步，也比喻事情到了无法挽救的境地。

逐本溯源

《左传·成公十年》载：疾不可为也，在肓之上，膏之下，攻之不可，达之不及，药不至焉，不可为也。

中医观成语

公元前 21 世纪～公元前 476 年（夏至春秋），主要为奴隶社会时期。

青铜器的使用和推广，促进了农业的发展。为适应农业生产的需要，天文历法有了明显的发展，人们用天干地支纪日，并测定了一年四季的各种节气。这些在服务农业的同时，也有助于人们认识疾病的发生与季节气候变化的关系。另外，在自然观方面，人们突破了宗教神学的阻碍，阴阳、五行等学说逐渐形成，这种朴素唯物自然观对中医理论的萌芽起到了重要作用。

关于病名的记载，据有关资料表明，殷墟出土的 16 万余片甲骨中载病的有 323 片、415 辞，所载疾病的名称有 20 余种，大多数是按人体不同部位来命名的，少数是根据症状来命名的。甲骨文"龋"字的出现是我国医学史上很有意义的发现，比古埃及、古希腊、古印度等文明古国的类似记载还要早 700～1000 年。西周以来，《诗经》一书所涉及的病名就有 40 余种，描述了多种疾病的临床表现。《山海经》已能根据发病的特点给予固定的病名，与甲骨文主要依据身体部位来命名疾病相比，此时期人们对疾病的认识已经有了很大进步。

在临床治疗方面，食疗、药疗、酒剂、针灸等，皆已推广使用。酒在医学中的应用具有很重要的意义。酒有兴奋、杀菌消毒、麻醉的作用，用酒来炮制药物，能行药势，通利气血。《汉书》尊酒为"百药之长"。

在药物方面，在我国现有文献中，最早涉及药物的书籍是《诗经》，该书收录了多种药物，大部分为植物药，对某些药的采集方法、产地和使用效果，也有简明叙述。在先秦文献中，收录药物最多的是《山海经》，所载药物知识更加丰富，表明人们对药物的认识更加深刻和全面。值得一提的是，《诗经》和《山海经》都不是药物专著。

在医学分科与医事制度方面，周代宫廷医生已有食医（相当于营养科医生）、疾医（内科医生）、疡医（外科医生）、兽医之分。

据《周礼·天官》记载，医师掌管有关医药方面的政令，收集药物以供医疗使用。凡国中有患病的，有头上长疮或身上有创伤的，都会到医师的官府来看病，医师派医者对他们进行治疗。年终，医师会考核医者的医疗成绩，以确定给予他们食粮的等级：凡病都能诊断准确者为上等，有十分之一不能诊断准确者为次等，有十分之二不能诊断准确者又次一等，有十分之三不能诊断准确者又次一等，有十分之四不能诊断准确者为下等。

这一时期的医家，主要有医和、医缓、长桑君等人。

据《左传·昭公元年》记载，春秋战国时代，秦国有两位医术高明的医生，他们一位名"和"，一位名"缓"，因二人均以医为业，故人们称之为"医和""医缓"。

有一次，晋平公生病后向秦王求治，秦王便派了医和前往。医和诊病之后说："您的病不能治了，您患的是心志惑乱一类的疾病，不是鬼神作祟，也不是饮食不当，而是因过分迷恋女色，而丧失了心志。"晋平公问道："难道女色是不能接近的吗？"医和回答："应该有所节制。什么事过度后都应该罢手，否则将招致疾患。自然界有六气，降于地就化生成了五味，表现出五种颜色等，而这六气一旦过度，就会生出疾病。六气是指阴、阳、风、雨、晦、明，任何一气太过都会造成灾祸。阴太过会生寒疾，阳太过会生热疾，风太过会得四肢疾病，雨湿太过就会消化失常，夜晚过于劳累就会心志惑乱，白天则会心力交瘁。"医和的一番话令晋平公和他的下属十分钦佩。

上面的一段论述就是医和提出的"六气致病说",其中不仅涉及了深刻的阴阳学说,而且将人与自然界相互感应的关系阐述得相当精辟。这位医生在医理上的精深造诣着实令人惊叹。

"病入膏肓",形容病情严重,无法救治。犹如恶性肿瘤患者到了终末期,西医没有办法,中医同样没有办法。有些恶性肿瘤患者,在西医治疗四处碰壁的情况下,才想到了中医,期待出现奇迹。希望大家不要等到病入膏肓的时候,才想到中医;不要等到西医不能治疗的时候,才开始用中药。

(吴孝雄)

第二节
讳疾忌医

古今释义

讳,隐瞒、避忌;疾,疾病;忌,怕、畏惧。讳疾忌医,指隐瞒疾病,害怕医治,比喻掩饰自己的缺点错误,不愿接受批评帮助。

逐本溯源

宋代周敦颐的《周子通书·过》记载:今人有过,不喜人规(劝),如护疾而忌医,宁灭其身而无悟也。

公元前 475 年～公元 265 年（战国至三国时期），我国由奴隶制社会过渡到封建制社会，医学理论体系初步形成。

先秦至两汉时期，科学文化比较发达。在哲学思想方面，处于社会大变革的战国时代，出现了"诸子蜂起，百家争鸣"的局面，形成了儒家、道家、阴阳家、法家、兵家等不同的学术派别。道家关于精气神及养生理论的阐述，在古代医学文献中皆有所体现。

在马王堆三号汉墓出土的帛书中，有不少是医书，共有《足臂十一脉灸经》《阴阳十一脉灸经》《脉法》《阴阳脉死候》《五十二病方》《却谷食气》《导引图》《养生方》《杂疗方》《胎产书》10 种，还有竹木简 200 支，分为《十问》《合阴阳》《天下至道谈》《杂禁方》。江陵张家山汉墓竹简医书有《脉书》《引书》。满城中山靖王墓出土的医学文物有医针和医工盆等。这些出土的医书和医学文物说明了我们祖先的医疗实践丰富，这些丰富的医疗实践是不断积累和发展的结果，为医学理论的正式形成打下了坚实的基础。

《黄帝内经》（以下简称《内经》）包括《素问》《灵枢经》两本书，并非一时一人之手笔，大约是战国至秦汉时期，经许多医家搜集、整理、综合而成的，还包括后世医家的修订和补充。据统计，《内经》引用的古代医书多达 21 种。值得注意的是，《内经》的产生有深厚而丰富的医学实践知识作基础。《内经》的问世，标志着中国医学由单纯积累经验的阶段，发展到系统的理论总结阶段，标志着中医理论的正式确立。《内经》为我国医学的发展提供了依据和指导，是中医书籍的"四大经典"之一，历代有成就的医家无不重视此书。

《神农本草经》同《内经》一样，它的成书也并非一时一人之手笔，大约是自秦以来加以搜集，直至东汉时期才最后整理而成。《神农本草经》是对东汉以前药物的总结，是我国现存最早的药物学专著，也是"四大经典"之一，对后世药物学的发展有着深远的影响。

这一时期的著名医家有扁鹊、仓公（淳于意）、华佗等。

扁鹊是我国历史上第一个有正式传记的医学家。据《史记·扁鹊仓公列传》记载，扁鹊是渤海郡郑（今河北省沧州市任丘市）人，姓秦，叫越人，年轻时在一家客馆做主管。一天，有个叫长桑君的客人到店里来，只有扁鹊认为他是个奇人，因而恭敬待之。长桑君也知道扁鹊并非普通人。来来去去十余年，有一天长桑君呼扁鹊私坐，悄悄地说："我年纪大了，有个秘方欲传与你，毋泄露出去。"扁鹊恭敬地回答"遵命"后，长桑君才从怀中拿出一种药递给扁鹊说："用草木之露水送服此药，30 天后就能洞察各种事物。"长桑君又拿出所有秘方递给了扁鹊，之后忽然就不见了。扁鹊依他所说服药 30 天后，果然能透过墙看见另一边的人。后来，扁鹊以这种特异功能看病，尽见五脏癥结。扁鹊行医或在齐国，或在赵国，在赵国行医时名叫扁鹊。

晋昭公在位之时，众大夫的势力强大而国君宗族的势力弱小。赵简子做大夫，独揽政事。一次，赵简子患了病，5 天不省人事。众大夫都很惊惶，于是召请扁鹊。扁鹊诊病完毕，董安于急切地向扁鹊询问赵简子的情况。扁鹊说："血脉正常，你惊怪什么！秦穆公也曾经像这样，7 天才醒过来。如今主君的病秦穆公的病相同，不超过 3 天一定病愈。"过了两天半，赵简子就醒过来了。

后来，扁鹊名闻天下。他到邯郸时，闻知当地人尊重妇女，就做妇科医生；到洛阳，闻知周人敬爱老人，就做老年科医生；到了咸阳，闻知秦人爱护孩子，就做儿科医生，随着各地习俗来改变医治范围。秦国的太医令李醯自知医术不如扁鹊，便派人刺杀了扁鹊。至今天下谈论脉诊的人，都遵从扁鹊的理论和实践。

医圣张仲景在《伤寒杂病论》的序言中提出，当时的读书人不爱惜身体健康，一味追求名利。扁鹊也提出，患者轻视身体、看重钱财，属于不治之列。我国的古代圣贤早就认识到了身体健康的重要性，然而当今又有多少人积极主动去学习相关的知识呢。

从扁鹊见蔡桓公的故事可以看出，人们不能因为没有症状就认为自己一定没有生病，比如恶性肿瘤，很多患者因为在早期和中期并无不适，就以为自己没有病，特别是老年人，即使家属劝说也不去体检，等到出现不舒服的时候，再去医院化验检查，就已经到了晚期。因此，我们一定要警惕，不能以身体是否不舒服来判定疾病的有无，有时虽然没有不舒服，但是身体内可能已经有了肿瘤病灶，因此对恶性肿瘤高危人群来说，定期体检很有必要。中医药在防治癌症方面有独特优势，要及早应用，不要到了"病入骨髓"的终末期才想起中医。一些恶性肿瘤患者在手术后或放化疗期间都不吃中药，甚为可惜。联合中医治疗，可增强疗效，中西医两条腿走路总比一条腿走路要快些、稳些。

"讳疾忌医"这个成语告诉我们，早期治疗，防止疾病持续发展很有必要。如果讳疾忌医，等到"病入骨髓"，那么就算请来神医扁鹊也无能为力了。

（吴孝雄）

第三节
改行自新

古今释义

改行自新，指改变行为，重新做人。

逐本溯源

《史记·扁鹊仓公列传》记载：妾愿入身为官婢，以赎父刑罪，使得改行自新也。

汉文帝十三年，有人上书控告名医淳于意，淳于意被押往长安。淳于意有五个女儿，都跟在他后面哭泣。他发怒而骂道："生孩子不生男孩，到了紧要关头就是无可用之人！"小女儿缇萦听了父亲的话很伤心，于是跟随父亲西行到了长安。她上书朝廷说："我父亲是朝廷的官员，齐国人民都称赞他廉洁公正，现在被判刑，我非常痛心。处死的人不能再生，受刑致残的人也不能再康复，即使想改过自新，也无路可行。我情愿去做官府奴婢，以赎父之刑罪，使父亲能有改过自新的机会。"汉文帝看了缇萦的上书，悲悯其心意，于是赦免了淳于意，并在这一年废除了肉刑。

该成语还有其他出处。

《汉书·宣元六王传》记载：今闻王改行自新，尊修经术，亲近仁人……朕甚嘉焉。

《汉书·匡张孔马传》记载：比年大赦，使百姓得改行自新，天下幸甚。

中医观成语

淳于意获释后，汉文帝召见他，详细询问其学医经过，以及诊治疾病和带教徒弟的具体情况，他一一作答，叙述了25位患者的姓名、性别、职业、住址、诊断、治疗及预后等情况（当时称为"诊籍"）。司马迁把这些内容写入《史记》中，成为我国现存最早见于文献的医案。

据《史记·扁鹊仓公列传》记载，仓公这个人，是齐国都城管理粮仓的长官，临淄人也，姓淳于，名意。年轻时喜好医术……然而行游诸侯，不以家为家，或不为人治病，病家多怨之。

淳于意正在家中，皇帝下诏问他为人治病决断死生，应验的有多少，各叫什么。

淳于意回答说："我年轻时，就喜好医药，用方药试着看病，多数无效。到了高后八年（公元前180年），得以见师于临淄元里的公乘阳庆，他对我说'把你读过的医书全部抛开，你学的这些都不正确。我有古代先辈医家所遗黄帝、扁鹊之《脉书》，可通过观察面部不同颜色来诊病，预知生死，决断疑难病症，判定能否治疗，以及药物理论，非常精辟。我家中富足，只因喜欢你，才想把自己的全部秘方和医书都交给你'，我立即说'太幸运了，这些不是我敢奢望的'，说完就离开坐席再次拜谢老师。我学习了他的《脉书》《上经》《下经》，以及五色诊病、听诊术，推测阴阳外变、药论、砭石神术、房中术等秘藏书籍和医术，用了约一年时间解析体验，第二年以治病检验，有效，但还不精到。学习了三年后为人治疗，诊病决死生，有效，说明我的医术已经达到了精良的程度。"

医案一

齐王二儿子的男孩生病，召我去诊治，我切脉后告诉他："这是气膈病。这种病使人烦闷，吃不下，时常呕出胃液。这种病是内心忧郁，常常厌食导致的。"我当即调制下气汤给他喝下，一天气下，两天能吃，三天病愈。之所以知道他的病，是因为我切脉时，诊到心有病的脉象，浊重急躁，这是阳络病的表现。脉法曰："脉来数疾去难而不一者，病主在心。"周身热，脉盛者，为阳热过盛。阳热过盛者，会摇荡心神，所以患者心中烦闷吃不下东西，络脉就会有病，络脉有病就会血从上出，血从上出的人会死亡。此乃内心悲伤所生也，病得之于忧郁。

医案二

齐国北宫司空的夫人病了，众医皆以为风入中，病主在肺，应刺其足少阳脉。我诊其脉，说："病气疝，影响膀胱，大小便困难，尿色赤红。病见寒气则遗尿，使人腹肿。"她的病，是想解小便又不能解，然后行房事才得的。我之所以知道她的病，是因为切其脉大而实，那是厥阴有变动。脉来艰难，那是疝气影响膀胱的表现。腹之所以肿，是因厥阴络脉结聚在小腹。厥阴有病则脉结，动则腹肿。我灸其足厥阴之脉，左右各一穴位，立即不遗尿而溲清，小腹痛止。再以火齐汤使其饮之，三日而疝气散，即愈。

医案三

齐王黄姬的哥哥黄长卿在家设酒宴，邀请我参加。客人入座，还没上菜。我见到了王后的弟弟宋建，就告诉他："你有病，四五天前，你腰胁疼痛不能俯仰，也不能小便。不赶快医治的话，病邪就会浸润肾脏。趁着病邪还没滞留在五脏，应迅速医治。现在病邪只是刚刚侵入肾脏，这就是人们说的'肾痹'。"宋建说："是这样，我确实曾腰脊疼过。四五天前正下雨时，黄氏的女婿们到我家里，见到库房墙下的方石，就要举起，我想效仿，但举不起来，就放下了，到了黄昏便感到腰脊疼痛，不能小便，至今不愈。"他的病是由喜好举重物引起。我之所以能诊治他的病，是因为我看到他的容色，太阳穴处色泽枯干，两颊显示肾病部位边缘四分处色泽干枯，所以才知道他四五天前疾病发作。我为他调制了柔汤服用，十八天后就痊愈了。

医案四

齐国丞相家臣的奴仆跟随主人上朝进入王宫，我看到他在闺门外吃东西，望其面色有病气，当即就把此事告诉了一位名叫平的宦官。平因喜好诊脉而向我学习，我就用这个奴仆做例子告诉他：

"这类面色代表脾脏受了伤，到了明年春天，胸膈便会阻塞不通，不能食饮，按照这个发展过程，到明年夏天将泄血而死。"平听后就向丞相禀报说："您门客的奴仆有病，很重，死期指日可待。"丞相问："卿何以知之？"平答曰："丞相上朝入宫时，他在闺门外吃饭，我和仓公站在那里，仓公告诉我，患这种病是要死的。"丞相就把这个门客召来问："你的奴仆有病吗？"门客回答："我的奴仆没有病，身体没有疼痛。"到了春天，这个奴仆果然病了，四月时因泄血而死。我之所以知道他的病，是因为脾气普遍会影响五脏，脾受伤了就会在脸上的相应部位显出病色，伤脾之色看上去是枯黄色，仔细再看是死草般的青色。众医不知，以为是寄生虫，不知是伤脾。这个人到春天病重而死，是因为脾病脸色发黄，黄色在五行属土，脾土不能胜肝木，所以到了肝木强盛的春天就会死去。到夏天死的原因，脉法曰"病重而脉顺清者曰内关"，内关之病，人不知其所痛，好像没有一点儿痛苦。如果再添任何一种病，就会死在仲春的二月；如果精神愉快，能够拖延一段时间。他之所以在四月死，是诊其人时精神愉快，形体尚肥满。他的病是因流汗太多，受火烤后又在外面受了风邪而得。

上述为淳于意医案节选，通过古代医案，我们可以领略中医大夫医术的高超。

（吴孝雄）

第四节
到骨疗毒

古今释义

到骨疗毒，将深入骨头的毒用刀刮除，达到治疗之目的，比喻彻底治疗，从根本上解决问题，后来也比喻人的意志坚强。

逐本溯源

《三国志·关羽传》记载：矢镞有毒，毒入于骨，当破臂作创，刮骨去毒，然后此患乃除耳。

《三国演义》第七十五回曰：关云长刮骨疗毒，吕子明白衣渡江。

关羽在攻打樊城时被曹仁的弓弩手所伤，右臂中箭，翻身落马。关平救关羽归寨，拔出臂箭。箭头有药，毒已入骨，关羽右臂青肿，不能活动。忽一日，有人从江东驾小舟而来，直至寨前，自报姓名，乃沛国谯郡（今安徽省亳州市）人，姓华，名佗，字元化。因闻关将军乃天下英雄，今中毒箭，特来医治。这时，关公右臂痛得厉害，正和马良下棋分散注意力，以免露出痛苦表情而乱了军心。

华佗看过关羽的箭伤，说："此乃弩箭所伤，其中有乌头之药，直透入骨，若不早治，此臂无用矣。当立一标柱，上钉大环，请君侯将臂穿于环中，以绳系之，然后以被蒙其首。吾用尖刀割开皮肉，直至于骨，刮去骨上之箭毒，用药敷之，以线缝其口，方可无事。但恐君侯惧耳。"关羽笑着说："如此容易，何用柱环？"遂饮数杯酒，仍与马良弈棋，伸臂令华佗割之。

华佗取尖刀在手，割开皮肉，直至于骨，骨上已青，用刀刮骨，悉悉有声。关羽饮酒食肉，谈笑弈棋，全无痛苦之色。须臾，血流满盆。华佗刮尽其毒，敷上药，以线缝之。关公大笑而起，对众将说："此臂伸舒如故，并无痛矣。先生真神医也。"华佗说："华某为医一生，未尝见此。君侯真天神也。"

中医观成语

华佗是东汉末年的一位杰出医学家，多次谢绝朝廷命他做官的征召，长期坚持在民间行医，深受群众推崇和爱戴。古代由于缺乏麻醉药，外伤患者在手术中十分痛苦，华佗依据所知的医学知识，结合多次临床实践，发明了麻沸散。

据《三国志·华佗传》记载，华佗，字元化，沛国谯县人，又名旉。华佗曾在徐州地区漫游求学，通晓几种经书。国相陈珪推荐他为孝廉，太尉黄琬征召他任职，他都不就任。华佗懂得养生之道，年龄将近一百岁外表看上去还像壮年人一样。华佗精通医方药物，治病配制汤药时不过用几味药，且心里掌握着药物的分量、比例，用不着再称量，把药煮热，就让患者服饮，同时告诉患者服药的禁忌或注意事项，等到华佗离开，患者的病也就好了。如果需要灸疗，也不过取一两个穴位，每个穴位用七八根艾条，病痛也就应手消除了。如果需要针疗，也不过扎一两个穴位。华佗下针时对患者说："针刺感应应当延伸到某处，如果到了，请告诉我。"患者说"已经到了"，华佗随即起针，患者的病痛很快就消失了。如果病邪集结郁积在体内，扎针、吃药都不能奏效，必须剖开割除，就饮服他配制的"麻沸散"，不一会儿患者就如醉死一样，这时再开刀切除患处，取出结积物。患处如果在肠中，就割除肠子的病变部分，洗净切口和易感染的部分，然后缝好腹部切口，用药膏敷上，过五天，病就好了，不再疼痛。一个月之内，切口就能愈合复原。

故事1

有一位郡守患了病，华佗认为那人大怒就会病愈，于是多多地接受他的财物却不加以治疗，不多久又丢下他离去，并留下书信。郡守果然大怒，派人追捕杀害华佗。郡守的儿子了解这件事，嘱咐使者不要去追逐。郡守愤恨到极点，吐出几升黑血后，病就好了。

故事2

有一位士大夫身体不适，华佗说："先生的病很重，应当剖腹除治，可是剖腹除治后先生的寿数就不会超过十年；如果不剖腹除治，疾病不会伤害先生，忍受疾病十年，寿数享全就当死，因此不值得特地去剖割。"士大夫不能忍耐病痛，坚持要求剖腹除治。于是，华佗下手治疗，士大夫旋即痊愈，十年后果然死去。

故事3

广陵郡太守陈登得了病，心中烦躁郁闷，脸色发红，不想吃饭。华佗为他切脉说："您胃中有好几升虫，将在腹内形成毒疮，是吃生腥鱼肉造成的。"说完马上煎了两升药汤，让陈登先喝一升，一会儿把剩下的药全部喝了。过了一顿饭的工夫，陈登吐出了约莫三升小虫，小虫赤红色的头还会动。吐出小虫后，陈登的病痛也消失了。华佗说："这种病三年后会复发，碰到良医才可救活。"三年后，陈登果然旧病复发，当时华佗不在，陈登遂病亡。

故事4

李将军的妻子病得很重，叫华佗来诊脉。华佗说："您的夫人伤了身孕，但是胎儿没有堕下。"将军说："确实是伤了身孕，但是胎儿已经产下。"华佗说："按察脉象，胎儿没有去掉。"将军认为华佗说得不对，于是华佗离去。病妇逐渐稍有好转，但一百多天后病又发作，又叫来华佗。华佗说："这脉象表示腹中还有胎儿。前次应当生双胎，一胎先产下，血出得很多，后一胎不能及时生下，母亲自己不知道，旁人也没有觉察，不再迎产，于是胎儿未能出生。胎儿死后，母体的血脉不再供养，死胎必定干枯而附着在母体的后腹部，所以使她常觉腰脊痛。如今应当给她服药，同时针刺一处，这样死胎定能产下。"汤药和针刺并施后，病妇疼痛急迫像要生产似的。华佗说："这死胎久已干枯，不能自行产出，应当让人探取胎儿。"后来果然取出一死胎，手足完备，体色黔黑，长约一尺。

故事5

当初，军吏李成患了咳嗽，昼夜不能入睡，经常吐脓和血，因而前来请教华佗。华佗说："您患了肠痈病，咳嗽时吐出的东西不是从肺部来的。我给您两钱匕散药，服后会吐出两升多脓血，吐完后会感到畅快，而后自我保养，一个月后能稍好转，自己好生调养保重，一年后就会身体强健。十八年后会有一次小发作，再服用这散药，将再次痊愈。如果没有服这药，一定会死。"说罢又给了他两钱匕散药。李成得药后就离去了。过了五六年，亲戚中有人患了像李成一样的病，对李成说："您如今身体强健，我将要死了，您怎么忍心没有急需却收藏良药，而坐等我死去呢？您先把药借给我，我病愈后，替您向华佗另外讨取。"李成把药给了他，接着特地赶去找华佗，却正好碰上华佗被拘捕，惶恐之际不忍向华佗讨药。十余年后，李成果然旧病复发，因没有药可以服用，故而病死。

战国至三国时期是中医史上的重要时期，既有医学系统理论的产生，又有药物学专著及临床学专著的问世，还有临床高超医术的形成，这些是中医学重要的组成部分。在这一时期，中医学作为一门学科被正式确立。

（吴孝雄）

第五节

安内攘外

古今释义

攘，是"抵御""排除"的意思。安内攘外，意为安定内部，排除外患。

逐本溯源

汉代张仲景的《伤寒论》记载：甘草甘平，有安内攘外之能。

甘草是一味中药。"甘平"是指甘草的味道是甜的，具有补益及缓急的作用，在寒热性质上是平性的，不偏寒，也不偏热。

中医观成语

东汉末年张仲景所著的《伤寒杂病论》由《伤寒论》和《金匮要略》组成，是第一部系统的中医临床专著，是中医学"四大经典"之一，确立了中医辨证论治原则，概括了临床各科常用方剂，被誉为"方书之祖"，是历代学子学习中医的必读教科书。

张仲景，名机，年轻时曾跟随同郡张伯祖学医。经过多年刻苦钻研，青出于蓝而胜于蓝，医术远超其师，成为汉代贡献最大的临证医家，被后世尊称为"医圣"。

张仲景在《伤寒杂病论》自序中写道：我读到秦越人给虢太子诊病和望齐侯之色的时候，没有一次不激动地赞叹其才华出众。很奇怪，当今社会上的那些读书人，竟然都不重视医药，不精心研究医方医术，以便对上治疗君亲之病，对下解救贫贱之苦，对己保持身体长久健康，以养生命，只是争着去追求荣势，踮起脚仰望权豪，急急忙忙唯利是图，重视名利等身外之物，却抛弃身体健康这一根本，华而不实在外，身体憔悴在内。

我的宗族人口一向很多，以前有两百多人。自建安元年（196年）以来，还不到十年，死亡的有三分之二，其中死于伤寒的占十分之七。我为宗族衰落和人口减少而感慨，为早死枉死之人得不到救治而悲伤，于是勤求古训，博采众方，选用《素问》《九卷》《八十一难》《胎胪药录》等书，并结合自己诊脉和辨证的体会，写成了《伤寒杂病论》，共十六卷，虽然不能治愈全部疾病，但是或许可以见到病症，就知其病源。如果能运用好这本书，则多数问题能够得到解决。

自然界分布着五行之气，以运转化生万物。人体禀受五行之常气，才有五脏的生理功能。经络府腧，阴阳会通，其道理玄妙，隐晦幽深，变化难以穷尽，如果不是才高识妙的人，怎能探究其中的道理要旨呢？上古有神农、黄帝、岐伯、伯高、雷公、少俞、少师、仲文，中世有长桑君及扁鹊，汉代有公乘阳庆及仓公，从此往后到现在，就没有听说有这样的名医了。

看当今医生，不去研求思考经典著作的旨意，以扩大加深知识范围，而是各自秉承家传技艺，始终沿袭旧法。他们察看疾病，询问病情时，总是花言巧语，应付患者，面对患者片刻，便处方用药，只按寸部脉，不触及尺部脉，只按手部脉，不按足部脉，人迎、趺阳、寸口，三部脉象不互相参照，测量患者脉搏跳动次数时不满五十就结束了，面对垂危患者时不能确诊，九处诊脉部位竟然没有一点印象，鼻子、眉间和前额遗漏不诊察，这真是人们所说的"以管窥天"，很不全面。如此若想要辨识不治之症或判别出可治之症，实在很难啊。孔子说：生来就明白事理的人为上等，通过学习懂得事理的人为次等，通过多闻广记懂得事理的人又次一等。我一向崇尚医术，愿奉行"学而知之""多闻博识"的教导。

张仲景年少时随同乡张伯祖学医，由于聪颖博达，旁学杂收，长进很快。

一天，家属送来一位唇焦口燥、高热不退、精神萎靡的患者。老师张伯祖诊断后认为其病由"热邪伤津，体虚便秘"所致，需用泻药帮助患者解出干结的大便，但患者体质极虚，用强烈的泻药患者身体受不了。张伯祖沉思半晌，一时竟没了主张。

张仲景站在一旁，见老师束手无策，便开动脑筋思考。忽然，张仲景眉宇间闪现出一种刚毅自信的神情，他疾步上前对老师说："学生有一法子！"他详细地谈了自己的想法，张伯祖听着听着，紧锁的眉头渐渐舒展开来。

张仲景取来一勺黄澄澄的蜂蜜，放进一只铜碗，就着微火煎熬，并不断地用竹筷搅动，渐渐地把蜂蜜熬成了黏稠的团块。待其稍冷，张仲景便将其捏成一头稍尖的细条形状，然后将尖头朝前轻轻地塞进患者肛门。不一会儿，患者拉出了一大堆腥臭粪便，病顿时好了一大半。由于热邪随粪便排净，患者不出几天便康复了。张伯祖对这种治法大加赞赏，逢人便夸。这种治法实际上是世界上最早使用的药物灌肠法。

张仲景总结治疗经验，在著述《伤寒杂病论》时，将这个治法收入书中，将方子命名为"蜜煎导方"，用来治疗伤寒病津液亏耗过甚，大便结硬难解的病证，备受后世推崇。

除伟大的医学著作外，张仲景还是饺子的发明者。

东汉末年，战乱仍频，民不聊生，灾疫肆虐。张仲景任长沙太守时，常为百姓医病。当他告老还乡时，见很多穷苦百姓忍饥受寒，耳朵冻烂，便叫弟子在南阳东关空地搭医棚，架大锅，冬至开张，施药治伤。这药名叫"祛寒娇耳汤"，把羊肉、辣椒和祛寒药材在锅里煮好后，捞出来切碎，用面皮包成耳朵状，再下锅煮熟即成。患者吃下后浑身发热，血脉通畅，两耳变暖。吃了一段时间后，患者的烂耳朵就好了。

张仲景施药一直持续到大年三十。大年初一，人们既庆新年，又祝康复，就仿"娇耳"的样子做过年的食物，并称之为"娇耳""饺子"。从此，百姓都模仿制作，渐成习俗，在冬至和大年初一吃饺子，以纪念张仲景开棚舍药和治愈患者的日子。经过岁月冲刷，饺子的种类和形状有了很大改变，已经成了阖家团圆的代表食品。

（吴孝雄）

第六节
治病救人

古今释义

治病救人，指治好病把人挽救过来，也比喻诚心诚意地帮助别人改正错误。

逐本溯源

晋代葛洪的《神仙传·沈羲》记载：沈羲，吴郡人，学道于蜀，能治病救人，甚有恩德。

中医观成语

西晋至五代十国时期，是中国医药学全面发展的时期。其中，唐代社会空前稳定与繁荣，为医学全面发展提供了良好历史环境。

理论方面：整理和注释古医籍，总结和普及脉学，探索病因证候，确立医德规范。

药物方面：编修国家药典，丰富药物品种，健全药物分类，创制药物图谱，规范药物炮制，制药化学的先声——炼丹术出现。

临床方面：产生一批现存最早的专科著作和综合性著作。

交流方面：唐代已有比较完善的医学教育结构，但传授医学的主要形式仍是家传和师带徒形式。同时，我国与朝鲜、日本、东南亚诸国、阿拉伯诸国的医药交流更加密切。

这一时期的著名医学家有葛洪、孙思邈等人。

据《晋书·葛洪传》记载，葛洪从小就喜欢学习，但他家里很贫穷，"衣不避寒，室不免漏，食不充虚"，只好亲自上山打柴，拿柴去换取纸笔等学习用品。到了晚上，他就诵读、学习和抄写书籍，因此他后来在儒学方面也很有心得。

葛洪的性情平淡，没有什么嗜欲和爱好的事，甚至不知道棋盘上有几根线条。他为人质朴寡言，不善辞令，不喜好名利，拒绝来往应酬之类的事，没有和人结交过，但有时为了寻找书籍或请教疑难问题，葛洪可以不远千里、不顾艰险和崎岖跋涉，一定要达到目的才罢休。他阅读、研究经典著作时，特别喜欢导养一类的方法。他的叔祖葛玄，人称"葛仙翁"，把炼丹的秘术传授给了他的徒弟郑隐，于是葛洪就向郑隐学习，把他叔祖传下来的方法都学会了。后来，葛洪又拜南海郡太守鲍玄为师。鲍玄也是修习导养术的，对葛洪深为器重，并将女儿嫁给他作妻子。葛洪承传了鲍玄的修炼方法和实践经验，同时博览、研习医术。

太安年间（302—303 年），葛洪曾经参与平定石冰的叛乱。乱平后，葛洪不要功赏，直接去了洛阳，希望在那里搜集奇异的书籍以增加自己的学识。

咸和元年（326 年），司徒王导召葛洪作职掌文书的佐官，后升为司徒掾、谘议参军。东晋史学家、文学家干宝（即《搜神记》的作者）对葛洪十分亲近、友善，并向皇上推荐，说葛洪的才能可胜任国史史官，于是皇上召葛洪为散骑常侍（皇帝左右的近臣），并任命他为专掌修史的"大著作"，葛洪都以年事已高、想炼丹求长生为理由坚决地推辞了，但后来他听说交趾出产丹药，便请求到勾漏县（属于交趾郡）去做县令。皇上因为葛洪的地位、声望极高而不同意他去做那样的小官，葛洪解释说自己"不是为了做官的荣誉，而是因为那里产的丹药"，皇上这才同意了。走到广州时，刺史邓岳留住葛洪，不让他走，葛洪便在罗浮山炼丹。邓岳上表请求把葛洪补为东官太守，葛洪又推辞掉了，没有上任，邓岳便让葛洪哥哥的儿子葛望当了记室参军（掌表章的书记）。葛洪在山里一连待了好些年，从容闲适地修养炼丹，但从未停止著书立说的工作。

葛洪称自己"期于守常，不随世变。言则率实，杜绝嘲戏。不得其人，终日默然"，因此知道他的人都说他是"抱朴之士"，于是葛洪干脆自号"抱朴子"，并用"抱朴子"作为他所撰道书的名字。除《抱朴子》外，葛洪还著有碑、诔、诗、赋一百卷，移、檄、章、表三十卷，《神仙传》《良吏传》《隐逸传》和《集异传》各十卷，又抄集了五经、史、汉、百家之言、方技杂事三百一十卷，另著有《金匮药方》一百卷，《肘后备急方》四卷。

葛洪饱学多闻、精深广博，是东晋时期无与伦比的人才。他的著述之多超过了班固和司马迁，而且能对幽微深奥的道理作精细入微的注解和分析。

后来，葛洪八十一岁的时候突然寄信告诉邓岳，自己要出远门去寻师，时间一确定就要动身出发。邓岳急急忙忙地赶去告别，而葛洪坐到中午时静静地像睡觉一样就去世了。邓岳赶到时还是没能见上最后一面。

史官对葛洪赞誉道：葛洪卓异而广博，贫穷而乐于修道之事。我记载、写成这篇传记，以使他的品德、文采永传不朽。

《肘后备急方》是葛洪编著的一部简便实用的方书，原名为《肘后救卒方》。"肘后"，指该书篇幅小，可挂于臂肘随身携带，即"袖珍本"书籍；"救卒"，指治疗突然发生的疾病，即现代的急诊工作；"备急"，是应急的意思。该书为随身携带的急救用书，被称为中国医学史上第一本"实用急救手册"。

《肘后备急方》全书现存 8 卷，73 篇，约 1898 个方子，都是葛洪在行医、游历过程中收集和筛选出来的，突出"简、便、廉"的特点。葛洪编写《肘后备急方》的目的是作"急救手册"使用，对每一病症均略记其病因、症状，然后直接简述各种治法。本书收录的方药大部分行之有效，采药容易，价钱便宜，切合实用，备受大众的欢迎。本书所载病候以急病为主，比如书中记载了一种犬（疯狗）咬人引起的病症，即"狂犬病"，首创"以毒攻毒"免疫疗法——取疯狗脑浆外敷在患者的伤口上，因此葛洪可以称得上免疫学的先驱。欧洲免疫学由法国微生物学家巴斯德开启，但时间比葛洪晚了 1000 多年。

对于疟疾的治疗，《肘后备急方》的相关记载也很详细。卷三"治寒热诸疟方第十六"曰：青蒿一握，以水二升渍，绞取汁，尽服之。该书首次描述了青蒿的抗疟功能，是最早记载青蒿治疗疟疾的医学文献。2015 年 10 月 5 日，我国药学家屠呦呦获得了诺贝尔生理学或医学奖，获奖理由是"发现了青蒿素——一种用于治疗疟疾的药物，挽救了全球，特别是发展中国家数百万人的生命。屠呦呦就是从葛洪所著的《肘后备急方》一书中受到启发，从而提炼出抗疟有效成分青蒿素的。

（吴孝雄）

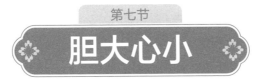

第七节

胆大心小

古今释义

胆大心小，形容办事果断，考虑周密。

逐本溯源

《旧唐书·孙思邈传》记载：胆欲大而心欲小，智欲圆而行欲方。

中医观成语

孙思邈是古今医德医术堪称一流的名家，深受百姓爱戴和敬仰，被民众推崇为"至圣大医，药皇孙真人"。他从事临床实践八十余年，隐于山林，亲自采制药物，为人治病，后世尊其为"药王"。孙思邈去世后，家乡的百姓给他修庙立碑，把他隐居过的山改名为"药王山"，山上至今还保留着许多有关孙思邈的古迹，如"药王庙""拜真台""太玄洞""千金宝要碑""洗药池"等。

孙思邈认为"人命至重，有贵千金，一方济之，德逾于此"，故将自己的两部著作均冠以"千金"二字，名为《备急千金要方》《千金翼方》。这两部著作的影响非常大，被誉为我国古代医学百科全书，起到了上承汉魏、下接宋元的历史作用。两书问世后，备受世人瞩目，甚至漂洋过海，广为流传。

孙思邈将我国古代医德的发展推向了一个高峰，写成了医德专篇《大医精诚》《大医习业》。

凡是品德、医术都高超的医生治病，一定要安定神志，无欲念，无希求，要有大慈大悲之心，决心拯救人类的痛苦。如果有患者来求医生救治，不论其贵贱贫富、老幼美丑，是仇人还是亲近的人，是交往密切的人还是一般的朋友，是汉族还是少数民族，是愚笨的人还是聪明的人，一律同样看待，像对待最亲近的人一样，也不能瞻前顾后，考虑自身的利弊得失，爱惜自己的身家性命。看到患者的烦恼，就像看到自己的烦恼一样，内心悲痛，不避忌艰险、昼夜、寒暑、饥渴、疲劳，全心全意地去救护病人，不能产生推托和摆架子的想法，只有这样才能称作苍生大医。与此相反的话，就是人民的大害。

自古以来，有名的医生治病，多数都用活物来救治危急的患者，虽说人们认为牲畜是低贱的，人是高贵的，但说到爱惜生命，人和牲畜都是一样的。损害别的生命而有利于自己，这种做法是生物共同憎恶的，何况是人呢！杀害牲畜的生命以求保全人的生命，这离"生"的道义就更远了。我这些方子不用活物做药，道理就在这里！其中，虻虫、水蛭这一类药，市场上有已经死了的，就买来用，这种情况不在此例。像鸡蛋这样的东西，因为它还处在成形前的状态，只有遇到紧急情况时，才不得已而忍痛用它。能不用活物的人，才是见识超越寻常的人，这是我比不上的。如果有患者患疮疡、泻痢，污臭不堪入目，别人都不愿看，医生只能表现出同情、怜悯、关心，不能产生一点不快的念头，这就是我的志向。

一个品德和医术都高超的医生，应该是思想纯净，精力集中，目不旁视，看上去很庄重的，应当心胸开阔，堂堂正正，不亢不卑；诊察疾病，专心致志，详细了解病状脉候，丝毫不误；处方用针，从无差错。虽然说对疾病应当迅速救治，但更为重要的是临证不乱，并细察详审，深入思考，不能在人命关天的大事上轻率地炫耀自己才智过人，动作快捷，贪求名誉，否则就太没有仁德了！

还有，到了患者家里，纵使满目都是华丽的铺设，也不要左顾右盼，东张西望；即使琴瑟箫管之声充斥耳边，也不能为之分心而有所喜乐；即使美味佳肴轮流进献，吃起来也应当像没有味道一样；各种美酒一并陈设出来，看见了应当就像没看见一样。之所以这样做，是因为只要有一个人痛苦，满屋子的人就都不会快乐，更何况患者的痛苦一刻也没有离开身体。如果医生安心地娱乐，傲慢地洋洋自得，这是人神都认为可耻的行为，是道德高尚的人所不屑于做的。这些大概就是医生应当遵循的基本品德吧。

医生的行为准则，应该是慎于言辞，不随意开玩笑，不大声喧哗，不谈说别人的短处，不炫耀自己的名声，不诽谤攻击其他医生，不借以夸耀自己的功德。偶然治好了一个患者，就昂头仰面，自矜自傲，认为自己天下无双，这是医生不可救药的坏毛病。

老子说：做为人所知的善行善事，人们自然会报答他；做不为人所知的善行善事，鬼神会报答他。公开作恶于他人，人们自然会报复他；暗中作恶于他人，鬼神会来报复他。探求这两个方面的行为，善有善报，恶有恶报，难道是骗人的吗？

所以，医生不能依仗自己的专长一心谋取财物，只要存有救苦之心，就算到了阴曹地府之中，也会感到自己是多福之人。还有，不能因为别人有钱、有地位，就肆意开珍贵的药物，让他难以找到，借此来炫耀自己的技能，这不符合儒家的仁爱之道。我志在救护帮助世人，所以琐碎地谈论了这些，学医的人不要因为我说得粗俗而感到羞耻。

《备急千金要方》详细记载了导尿术的适应证、工具，以及导尿管插入尿道的深度和具体操作办法。孙思邈早在公元7世纪就发明了这项医疗技术，是世界上最早使用导尿术的医生之一。

有个人得了怪病，3天了，一直尿不出来，小肚子胀得像小鼓，痛苦得一直叫喊。家人没有办法，就把他抬到孙思邈家里请求治疗。孙思邈想：这个人的尿泡（膀胱）眼看就要破裂了，若给他服药，汤药入肚，定会增加痛苦，再说患者已等不及煎煮汤药了。这位患者肯定是尿道闭塞，若用细软管子疏通尿道，则尿液可流出来。

这时，隔壁院子里有一个小孩，手里拿着一根葱叶正吹着玩耍，孙思邈看见后喜上眉梢，连忙取来一根青葱，擦净后掐去葱尖，插入患者尿道，对着葱叶用力吹气，果然尿道一下子被冲开了，尿液顺利地流了出来。患者从床上爬了起来，露出了笑容。

现在医院里护士给患者施行导尿术，与孙思邈给患者导尿是同一原理。

中医学认为，疾病的发生，与体内正气和邪气两个方面有关。《黄帝内经》记载：正气存内，邪不可干。如果人体正气旺盛，抗击病邪能力强，即使各种病邪侵犯身体，也不至于患病。因此，中医提出了一个预防疾病的重要方法，就是增强正气，其中的重要措施之一就是养生。

唐代药王孙思邈是中医养生圣手，精通按摩健身法、调气法、内视法等。正是由于他通晓养生之术，才能年过百岁而视听不衰。他医术高超，闻名遐迩，为了追求更加精湛的医术，更好地服务患者，数次拒绝入朝为官。唐太宗召孙思邈入京，见到50多岁的他竟能容貌气色、身形步态皆如同少年一般，十分感叹，想授予他官位，但都被孙思邈拒绝了。

孙思邈将儒家、道家及佛家的养生思想，与中医学的养生理论相结合，提出了许多切实可行的养生方法。时至今日，这些养生方法还在指导着人们的日常生活，比如心态要保持平衡，不要一味追求名利；饮食要有所节制，不要暴饮暴食；要使气血流通，不要懒惰、呆滞不动；生活起居要有常，不要违反自然规律；等等。

（吴孝雄）

第八节
不为良相，便为良医

古今释义

不为良相，便为良医，指不能做一个好宰相，便做一个好医生。

（逐本溯源）

据宋代吴曾的《文正公愿为良医》记载，宋代名儒范仲淹有一次到祠堂求签，问自己以后能否当宰相，签词表明不可以。他又求了一签，祈祷说"如果不能当宰相，那我愿意当良医"，结果还是不行，于是范仲淹长叹道"不能为百姓谋利造福，不是大丈夫一生该做的事"。后来有人问他"大丈夫立志当宰相，是理所当然的，您为什么又祈愿当良医呢"，范仲淹回答道"有才学的大丈夫，固然期望能辅佐明君治理国家，造福天下。要普济万民，只有宰相能做到。现在签词说我当不了宰相，那么要实现利泽万民的心愿，莫过于当良医"，这就是"不为良相，便为良医"的由来。

（中医观成语）

宋金元时期，是中医药取得突出成就与创新发展的时期。

宋代前期社会比较稳定，农业、手工业、商业迅速发展。临安成为拥有百万人口的大城市，马可·波罗称赞临安"堪为世界其他城市之冠"。由于经济发展，社会生产力提高，科学技术也取得了突出进步。我国古代四大发明中的三个——火药、指南针、印刷术，在北宋时期就已被实际应用。

宋代经济和科技的蓬勃发展助力医学取得了突出成就，在医政设施、古医籍整理和研究、药物学、临床各科等方面均有很好的总结和提高，医生也受到了高度重视，科学家沈括、文学家苏轼、政治家王安石等皆通晓医学。

沈括是北宋时期杰出的科学家。他博学多能，对天文、数理、音律、建筑、冶炼、医药等学科无不通晓。他的名著《梦溪笔谈》

反映了多个学科的成就，是了解当时科技水平的重要著作。

沈括对中医学的五运六气有较高评价，他在《梦溪笔谈》中指出：医学中有五运六气这个概念，运用它，从大的方面说，可以推测天地之间发生的变化，可以预测寒暑风雨和水旱螽蝗等自然灾害；从小的方面说，人的各种疾病也随着气运盛衰变化而发生相应的变化。在运用五运六气的时候，如果拘泥于固定程序而不能灵活运用，那么使用起来就不灵验了。对于具体的一个城市，有天晴和下雨等不同气候变化，如何体现气运的主导作用呢？如果把气运看作一成不变的东西，那么就肯定会出错。正是因为气运盛衰变化，才会有天晴和下雨等不同气候变化，才能体现出气运的主导作用。一切物质的运动都有正常运动方式，还有异常运动变化。

从上面的介绍中我们可以看出：第一，气运不是一成不变的，它有正常运动方式，还有异常运动变化；第二，气运主导疾病或气候，它的变化会导致疾病或气候发生相应变化，如果懂得气运变化规律，就能预测疾病或气候；第三,五运六气是一种方法，只有灵活运用才会灵验。

沈括在《梦溪笔谈》中记录了一则他自己依据五运六气学说预测下雨的故事。

有一年京城大旱，当政者多次祈祷下雨。天气转阴数日后突然转晴，烈日当空，人们认为下雨无望。此时身为司天监的沈括因事入朝，宋神宗问他何时将下雨？沈括果断地回答：明日定能下雨。在场的人无一相信。但到了次日，果降大雨。

沈括解释说，他就是用五运六气的方法来预测气候的。当时天阴数日是湿土主事，理应下雨，但受到异常气候风木克制（五行中木克土，风属木，湿属土），故数日天阴而未下雨。后来天气骤晴，这是燥气来袭、燥金克制风木的结果（五行中金克木，燥属金），于是湿土便不受风木克制，由此可知必将降雨。

沈括还说，这种预测气候的方法，只适用于京城本地，如果在别处，地域气候有差异，则预测气候的方法也有所不同，可见要灵活运用五运六气学说。

苏轼，号铁冠道人、东坡居士，世称苏东坡，北宋著名文学家、书法家、画家，在诗、词、散文、书、画等方面成就很高，在医学、养生等方面广有建树。

苏东坡在杭州建立了我国最早的慈善医院"安乐坊"。北宋元祐四年（1089年），苏东坡在杭州做知府时，瘟疫时发，但杭州没有医院，为了行医济世，治病救人，使黎民百姓免受疾病之苦，苏东坡从个人俸禄中拿出一些钱，并动员其他人捐款和官府拨款，在杭州城中心的众安桥头建了一座病坊，取名"安乐坊"，3年之中就治疗了近千名患者。苏东坡受到广大百姓的爱戴，这件事也引起了北宋朝廷的重视。后来，医院的工作由政府专派的僧人主持。

苏东坡广读中医学专著，并有自己的独特见解。在文学著作等身的同时，他还在山东、江苏、湖北等多地为官，每到一地，都留心搜集治病有效的药方，撰写了医学专著《苏学士方》。后来，人们把《苏学士方》与科学家沈括的医学书籍《良方》合编成《苏沈良方》流传下来，包括医方、医论、本草、灸法、养生等内容，在我国的医学宝库中占有一席之地。

北宋名相王安石，创办了太医局卖药所，改革医学教育，选拔医药人才，对培植药草的百姓给予物质鼓励，同时惩治了一批道德败坏的巫医。

王安石刻苦勤奋，经常通宵达旦地看书，直到上班时才饿着肚子、蓬头垢面地往"办公室"跑。一次，他的"上司"，日后的名相韩琦来视察，看他一副无精打采的样子，以为是晚间纵情享乐所致，于是语重心长地规劝他"年轻人，劝你还是趁现在多读些书"，随后赠送给他一些养生医书。王安石并不介意上司的误解，他的注意力很快就转移到这些医书上。在王安石的《礼乐论》中还有"神生于性，性生于诚，诚生于心，心生于气，气生于形"等与养生养德相关的读书笔记。

（吴孝雄）

第九节

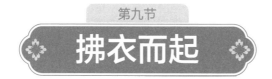

拂衣而起

古今释义

拂衣而去，指一甩衣袖就走了，形容因生气、不满或避忌而离开，也作"拂衣而去"。

逐本溯源

戴良的《九灵山房集》记载：社会上有名的士大夫，大多都降低身份，虚心地向朱丹溪请教，丹溪翁直率地向他们陈述治世之道，没有什么顾忌。但是，只要有人一提到名利之事，他就拂衣而起。

中医观成语

金元时期，长期战乱，人民生活困苦，疾病猖獗。这一时期，出现了一批卓有成就的著名医家，其中具有深远影响的刘完素、张从正、李杲、朱震亨，被后世誉为"金元四大家"。

朱震亨，字彦修，婺州义乌（今浙江省义乌市）人。因其家乡有一条河流叫"丹溪"，故世人又称他为"朱丹溪"。当时医家滥用辛热燥烈之药，造成患者普遍阴液受损。朱丹溪目睹其状，潜心研究《黄帝内经》等古典医籍，提出患者因阴液不足导致虚火旺盛，倡导滋阴降火之法，以此法为长的医家被后世称为"滋阴派"。

据《九灵山房集》记载，朱丹溪，自幼好学，每天能记上千个字。长大一些后，就跟着辞官回乡的老先生学习经书，修习科举考试的课程。后来，朱丹溪听说许文懿先生继承了朱熹第四代传人的学说，在八华山讲学，又到那里去拜师求教。许文懿对他说："我生病卧床已久，只有精于医学的人才能够使我康复。你很聪明，超乎常人，你肯去从事医学技艺吗？"朱丹溪慷慨地说："读书人如果精通一门技艺，用来推广惠及万物的仁德，即使在当世没有做官，也犹如做官一样。"于是，朱丹溪就完全烧毁、抛弃了科举考试的书籍，专心在医学上下功夫。

朱丹溪渡过浙河，奔走吴县，穿越宛陵，到过南徐，最后抵达建业，都没能遇到良师。回到杭州后，偶然遇到有人把罗先生介绍给他。罗先生名叫知悌，曾是南宋理宗时的官中近侍，对医学精通，又得到金代著名医家刘完素的真传，并且广博通晓张从正、李杲两位医家的学说。朱丹溪去拜见他，往返多次，罗知悌都不见他。后来，朱丹溪求见时表现得更加诚恳，罗知悌才出来接见，问道："你莫不是朱彦修？"当时，朱丹溪已经有了一定的名气。罗知悌说："请你完全舍弃你原来学过的医术，因为那不是正道的东西。"朱丹溪听后，茅塞顿开。不久以后，朱丹溪就掌握了罗知悌的学术精华。

在朱丹溪的家乡，大多数医生局限于陈师文、裴宗元的学说，听了朱丹溪的言论，大为惊讶，除了讥笑，就是排斥，唯独许文懿高兴地说："我的病大概能治愈了。"许文懿患有四肢疾病，十多年来医治无效。朱丹溪按自己的方法治疗，取得了良好效果。由此，曾经嘲笑、排斥朱丹溪的众医才心服口服。几年间，朱丹溪就名声大振。

天台周进士患了畏惧寒凉的怪病，即使在暑天，也须用织物蒙裹头部，曾服附子数百枚，病情反而加重。朱丹溪为他诊察，见其脉象滑而数，就说："这是热极而反现的寒象。"患者服下具辛凉之性的药剂后，吐出了一升左右的痰水，蒙头的棉织物减去一半，接着服用防风通圣散，病已近愈。朱丹溪说："病愈后必须配用清淡类饮食养胃气，摒除一切思想上不必要的负担，保养精神，这样肾水得以滋生，心火也会下降，否则附子的毒性必将发作，唯恐不能救治。"周进士没能这样做，后来因毒疮发于背部而死。

一个男子小便不通，医生用利尿药治疗，病情反而加重。朱丹溪为他诊察，见右手寸脉相当弦滑。"这是积痰病，积痰在肺脏。肺脏属上焦，而膀胱属下焦，上焦肺气闭塞，那么下焦膀胱就会郁阻而不通，这就好比滴水器具，上面的孔必须通透，下面的孔才能滴出水来"，于是使用吐法。患者大吐之后，果然痊愈。

朱丹溪行医治病，不拘泥于古方，对各家医术无不通晓。别的医生拘泥、固执、守旧，他却能灵活运用各方，变化多端，又都与古法相吻合。跟他学医的人都像回声一样紧随其后，像影子一样紧跟不离。朱丹溪教导弟子要勤奋不息，常常忘记疲倦。

刘完素，金代河间（今河北省河间市）人，人称"刘河间"，是声名显赫的医家。当时南北对峙，战乱频繁，疾病横生，人民生活困苦，一般医家仍然守旧法治病，许多患者因得不到治疗或误治而死，刘完素的母亲也因此病亡。从此，刘完素立志学医，济世救人。他打破一般医家不问医理、墨守成规的世俗习惯，精心研究《黄帝内经》中关于热病的论述，结合自己的实践经验，使用寒凉药物来治疗当时横行肆虐的传染性热病，结果疗效惊人。这就是人们称刘完素为"寒凉派"代表医家的原因。刘完素以高明医术闻名于世，晚年时金代皇帝三次征召他去朝廷做官，但他三辞不就，后被皇帝赐号为"高尚先生"。

金熙宗时，右丞相韩企先患病，服众医近百剂药后，病势有增无减，只得悬榜寻医。刘完素当时才二十岁，正在京城购置药品，欣然前去揭榜。刘完素按脉察色后问："您是否有身热、心烦、口渴、头晕、少气、多汗之症？"韩丞相闭眼而微微点头。刘完素又说："您一定有恶心泄泻、胸闷纳呆、倦怠身重。""对，对。"韩丞相回答。这时，韩丞相睁眼打量了一下刘完素，向他索求处方。刘完素举笔：滑石六两，甘草一两，共研细末。刘完素称服三剂便能见效。韩丞相照服三剂，果然小便通而泄泻止。这个方剂后来被称为"六一散"，非常有名。

张从正，字子和，金代睢州考城（今河南省兰考县）人，幼年从父学医，深究医理，弱冠成器。当时医界嗜补之习盛行，凡病不问虚实，滥投补剂，危害甚烈。张从正潜心研究《黄帝内经》，认为疾病并非人生来就有的，或是从外界而入，或是从体内而生，这些都是邪气。张从正主张治病的方法是祛除邪气，提出了"汗、吐、下"3种治法。"汗法"是用发汗药物，使病邪从肌表而出的方法；"吐法"是用催吐药物，将病邪吐出的方法；"下法"是用泻药，使病邪从肛门而出的方法。张从正反对滥用滋补之法，善于攻邪，疗效显著，被后世称为"攻下派"代表医家。他的著作《儒门事亲》载有许多独特、有效的疗法，极具参考价值。

据《儒门事亲》记载，颜氏得了风病，手足抽搐。先是右臂和右足，抽搐了六七十下，过了好一会儿，左臂和左足也抽搐了六七十下，一直没治好。后来，颜氏两目直视，昏迷不醒。几个月后，张从正应诊。他先用催吐药物让患者吐了寒痰三四升，再用导水禹功丸、散，让患者泻了二十多次，接着让患者服用通圣散发汗，没过几日病就好了。

张从正说：我曾经看《素问·气交变大论》说过，郁结过度就会生病。况且，风病发作的时候，在短时间内变化很快。我曾经治疗惊风痫病，多次使用汗、下、吐三法，每次都能治愈。《黄帝内经》中已明确有这种治疗方法。如果患者肝木郁结不畅，就使用催吐法使其条达通畅，使用发汗法使风邪随汗而出，使用泻下法将糟粕排出体外，推陈致新。我用这三种方法治愈这种风病，不知其数，现在为何要废掉而不使用呢？我怕后世医者看不起这种疗法，所以在这里指出来。

一病妇自觉身冷，夏天穿衣多件，喜食滚开稀粥，经常腹泻，常自服燥热药物，仍有冷感，稍微服点寒凉药物，病就加重，三年未愈。张从正诊脉，见患者脉之搏动有力，一息要搏动六七次。《脉诀》载"六数七极热生多"，于是张从正断定其为真热假寒，置凉布于患者心窝处，用冷水淋浴，不顾其反抗，淋了三四十桶。病妇全身发抖，而后开始出汗，昏睡两天后，状如常人。

一次，张从正的女僮（同"童"，旧时指未成年的仆人）两目突然失明，不能视物。张从正说：这是相火引起的。太阳和阳明两条经脉，气血壅盛。于是，张从正针刺攒竹穴和顶前五穴，流了许多血，患者的失明马上就好了。

张从正认为，放血与发汗两种治疗方法，虽然名称不同，但本质是一样的，都是发泄散邪，因而通过放血也能达到发汗治病之效果。

李杲，金代真定（今河北省正定县）人，出身于富豪之门，其性谨慎，洁身自爱。李杲之母因病卧床不起，请乡里众医医治，但用遍诸药，仍无济于事，临终也不知其为何证。李杲有感于母亲病亡及苍生百姓的苦难，乃捐千金而拜师于当时的名医——张元素，尽得其传。由于兵祸不断，疾病横行，李杲观察到人们患病多由饮食不洁、劳役过度所致。在张元素脏腑寒热虚实辨证理论的启示下，李杲深入研究《黄帝内经》等古典医籍，提出"内伤脾胃，百病由生"的观点，创制独特的脾胃学说，对后世很有启发，影响甚大，李杲也因此被称为"补土派"（脾在五行中属土）代表医家。

宣德侯的妻子患了崩漏，众医治疗无效。李杲给她切脉后，在纸上将她的症状全部写了出来，一共有40多种。给她用药治疗后，第二天症状就减少了24种。用药五六日，良愈。

陕帅郭巨济得了偏瘫，且两个脚趾贴在脚底不能伸直，邀请李杲到京师诊治。李杲用长针刺其委中穴，深刺到骨头而患者不知疼痛，出了二三升血，颜色像墨一样黑。李杲又用"缪刺"法进行治疗。就这样治疗六七次，服了三个月的药，患者的病就完全好了。

"金元四大家"均有创造性贡献，从不同侧面丰富和发展了中医药理论。刘完素提出用寒凉药物治疗火热病证是一个创举，对后世温病学说的创立有很大启发。张从正善用汗、吐、下3种中医疗法，在治法上有独到之处。李东垣创立了脾胃学说，阐述了脾阳之气的重要地位，为治疗脏腑虚损病证开拓了新途径。朱丹溪以研究内伤火热病证为主，为内伤阴虚的治疗提供了新方法和理论依据。

金元时期医家的医学创新促进了中医学的持续发展，在中医学史上留下了光辉的一页。

（吴孝雄）

第十节

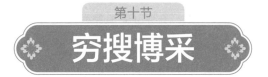

穷搜博采

古今释义

搜，搜罗。穷搜博采，指尽力搜寻、广泛采集。

逐本溯源

《明史·方伎》记载：乃穷搜博采，芟烦补阙，历三十年，阅书八百余家，稿三易而成书，曰《本草纲目》。

芟烦，为削除繁复杂乱；补阙，为填补缺漏、匡正错失；稿，即书稿。

中医观成语

1368—1840 年（明代至鸦片战争前），是明清医家在实践和理论上的创新发展阶段。

明代在科学技术与文化等多个方面取得了突出的成就。其中，明代造船技术的进步超过了以往各代。郑和曾7次率领庞大的船队远航"西洋"，既发展了中外经济贸易来往，又促进了中外科技与文化的交流，还从国外带回了一些药物和医学书籍。徐霞客是明代地理学家、旅行家，他用27年游历了许多地方，根据自己的亲身经历撰写了一部经典著作——《徐霞客游记》，用日记体生动、准确、详细地记录了我国丰富的自然资源和地理景观，为历史地理学的研究提供了许多重要资料。英国的科技史专家李约瑟在其主编的《中国科学技术史》一书中评价道：他（徐霞客）的游记读来并不像是17世纪的学者所写的东西，倒像是一部20世纪的野外勘察记录。

这一时期，许多医家认真总结前人的成就，结合自己的临床经验，编写出了大量医学书籍，其中最为突出的是《本草纲目》。同时，中外医药交流也变得空前繁盛。

李时珍是我国明代杰出的医药学家，他的名著《本草纲目》是到16世纪为止我国最系统、最完整、最科学的医药学著作，先后被译成日、法、德、英、拉丁、俄、朝鲜等十余种语言在国外出版，传遍世界。1951年，在维也纳举行的世界和平理事会上，李时珍被列为古代世界名人。李时珍的大理石雕像屹立在莫斯科大学的长廊上。郭沫若对李时珍进行了高度评价：医中之圣，集中国医药之大成；造福百姓，使多少人延年活命；伟哉夫子，将随民族生命永生。李时珍不仅对中医药学具有极大贡献，对世界自然科学的发展也起到了巨大的推动作用。

关于李时珍的故事，《语文》课本中是这样介绍的。

明代出了一位伟大的医学家和药物学家，叫李时珍，湖北蕲春人。

李时珍家世代行医。他的父亲医术很高，给穷人看病常常不收诊费，但他不愿意自己的儿子再当医生，因为在那时候，医生是被人看不起的职业。不过，李时珍可不这样想。他看到医生能救死扶伤，解除患者的痛苦，于是从小就立下志愿，要像父亲一样为穷人看病。

李时珍处处留心向父亲学习，暗自记下了不少药方。有一回，父亲遇到了疑难病症，一时想不出有效的药方，李时珍便凑到父亲耳边，轻轻地说了一个古方。父亲一听他说的药方正对证，这才同意他学医。

李时珍 22 岁开始给人看病，一面行医，一面研究药物。他发现旧的药物书有不少缺点：许多有用的药物没有记载；有些药物只记了个名称，没有说明形状和生长情况；还有一些药物记错了药性和药效。他想，若患者吃错了药，那多危险啊，于是决心重新编写一部完善的药物书。

为了编写这部药物书，李时珍不但在治病的时候注意积累经验，还亲自到各地去采药。他不怕山高路远，不怕严寒酷暑，走遍了出产药材的名山，有时好几天不下山，饿了就吃些干粮，天黑了就在山上过夜。李时珍走了上万里路，拜访了千百个医生、老农、渔民和猎人，向他们学到了许多书本上没有的知识。他还亲口品尝了许多药材，以判断药性和药效。

几年以后，李时珍回到蕲春老家，开始写书，用了整整27年的时间，终于编写成了一部新的药物书，就是著名的《本草纲目》。

《本草纲目》有一百多万字，记载了一千八百多种药物，每一种都配有图片，是中药书籍中的一部伟大著作，已经被译成多种语言，在全世界流传。

（吴孝雄）

第十一节
大器晚成

古今释义

大器，大的器物，引申为人才。大器晚成，本指大器物的制作需要较长时间才能完成，后比喻有卓越才能的人，成名或取得成就的时间较晚。

逐本溯源

老子的《道德经》记载：大器晚成，大音希声，大象无形，道隐无名。

大的器物很晚才能完成，大的声音听起来稀微，大的形象看起来无形，大道之大，潜运万物，不可名状。

中医观成语

明末杰出的医学家张景岳对后世影响很大。

张景岳，又名张介宾，字会卿，明末会稽（今浙江省绍兴市）人，自幼聪明好学，博览经史百家。13岁时，张景岳随父进京，从师于名医金英。张景岳青年时广游豪门，结交贵族，闲余时博览群书，通晓易理、天文、道学、音律、兵法，对医学领悟尤多。壮岁从军，立志报国，但数年戎马生涯，毫无建树。57岁时，张景岳返回南方，专心从事临床诊疗，医技大进，名噪一时，被人们奉为仲景、东垣再世，可谓"大器晚成"。当时众医喜用苦寒滋阴之药，但他在治疗虚损方面颇为独到，擅长温补，很好地纠正了寒凉时弊，是温补学派代表人物。因喜用中药熟地黄，张景岳又被称为"张熟地"。

张景岳认为《黄帝内经》是医学至高经典，学医者必应学好。但《黄帝内经》语言艰涩，文义深奥，需要有注释才能更好地理解。他精研《黄帝内经》，博览各家著作，终于写成《类经》一书。其书集前人注家之精要，理论上有创见，注释上有新鲜，编次上有特色，是学习《黄帝内经》的重要参考书。

张景岳晚年集自己学术思想及临床经验之大成，辑成《景岳全书》64卷。其书囊括理论、本草、成方、临床各科疾病，是一部全面系统的临床著作。《景岳全书》文采飞扬，气势宏阔；议论纵横，旁征博引；演绎推理，逻辑严谨，故广为流传。

据《景岳全书》记载，一女性年近30岁，主症见满喉生疮红痛，众医诊治无效。张景岳诊其脉，数而无力。察其症状，大便稀。问患者服用了哪些药物治疗，患者回答说每次都用清热泻火的药物，越是清热泻火，咽喉疼痛就越剧烈。张景岳认为，患者满喉生疮红痛，久不能愈，是由体内水亏不能制火，虚火上炎所致，应该用补水滋阴之方剂抑制上炎之火，但这个患者肾阳不足，不能归于肾，而是浮越于上，上炎之火乃无根之火，所以还应该温补肾阳。如果使用寒凉的药物，则是错误的治疗。于是，张景岳给予患者填补真阴、温养阳气的方剂治疗，不到半个月患者咽喉疼痛就减轻了，不到半年病就痊愈了。

中医学认为，肾阴为一身阴液之根本，肾阳为一身阳气之基础，张景岳就重视肾阴肾阳的调理。

王姓人家有个儿子刚满一岁，母亲随手拿了枚铁钉给孩子玩。孩子误将钉子纳入口中，吞到喉间。母亲倒提孩子，希望把铁钉倒出来，孩子反而口鼻满是鲜血。张景岳察看后急忙让母亲将孩子正立，见孩子啼哭，又说："铁钉已下咽，不在咽喉。"张景岳拿出《神农本草经》，见书上有"铁畏朴硝"（朴硝即芒硝，下同），于是取活磁石一钱、朴硝二钱，研为细末，用熟猪油、蜂蜜调好，让孩子服下。孩子服后不久，解下一物，大如芋子，润滑无棱，药物护其表面，里面裹着的正是那枚铁钉。张景岳解释说："朴硝若没有磁石就不能吸附铁钉；磁石若没有泻下的朴硝就不能快速将铁钉逐出；猪油润滑肠道，使铁钉易于排出；蜂蜜是调味剂，否则孩子不愿服药。"可见，中医用药讲究配伍，各味药在方剂中都起着重要作用。

　　明末战乱，温疫流行。医家当时或用治疗伤寒的方法，或妄用峻攻祛邪之剂，往往无效，甚至导致病情加重，枉死者不可胜数。吴有性（吴又可）目睹了一些温疫流行地区"一巷百余家，无一家仅免；一门数十口，无一口仅存"的悲惨景象，非常痛心。他不顾个人安危，亲身前往温疫流行区，进行反复详细研究，静心穷理。终于，他找到了温疫之病因、病机、证候及治疗方法，并创制了治疗方剂，写成了我国医学史上第一部温疫学专著——《温疫论》。

　　吴有性认为，温疫病是由"戾气"引起的，突破了明代以前医家对温疫病所持的各种观点，进一步指出"戾气"通过口鼻侵入体内，是否发病取决于"戾气"的数量、毒力及人体抵抗力。由于当时没有显微镜，他只能通过临床症状和发病规律来总结传染病的各种特点。他提出的"戾气"相当于现在的病原微生物。

　　在病原微生物被人类发现的200年前，吴有性对传染病的特点就能有如此科学的创见，是十分难能可贵的。他把外科感染的病因归于"戾气"，摆脱了千百年来的火邪致病说，是非同凡响的见解。按照吴有性创立的方法治疗温疫病，效果良好。他以医学实践和聪明才智，在传染病学发展史上写下了极为重要的篇章，给温病学说的发展带来了重要影响。

据《温疫论》记载，朱某，45 岁，患疫病。症见四肢不能动，身体如塑胶一样僵硬，卧床，目闭口张，舌上有苔刺，问他有何痛苦，不能应答。于是吴有性问患者儿子：近两三日服了些什么药？答：3 天共服了承气汤（为攻下方剂）3 剂，每剂投大黄（为攻下峻药）约一两，无效，别无他法，只有度日待死，但于心不忍，乃求您诊治。吴有性诊其脉发现尚有神，心想：患者的症状和脉象完全适合用攻下的方法治疗，但使用了承气汤攻下药剂而无效，肯定是药轻病重的问题。于是，吴有性先投大黄一两五钱，患者眼睛有时能转动。再投，舌刺消减，慢慢地能开口说话了。投 3 剂后，舌苔好转，神思有改善。第 4 日改投柴胡清燥汤，第 5 日患者舌苔复生芒刺，且烦热，于是改用原来的攻下方法治疗。第 7 日投承气养荣汤，热减。第 8 日用大承气汤，肢体能自行微微活动。治疗半个月，患者共服大黄十二两而愈，数日后开始进糜粥，调理两个月后完全康复。

上述病案中患者目闭口张，不能言语，肢体不能动，看似是虚脱症状，但无呕吐泄泻，又无自汗亡血，且脉有神，说明并不是真虚脱，而是实邪积于体内，阻碍人体气血运行，导致不能荣养四肢，所以出现看似虚脱的证候，应该使用攻下方法治疗，让患者腹泻，使邪气随大便排出，这样病就会好。患者 3 天共服了承气汤 3 剂，每剂投大黄约一两，无效，原因是病太深重了，药物用量太小了，遂加大大黄用量，治疗半个月而愈。吴有性不是一次性使用大量大黄，否则患者可能会因腹泻太过而真虚脱，可见吴有性医术之高超。

（吴孝雄）

分门别类

古今释义

分，分辨；门，一般事物的分类；别，区别；类，许多相似或相同事物的综合。分门别类，指把一些事物按照特性和特征分别归入各种门类。

逐本溯源

清代梁章钜的《浪迹丛谈·叶天士遗事》记载：生平不事著述，今惟存《临证指南医案》十卷，亦其门人取其方药治验，分门别类，集为一书。

中医观成语

在清代，中医最伟大的创举之一是创立了温病学说。温病学说主要研究各种温邪侵入人体后的发病及传变规律，以及疾病各个阶段的表现和诊疗方法，理论系统完整，填补了中医体系的一大空白。伤寒学说主要研究寒邪入侵人体后发生的一系列变化及相应的治疗方法。伤寒学说和温病学说几乎涵盖了中医外感病的全部范畴。温病学说与伤寒学说比翼齐飞，共同构成了中医外感病完整体系。

温病学说的代表医家主要有 4 位，分别是叶天士、薛生白、吴鞠通和王孟英。

叶天士，江苏吴县（今属江苏省苏州市）人，出身于医学世家。幼时熟读《黄帝内经》等古典医籍，对历代名家医书旁搜博采。叶天士勤奋好学，颖悟绝人，一点就通，同时虚怀若谷，求师若渴。从 12 岁到 18 岁，叶天士先后拜名师 17 人，师门深广。

下面是两则关于叶天士求师的故事。

相传，一进京应考的举人路过苏州对叶天士说他每天都口渴，叶天士说他内热太重，不出百日，必不可救，劝他别去应试。举人坚持前往，到镇江后向一老僧求治。老僧让他每天只吃梨，坚持 100 天。举人遵嘱而行，果然病愈。后来，叶天士知道老僧医术高明，就化装改名前去拜师。3 年后，老僧对他说：你可以回去了，因为你现在的医术已经赛过江南叶天士了。叶天士赶忙跪下，承认自己就是江南叶天士，老僧深受感动。

山东有位姓刘的名医擅长针灸，叶天士很想去学但苦于没人介绍。一日，那位名医的外甥赵某，因舅舅治不好他的病而求治于叶天士，服了几帖药病就好了。赵某很是感激，就介绍改名换姓后的叶天士去拜他舅舅为师。叶天士从师学习认真刻苦，谦虚谨慎。一日，一昏迷的孕妇被人抬来，刘医诊脉后推辞说不能治。叶天士仔细审察，发现孕妇临产，因为胎儿不能转胞而痛得不省人事，就在孕妇脐下刺了一针，叫人马上抬回。孕妇到家，胎儿果然产下。刘医很是惊奇，详加询问才知这个徒弟原来就是早已声名远震的叶天士，很是感动，便把自己的针灸医术全部传给了他。

叶天士认真学习研究，提出温热病从口鼻而入，首先侵犯肺脏，由卫分传到气分，再传到营分，最后传到血分。温热病发展的卫、气、营、血4个阶段，代表了温热病由浅入深的4个层次。在辨清这4个阶段后，要采用相应的疗法：病在卫分者，用发汗疗法；病在气分者，用清热疗法；病在营分者，用透热转气（清营）疗法；病在血分者，用凉血散血疗法。叶天士总结温热病的发生与传变规律，创立了卫气营血辨证方法，立法严谨，确立了温热病辨证论治之基础。

叶天士生前患者盈门，因忙于诊治患者，故著作甚少。200多年前的一天，当时已名满天下的叶天士忙里偷闲，带着得意门生顾景文，游舟于烟波浩渺的八百里洞庭湖上，伴着湖光山色之灵气，几十年的医学经验，犹如涓涓细流，不断流到顾景文的笔端，后经另一门生唐大烈加工润色，最终凝聚为名满医史的《温热论》。

叶天士巧用"移情易性法"治病，很受称道。"移情易性法"就是通过"移情"来分散和转移患者的注意力，使其从苦闷、悲观、烦恼的不良心境中解脱出来，将精力转移到另外的人、事或物上，达到改变性情、不良习惯、生活模式之目的。

相传，一次叶天士遇到一患者两眼通红，眼眵堆满，眼泪下淌。患者不断用手揩，十分忧虑。叶天士见状，郑重地告诉患者："你的眼病不要紧，吃上几帖药便会痊愈，要紧的是双脚底7天后定会长出恶疮，有生命危险！"患者大惊失色："请你快告诉我怎样才能渡过难关？"于是叶天士介绍了方法：每天用左手摸右脚底360次，再用右手摸左脚底360次，一次不能少。患者想到这是名医提出的治法，于是老实照做，7天后果然脚底没长出毒疮，同时眼病竟不知不觉痊愈了。叶天士说："脚底长毒疮是假的，眼病与精神因素的关系很大，我将你的注意力分散、转移到别处，眼病自愈。"

叶天士还在其他诸多方面颇有创见。叶天士不仅是一位温病大家，也是一位杂病治疗大家，对后世医学影响深远。

薛雪，与叶天士同郡又同时代，幼时聪慧，攻读儒学，诗文俱佳，擅长书画，通晓武术，后因其母患湿热之病，乃钻研医学，博览医书。他精于医术，治疗每奏奇效，当时与叶天士齐名，并称为江苏吴县两大医家。

薛雪擅长治疗湿热病，著有《湿热条辨》一书。温病包括温热和湿热两大类型，叶天士对温热类疾病进行了系统性研究，薛雪则对湿热类疾病进行了深刻阐述，包括病因、发病变化、证候特点及诊治原则，以条文形式做了全面、深刻的论述，为温病学说做出了重要贡献。

吴鞠通，江苏淮阴（今江苏省淮安市淮阴区）人，幼时苦读诗书，想走科举之路，19岁时因父亲病逝而立志学医。他一生经历了多次温病流行，1793年京都大疫流行，死者甚多，在朋友的劝说下，才开始收诊患者，救活危重患者几十人，自此名声大振。吴鞠通勤于思考，细心研究，读书时必辨精华部分与疏忽之处。

吴鞠通发现吴有性的《温疫论》议论宏阔，发前人所未发，但治法不够系统完整；叶天士立法精细，但有医案散于杂症之中，人们多因疏忽而不深入研究。于是，吴鞠通潜心钻研，细究《黄帝内经》《伤寒论》诸书，著成《温病条辨》一书，被后世誉为中医学经典著作之一。

吴鞠通创立三焦辨证，提出温病在发展时有上焦、中焦、下焦之不同。上焦包括心、肺，中焦包括脾、胃，下焦包括肝、肾，明确了病位，说明了温病由上及下的传变规律，指出了病位分别在上、中、下三焦时的治疗原则，并在叶天士医案的启示下，创制了诸多卓有疗效的方剂。吴鞠通的三焦辨证补充了叶天士卫气营血辨证之不足，使温病学说更趋于系统、完整。

据传，有一富商儿子十多岁，时常饮汤食鲜竹鸡。一年后，孩子形体消瘦，易躁怒，常昏厥，遂请吴鞠通为之诊病。吴鞠通细察后又详问其饮食起居，随后便以生姜两斤捣汁，取一盅拌白矾细末调匀，以竹筷撬齿频频灌饮，顷刻苏醒。竹鸡喜食半夏，患者食竹鸡间接导致半夏中毒，生姜解半夏毒，所以取效。

王士雄，籍贯浙江海宁（今浙江省海宁市），后迁至杭州，出生于医学世家，14岁时因父亲重病不起，家境贫困，乃立志学医。王士雄虽身处逆境，但学医之志坚强，平时苦心攻读，上至《黄帝内经》《伤寒论》，下至明清诸先贤之作，无不深究极研。苦学十年，学业大进。

王士雄在大量临床实践的基础上，采取"以轩岐仲景之文为经，叶薛诸家之辨为纬"的编写原则，写成《温热经纬》一书，对温病学说的一些理论依据及临床实际加以补充，为温热病理论的阐发和系统化做出了不小的贡献，可以说王士雄是温病学说系统化、完整化的最后完成者。

温病学说是我国医学史上的一颗璀璨明珠，其光辉永载史册。

（吴孝雄）

第十三节

药到病除

古今释义

药到病除，刚一服下药病就好了，形容用药效果非常好。

逐本溯源

张锡纯的《医学衷中参西录》记载：药到病除，效如桴鼓。

中医观成语

1840 年鸦片战争之后，我国逐步沦为半封建半殖民地社会。帝国主义列强为了进一步扩张在我国的侵略势力，将医药作为文化侵略的主要手段，并宣称：欲介绍基督教于中国，最好的办法是通过医药；欲在中国扩充商品销路，最好的办法是通过教士。

20 世纪，西医学在我国广泛传播和发展，引起了中医学界的普遍重视。有人认为中医不科学，因而将中医学作为封建文化的一部分加以反对和否定；有人认为西医学不适合中国，拒绝接受西医学；还有人承认西医学的先进之处，认为中西医各有所长，将中医和西医汇通，形成了中西医汇通思潮，代表人物有张锡纯、恽铁樵等人。

张锡纯，河北盐山县人，家道小康，少时广泛涉猎经史子集，青年时已为人诊病。他治愈了令邑中名医高鲁轩、毛仙阁束手的危重症，颇受二人称赞，自此应诊近无虚日，因而在临床诊治上有很深的造诣，疗效卓绝，屡起沉疴危症。

张锡纯主张衷中参西，汇通中西医学，著有《医学衷中参西录》，约80万字，总结了他多年的临床经验，多为生动详细的实践记录和总结。他大胆引用中西医理互相印证，并加以阐发，认为中医和西医不应互相诋毁，而应相济为用，中西医并用，"求实效，重实验"。书中几乎无一药、一方、一法、一论不结合临床治验进行说明，对重要论点反复探讨、不断印证，很多药物都是经过张锡纯的亲身尝试而得真知。张锡纯对生石膏、山茱萸、生山药的研究，可谓前无古人，因而被后世尊称为"医学实验派大师"。

恽铁樵，江苏武进县（今江苏省常州市武进区）人，父母早亡，自幼孤苦，聪颖异常，才思敏捷，苦读经典，学识渊博。他对中西医进行了比较系统和全面的研究，认为中西医处于同等地位，西医重视生理和解剖，能治重病，中医重视功能和气化，也能治重病。在进行中西医汇通工作时，恽铁樵还挺身迎战余云岫的"废医存药"主张。当时国民党当局已将中医摒弃于教育门外，恽铁樵披荆斩棘，创办了"铁樵中医函授学校"，培育了一批具有创新思想的优秀人才，有力地推动了中医教育的发展。恽铁樵晚年时足不能步，卧榻休息，故自己口述，由女儿执笔《霍乱新论》一书，甚至在临终前一天还在改定《霍乱新论》。"春蚕到死丝方尽，蜡炬成灰泪始干"，恽铁樵为中医学术发展鞠躬尽瘁，死而后已。

20世纪30年代初，医学界有一些医家主张想要维护和发展中医学，必须适应时代潮流，因而"中医科学化"思潮应运而生，代表医家有陆渊雷和谭次仲等。

陆渊雷，江苏川沙县（今属上海市）人，自幼聪颖，遍览诸子百家，在天文历法和医学方面造诣尤深，通晓英、法、德、日等多国语言，于多所大学任教。他治学严谨，在中医学方面造诣深邃，一生著作颇丰。在《改造中医之商榷》中，他承认中医疗效，主张用科学方法研究中医实效；主张中医科学化必须吸收其他科学知识；强调改造中医、沟通中西医；主张中医科学化应从研究证候入手。这些学术思想，直到今天仍有很大的启示意义。

谭次仲，广东南海（今广东省佛山市南海区）人。谭次仲自修中西医学后以医为业，是近代"中医科学化"的倡导人之一，与上海的陆渊雷齐名，对中医科学化进行了多年研究，其主张与陆渊雷相近。

1929 年，国民党当局召开会议，余云岫等人的提案遭到全国各界的强烈反对和奋力抗争，人们通过集会、游行、请愿、罢工等多种方式向国民党当局要求取消这个决议。这个提案后来虽未核准执行，但国民党当局通过限制中医师执业、禁止成立中医学校等手段限制中医，仍使中医遭受了极大摧残和损失。

余云岫，浙江镇海（今浙江省宁波市镇海区）人。余云岫自幼家境穷困，奋发读书，兼通中西医学，年轻时目睹中国科学落后和积贫积弱，带着报国之志公费赴日留学，在日本留学期间以勤奋好学著称。日本明治维新之后，中医被废止，日本医学得到全新发展，这给余云岫带来了强烈的刺激。他将中西医学进行对比，认为中医学"相形见绌"，因此立志以医学革命为毕生追求。他主张医学改革，强调中医药应该"废医存药"。他的废止中医提案引来了无数异议。

中医在治疗重大疾病方面，有时可获药到病除之效。

一位 47 岁的男患者患乙型病毒性肝炎多年，在 2013 年 5 月发现肝硬化、肝癌，做了两次手术，切除了右肝，之后肝癌复发 8 次，做了多次血管介入、消融治疗及伽马刀放疗，2017 年 3 月复查又见左肝多发肿瘤复发病灶。患者很沮丧，很多西医治疗方式都用上了，但病却除不了根。我向患者耐心解释中医药全身治疗的独特优势，制定了西医介入＋中医药治疗新方案。中医治疗以中药复方为主，患者坚持不间断服药，按时调方，果真药到病除，至今已 7 年多了，癌症未复发，达到了癌症临床治愈的目标。

在上面的医案中，患者前期多次接受西医治疗，仍反复肝内复发，既增加了经济负担，又承受着治疗的不良反应。中医药参与抗癌后，患者获得了长期无瘤生存的良好状态。由于患者的无瘤生存期超过了 5 年，因此已达到了临床治愈。肝癌的全身治疗，虽有靶向治疗、免疫治疗等形式，但总体有效率仍然很低。中医全身抗癌治疗与西医局部治疗联合运用，为中西医临床汇通提供了新视角。中医药的参与，既减轻了西医治疗的不良反应，改善了患者的症状，又抑制了肿瘤生长，阻止或延缓了复发转移，显著延长了患者的生存期。

（吴孝雄）

第二章

七
情
篇

第一节
哀哀欲绝

古今释义

哀哀，极度悲伤；绝，断气、死。哀哀欲绝，形容极度悲痛。

逐本溯源

清代曹雪芹的《红楼梦》第十三回载：那宝珠按未嫁女之礼哀哀欲绝。

秦可卿死后，她的一个叫瑞珠的丫鬟也撞柱自杀。瑞珠只是秦氏身边的一个丫鬟，为何悲伤到要触柱而亡？曹雪芹写道：此事可罕，合族人也都称叹。"罕"指稀少、少见。舍弃生命需要多么大的勇气，当然"此事可罕"，当然"合族人也都称叹"。秦可卿死了，丫鬟怎么办？瑞珠想了很多，心灰意冷。只有心灰意冷，才有必死的决心。而丫鬟宝珠及时提出要做秦可卿的干女儿，给秦可卿守灵守孝。这或许是她的无奈之举，或许是她的聪明之举，他人就不得而知了。贾珍很高兴，马上下令从现在开始都要叫宝珠为小姐。宝珠按照没有出嫁的女儿丧母的规格，在秦可卿灵前极度悲痛，哭得哀哀欲绝。瑞珠和宝珠可以说是忠心向主的典型代表了。

中医观成语

《素问·举痛论》曰："余知百病生于气也……悲则气消……"中医学认为，七情是指喜、怒、忧、思、悲、恐、惊七种正常的情志活动，是人体对外界环境的不同情绪反应，是人人都有的情绪感觉，一般情况下不会导致疾病。悲是指人失去心爱之人、物，或者追求的愿望破灭时的情绪体验。哀哀欲绝，说明悲伤程度很重。"悲则气消"，是指过度悲忧伤肺，可导致肺的呼吸运动失调及肺气耗伤的病理变化。

正如前文所说，宝珠忠心向主，在秦可卿灵前哭得极度悲痛，导致哀哀欲绝，这正是中医学"悲则气消"的表现。

（董昌盛）

第二节

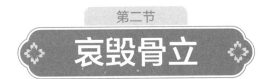

哀毁骨立

古今释义

哀，悲哀；毁，损坏身体；哀毁，悲痛损毁了身体；骨立，形容瘦到了极点，只剩下一副骨架在支撑着。哀毁骨立，亦作"哀毁瘠立"，形容在父母丧事中因过度悲伤而瘦得只剩一把骨头。

《后汉书·韦彪传》记载：孝行纯至，父母卒，哀毁三年，不出庐寝。服竟，羸瘠骨立异形，医疗数年乃起。

《世说新语·德行》记载：王戎、和峤同时遭大丧，俱以孝称。王鸡骨支床，和哭泣备礼。

武帝谓刘仲雄曰：卿数省王、和不？闻和哀苦过礼，使人忧之。

仲雄曰：和峤虽备礼，神气不损；王戎虽不备礼，而哀毁骨立。臣以和峤生孝，王戎死孝。陛下不应忧峤，而应忧戎。

晋代时，王戎、和峤同时遭遇父母的丧事，他们都因孝心孝行而闻名。按照那时的习俗，孝子要守孝三年。其间，王戎瘦得只剩一把骨头，站都站不稳，只能勉强支撑；和峤则悲痛地哭泣，从各方面都遵从了丧葬规范。晋武帝问刘仲雄："你是不是去看望了王戎、和峤几次？听说和峤伤心过度，让人挺担心的。"

刘仲雄回答说："和峤虽然行为上遵从了孝行的规范，但是精气神没有受到损伤；王戎虽然不合常规，但是痛苦过度，身体受到损伤，骨瘦如柴。臣认为，和峤是'生孝'，尽孝而不影响活着；王戎是'死孝'，为了尽孝可能耗尽生命。陛下不应该担心和峤，反而应该担心王戎啊。"

《类经·疾病类》曰：可见心为五脏六腑之大主，而总统魂魄，兼该志意。故忧动于心则肺应，思动于心则脾应，怒动于心则肝应，恐动于心则肾应，此所以五志唯心所使也。

中医学认为，肺在情绪上的表现为悲为忧，过度悲伤则会伤肺，而肺主管人的呼吸和气息，因此影响了肺的正常生理功能。悲伤属于人类正常的情绪活动，心主神明，过度悲伤首先可影响心神，如果时间过长，还可波及心、肝、胆等脏腑，甚至出现"哀毁骨立"这种情况。

当代著名作家熊召政耗十年心血创作的四卷本长篇历史小说《张居正》，荣获第六届茅盾、湖北省政府图书奖、首届姚雪垠长篇历史小说奖、第五届屈原文艺奖（文学奖），书中第三卷第二十三回"询抚臣定清田大计，闻父丧感圣眷优渥"就讲述了张居正因为父亲逝世而哀毁骨立的故事。

汝观："首辅，你既下定决心，下官在此主动请缨，清丈田地，就从咱山东开始。""好，清丈田地是一项浩大工程，朝廷须得为此事订下规则章程，究竟如何实施，汝观兄你先找有关衙门会揖。"张居正说到这里，忽见游七慌慌张张跑进来，便转头问他："你有何事？"

游七脸色苍白，嘴唇抖动着不敢说话，只把随他进来的一位汉子朝前推了推。"你是谁？"张居正问。那汉子就是方才在胡同口问路的骑士，此时他朝张居正双膝一跪，禀道："首辅大人，小的受您尊母老夫人所托，从江陵赶来送信。"张居正一愣，问道："送什么信？"那汉子抬头看了看张居正，轻轻说道："令尊大人张老太爷已经仙逝。"张居正不敢相信自己的耳朵，怔怔道："什么，你说什么？"汉子提高了一下音量，说道："张老太爷已于本月十三日在家中仙逝。"张居正如遭五雷轰顶，嘴中不停地喃喃说道："这怎么可能，这怎么可能……"

第二天早上，内阁院内静悄悄。辰时已过，仍不见张居正的大轿来临，这是张居正任首辅五年来第一次没有按时上班点卯。不过，内阁大小官吏并不感到惊奇，因为头天夜里，几乎所有部院大臣，都得到了张居正父亲张文明在老家江陵病逝的消息。张居正遭此大丧，已是哀毁骨立，不来内阁上班原也在情理之中。

我们在疏泄悲伤情绪时，要把握适度原则，可以悲，但不可过悲，建议做到哀而不伤。

（董昌盛）

第三节

哀莫大于心死

古今释义

心死，心像死灰的灰烬。哀莫大于心死，指最可悲哀的事，莫过于思想迟钝，麻木不仁。

逐本溯源

《庄子·田子方》记载：夫哀莫大于心死，而人死亦次之。

什么是人最大的悲哀？死亡吗？不是，而是人活着，心却死了。三国时期有位和诸葛亮一样的谋士，假设曹操获得了他的智慧和谋略，也许刘备早就被打得落花流水，历史进程可能会被改写，三国鼎立或许不会出现。可是他一声不吭，不愿意为曹操出谋划策。他就是肝胆相照、信守诺言、至真至孝且无怨无悔的徐庶。

刘备发兵起事的时候，徐庶以单福之名，投奔刘备，成为他的首席军师和指路明灯。刘备靠着他的旷世谋略，得以和曹操相抗衡，这让曹操很是头痛。刘备很信任单福，对他言听计从，关张二人对于单福其实也有嫉妒和抵触情绪，不过这种情绪越强烈，就越体现刘备的过人之处。常言道，女为悦己者容，士为知己者死。这充分体现了刘备的从善如流、知人善任。正因为如此，单福在刘备的手下过得如鱼得水、意气风发。

曹操也听说了单福的威名，认为他是个很大的威胁，觉得他一定是自己成功路上的一块绊脚石。曹操虽然觉得他是个威胁，但想把单福拉到自己阵营，因此他费尽心思调查单福，在这个过程中他发现单福就是徐庶。曹操为了征服徐庶，动用了一切可用的资源，可是徐庶就是纹丝不动，就像一块磐石一样，坚韧不拔。曹操觉得徐庶就是一块"榆木疙瘩"，油盐不进。正所谓，落花有意流水无情，曹操用了所有的人情牌和利益牌，但丝毫没有效果。

曹操爱才，继续研究徐庶，终于发现徐庶的最大弱点就是孝。于是，曹操采纳手下谋士程昱的主意，把徐庶的母亲"请"到了他的驻地，他想通过徐庶母亲的劝说，让其为自己效力。但是，这位母亲和他儿子一样，都是"铁石心肠"，这可把曹操给气坏了。这时，谋士程昱出了一个计策，冒充徐母写了一封家书，从曹营直达单福之手。

　　毕竟巴掌遮不住天，自己的身份终是瞒不住了，单福就向刘备坦白了。刘备之前从未怀疑过单福的身份，没想过徐庶会编造这个善意的谎言，烽火连三月，家书抵万金，当他看到这个书信之后，他懂了徐庶。刘备回忆起自己已经逝去的母亲，不禁潸然泪下。徐庶要走，刘备如此这般爱才，却无法挽留。徐庶不想走，却因为家书不能留，不得不说，实在残忍。

　　徐庶并不想去曹营，但是如果不去那里，老母亲万一有个好歹，自己不但会背负一辈子不仁不义不孝的罪名，而且永远也无法原谅自己。刘备舍不得徐庶，但还是让他走了。徐庶为了报答知遇之恩，做了一个让刘备安心一生的决定，他向刘备保证，去了曹营，永不会给曹操出谋划策，断不会说只言片语，即使曹操对他再好，也无济于事。

　　徐庶离开刘备，内心充满了煎熬，他灵机一动，突然想到一个完美的接班人，那就是卧龙诸葛亮。因此，徐庶虽已和刘备挥泪而别，忽然又调转马头，回去向刘备大力举荐诸葛亮。正是他的大力举荐，才有了刘备三顾茅庐的历史佳话。

　　徐庶到了曹营，徐母一看儿子来了，竟没有丝毫母子相聚的开心，反而开始训斥徐庶，臭骂曹操。徐庶明白过来，原来自己被骗了，母亲是被他们强制带来的。徐庶很生气，盘算着下一步该怎么办，然而还没等他计划好，他的母亲竟然上吊自杀了。徐庶的精神意志被这件事情彻底摧垮了。曹操也猝不及防，他没想到事情会发展到这样的地步。可是徐庶就死认这个理：就是因为你，才导致我母亲的死亡，倘若没有你这些毒计，我也不会背上这千古骂名。罢了，罢了，我原本就心属刘备，现在更是坚定了我原本的立场。心已死，再怎么挽回，也是无力回天。徐庶一诺千金，他履行了对刘备的承诺，只是他的母亲再也无法看到了。

在那个年代，哪个谋士不想被重用，哪个谋士不想用自己的计策帮助主公平定天下，明争暗斗在所难免。但是，徐庶是一个例外，从此无论遇到什么事情，他总是一言不发，安静地坐着。曹操心里也是有愧，就没有再勉强他。徐庶哀莫大于心死，从此身在曹营，心在汉室。

中医观成语

《素问·灵兰秘典论》记载：心者，君主之官也，神明出焉。中医学认为，心藏神，又称心主神明、主神志，是指心有统帅全身脏腑、经络、形体、官窍的生理活动，以及主司精神、意识思维、情志等心理活动的功能。"哀莫大于心死"，一旦人失去了精神意志，失去了精神动力，那么做任何事都会受到影响。例如，人在患病后，一定要坚定战胜疾病的信念，只有在心里有与疾病相抗衡的斗志，才有战胜疾病的希望。如果总认为自己患的是不治之症，没有康复的希望，心理上完全崩溃，会加速生命的结束。

国际著名期刊《自然医学》在 2022 年 4 月发布了两项关于癌症的新研究报告。一份报告分析了 1998 年至 2020 年间英国约 46 万名癌症患者的健康记录，5% 的患者在确诊癌症后又患上了抑郁症、

焦虑症，更严重的是大约1%的患者在确诊后会有自我伤害的行为。另一份报告则统计了全球超过2200万癌症患者的信息，分析表明，癌症患者的自杀率比一般人群高出85%。

因此，我们要正视癌症患者的心理健康问题，它应该作为癌症整体治疗的一个组成部分。其实，中医早就意识到并重视这个问题了。人应该时刻保养精神，坚定信念，预防疾病，患上疾病后，要坚定地与病邪做斗争，保持乐观状态，相信自己一定可以战胜病魔，只要精神不倒，就有希望。同时，在康复期也要积极调整好心态，有利于身体的全面康复。

（董昌盛）

第四节
案牍劳形

古今释义

案牍劳形，指文书劳累身体，形容公事繁忙。

逐本溯源

唐代刘禹锡的《陋室铭》中有"无丝竹之乱耳，无案牍之劳形"之说，意思是没有弦管奏乐的声音扰乱耳朵，没有官府的公文使身体劳累。

刘禹锡，字梦得，籍贯河南洛阳，生于河南荥阳，自述"家本荥上，籍占洛阳"，其先祖为中山靖王刘胜（另一说法是匈奴后裔）。刘禹锡是唐代著名文学家、哲学家，有"诗豪"之称。

刘禹锡诗风独特，非常擅长写山水诗，诗文俱佳，涉猎题材广泛，与柳宗元并称"刘柳"，与韦应物、白居易合称"三杰"，并与白居易合称"刘白"。刘禹锡性格刚毅，饶有豪猛之气，他多次被贬官到南方地区，因南方民歌盛行，他受到了民歌的影响，常常收集民间歌谣，并学习歌谣的风格进行诗歌创作。

刘禹锡反对宦官和藩镇割据势力，参加了王叔文的"永贞革新"。革新失败后，805年，时年37岁的刘禹锡被贬到偏远的朗州（今湖南省常德市）当一名刺史。一位原本有着远大理想的人，想要成就一番事业，偏偏生不逢时，但是在文学创作上，刘禹锡却是更上一层楼。

"龙游浅水遭虾戏，虎落平阳被犬欺，得志猫儿雄过虎，落毛凤凰不如鸡。"朗州当地知县很是势利，知道刘禹锡是从上面被贬下来的，于是故意刁难他。但是，刘禹锡心态很好，明知被刁难，不但不生气，反而悠闲自乐，满不在乎。知县反复折腾刘禹锡，派人把他调到县城中部，仅仅180天，知县就强迫刘禹锡搬了3次家，而且房屋一次比一次小，最后只给了他一间仅能容下一床、一桌、一椅的小屋。刘禹锡居住的这个小屋成了古代版"蜗居"，于是他提笔写下了名篇《陋室铭》。

山不在高，有仙则名。水不在深，有龙则灵。斯是陋室，惟吾德馨。苔痕上阶绿，草色入帘青。谈笑有鸿儒，往来无白丁。可以调素琴，阅金经。无丝竹之乱耳，无案牍之劳形。南阳诸葛庐，西蜀子云亭。孔子云：何陋之有？

后来，刘禹锡还请人将《陋室铭》刻在石碑上，将石碑立在门前。刘禹锡虽然被贬外地，可是他和别人不太一样，很少哭哭啼啼表达内心的痛苦，更多的是化悲痛为力量，积极地融入现实生活，所以他的作品具有一种独特的力量，传递出来的是一种昂扬向上、不屈不挠的正能量。《陋室铭》是一篇托物言志的铭文，表现了作者不与世俗同流合污，洁身自好，不慕名利的生活态度，表达了作者高洁傲岸的情操，流露出作者安贫乐道的隐逸情趣。它单纯、简练、清新，像一首精粹的诗，充满了哲理和情韵。

《陋室铭》不足百字，篇幅极短，但格局甚大。陋室以矮山、浅水相衬，与诸葛庐、子云亭并提，居住其中，有古之贤人、今之鸿儒相伴，真是陋室不"陋"。全文寓意深厚，有咫尺藏万里之势。文章运用了对比、白描、隐喻、用典等手法，而且韵律感极强，读来如金石掷地，又自然流畅，一曲既终，犹余音绕梁，令人回味无穷。后来人们从"无丝竹之乱耳，无案牍之劳形"中总结出"案牍劳形"这个成语，用来形容公事很繁忙。

中医观成语

《素问·举痛论》说：劳则气耗。过劳，即过度劳累，也称劳倦所伤，包括劳力过度、劳神过度、房劳过度3个方面。案牍劳形属于劳神过度。劳神过度，又称"心劳"，指长期用脑过度、思虑劳神而积劳成疾，由于心藏神、脾主思，故劳神过度、长久思虑，易耗伤心血、损伤脾气，继而损害身体，故有"案牍劳形"之谓。

过度用脑会导致大脑疲劳，长时间用眼还会导致视力下降等。中医素来有"五劳七伤"的说法，《素问·宣明五气》说：久视伤血，久卧伤气，久坐伤肉，久立伤骨，久行伤筋，是谓五劳所伤。此类人群每工作一段时间可稍停片刻，在窗前远眺，以看自然绿色风景为宜，也可在室内舒展筋骨，建议日行一万步左右（可根据身体条件自行调整），有条件者可以练习太极拳、五禽戏、八段锦或太极剑等。

（董昌盛）

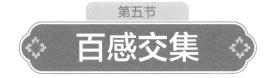

第五节
百感交集

古今释义

百感交集，指无数感触交融汇集在一起，形容心情复杂，感慨无比，感触良多。

逐本溯源

南朝刘义庆的《世说新语·言语》记载：卫洗马初欲渡江，形神惨悴……见此芒芒，不觉百感交集。苟未免有情，亦复谁能遣此！

卫玠，字叔宝，河东安邑（今山西省夏县北）人，晋代著名玄学家与清谈名士，晋怀帝时任太子洗马（太子的侍从官）。他以貌美著称，相传其像玉一样光润，与潘安、宋玉、兰陵王并称古代四大美男。

卫玠出身于官宦世家，其祖父卫瓘在晋惠帝时期官至太保，他的父亲卫恒则官至尚书郎，除此之外，卫恒还是著名的书法家。卫玠5岁时，神态就异于常人，他的祖父曾说他与众不同，可惜自己已年老，看不到卫玠长大成人的样子了。卫玠的舅舅骠骑将军王济本身英俊豪爽，但每次见到卫玠，都觉得如有珠玉在身旁，觉得自己形貌丑陋，可见卫玠拥有绝世容颜。

卫玠长大后好玄理，但后来因为体弱多病，他的母亲不让他多说话，有时说上几句总能得到夸赞。琅琊人王澄自负名望，很少推崇别人，唯有卫玠之语每每都令其倾倒。王澄与兄弟王玄、王济都有盛名，但都比不过卫玠，故世人都说：王家三子，不如卫家一儿。

卫玠精读《易经》《老子》，说话非常深刻。西晋时期，统治集团内部矛盾重重，持续16年之久的"八王之乱"给国家和人民带来了深重的灾难，北方的匈奴贵族刘裕乘机起兵入侵。晋怀帝永嘉三年（309年），匈奴军队两次长驱直入，一直打到西晋都城洛阳，但都被西晋军队击退。

时局动荡，生活受到影响，卫玠决心把家迁往南方。他的哥哥在朝廷担任官职，无法随他们南迁，母亲不忍心和卫玠的哥哥分离，卫玠劝她要以家庭大计为重。他慢慢沟通，久久为功，终于说服母亲同意南迁。永嘉四年（310年），卫玠告别哥哥，离开洛阳，带着母亲和妻子一路南下，踏上新的人生征途。

卫玠身体不佳，体弱多病，一路上风餐露宿，经受了千辛万苦。一行人一路向南，抵达了长江，即将渡过长江时，卫玠的神情容貌显得憔悴不堪。他对左右的人说：见到这白茫茫的江水，不由得百感交集。都是有感情的人，又有谁能排遣这万千的思绪和感慨呢！

南迁成功后，由于时局动荡不堪，他们也没能安居乐业。过江后不久，卫玠之妻就不幸亡故。后来，卫玠辗转到达建康（今江苏省南京市），在南迁后2年，于永嘉六年（312年）病逝，年仅27岁。

中医观成语

《类经·疾病类》说：心为五脏六腑之大主，而总统魂魄，兼该志意。故忧动于心则肺应，思动于心则脾应，怒动于心则肝应，恐动于心则肾应，此所以五志唯心所使也。

情志活动由脏腑精气应答外在环境因素的作用所产生，产生情志活动的内在生理学基础为脏腑精气。人体是以五脏为中心的有机整体，五脏藏精，精化为气，气的运动与外界环境相应而产生情志活动。本成语中，"百感"可以理解为七情，即情绪活动，当内在脏腑精气与人所处的情景内外相应时，同气相求，同类相召，故可产生相应的情志，由于"感触良多"，故"七情"相继出现而"心情复杂"，从而出现百感交集的状况。

（孙芳园）

第六节

暴跳如雷

古今释义

暴跳如雷，指跳脚怒吼，形容大发脾气或十分着急的样子。

逐本溯源

《古诗为焦仲卿妻作》曰：我有亲父兄，性行暴如雷。

古代人结婚比较早，刘兰芝17岁那年，焦仲卿就娶她为妻。刘兰芝到了焦家之后，无论是对待长辈公公婆婆，还是对待晚辈弟弟妹妹，都尽心尽责，处处殷勤周到。

然而，人心隔肚皮，相处了一段时间后，刘兰芝才发现，她的婆婆性情古怪，苛刻凶狠。婆婆规定刘兰芝每天除了做家务事外，还要织绢5匹。刘兰芝任劳任怨、起早贪黑，拼命做完了这一切，但她的婆婆还是不满意，坚持要把她赶回娘家去。刘兰芝与焦仲卿感情深厚，自然不舍得离别。焦仲卿随即向他的母亲跪地说情，想通过这种方式留下刘兰芝，但焦母霸道专横，根本不给焦仲卿机会，一定要焦仲卿马上休了刘兰芝，另娶他人。

父母之命，媒妁之言，虽然焦仲卿依依不舍，但是在焦母的威逼下，他实在没有其他办法，只好懦弱地对刘兰芝说："我本来舍不得你，但母亲逼得厉害，我实在无法，只得让你回家暂避一下，过段时间我再来接你。"那时父母决定儿女的婚姻大事是再正常不过的事情，也可以说是"天经地义"的，焦仲卿有心无力。

刘兰芝与焦仲卿含泪相叙，互诉衷肠，难舍难分。临别的时候，夫妻双方指天发誓、对山为盟，均坚决表示男不再婚，女不再嫁，彼此从一而终。然而刘兰芝想：回家之后，母亲面前倒还过得去，哥哥那关就难过了。于是，她对焦仲卿说："我哥哥性情暴躁蛮横，常常因为一些小事就暴跳如雷，回家之后，知道了这些事情，断不会放过我，极有可能不能使我们如愿。"

果不其然，后来事情的发展正如刘兰芝所料。回家之后，她的哥哥马上逼她改嫁，刘兰芝坚决不同意，就在一个晚上投水自尽了。焦仲卿得到刘兰芝自尽的噩耗之后，悲恸欲绝，觉得妻子的死与自己有关，惭愧之至，觉得自己苟活于世已经没有什么意思了，当天晚上在花园中自缢而亡。

中医观成语

肝在志为怒，《素问·脏气法时论》曰：肝病者，两胁下痛引少腹，令人善怒。

怒是人在情绪激动时的一种情志变化，中医学认为怒由肝之精气化生，故称肝在志为怒。怒作为七情之一，人人皆会有，在适度范围内的发怒可发泄不良情绪，对维护机体的生理平衡具有十分重要的意义。但是，凡事过犹不及，如果大怒或郁怒不解，对人体来说就是一种不良刺激，可影响机体生理功能。

大怒或郁怒首先影响肝脏，可导致肝气郁结，气机不畅则精气血津液运行输布障碍，从而继发痰饮、血瘀及癥瘕积聚，还可导致肝气上逆，血随气逆，发为出血或中风昏厥。现代研究也证实，性格暴躁、易于发怒的人患高血压的风险比普通人要大得多。因此，发怒可以及时疏导不良情绪，但不可以大怒或郁怒，以免影响身体健康。我国清代著名民族英雄林则徐不是有"制怒"的故事吗？不妨效仿一下，学着控制自己的情绪。

（孙芳园）

第七节

悲欢离合

古今释义

悲欢离合，泛指人世间相聚、离别、欢乐、悲伤的种种遭遇。

逐本溯源

宋代苏轼之《水调歌头》曰：人有悲欢离合，月有阴晴圆缺，此事古难全。

宋代文学在我国文学发展史上有着特殊的地位，它处在一个承前启后的阶段，即中国文学从"雅"到"俗"的转变时期。宋代以词著名，后世常称宋词。苏轼是北宋中期的文坛领袖，苏轼、苏辙兄弟情深，与二人的父亲苏洵被尊称为"三苏"。兄弟二人同时考中进士，步入仕途后，公务繁忙，宦海茫茫，身不由己，聚少离多。有一年中秋节，苏轼算了一算，竟然发现二人已经有 6 年没有相聚了，感慨万分，便作诗《水调歌头》：人有悲欢离合，月有阴晴圆缺，此事古难全。但愿人长久，千里共婵娟。

这首词流传千古而不衰，传唱久远。这首脍炙人口的中秋词，成于熙宁九年（1076 年），即丙辰年的中秋节，为苏轼小酌微醺、醉后抒情，思念弟弟苏辙所写的作品。在大自然的万事万物之中，月亮很有浪漫主义色彩，很容易启发人们的艺术思考。一弯新月，可让人联想到万物始萌；一轮满月，可让人联想到美好的团圆；月亮的皎洁，可让人联想到纯洁无瑕、光明磊落的人格。在月亮这一意象上集中了人类多少美好的憧憬与理想！苏轼是一位性格豪放、气质浪漫的诗人，当他抬头遥望中秋明月时，其思想情感犹如长了翅膀，在天上人间自由翱翔。形象的描绘与浪漫主义的想象在全词中一览无余，形成了一种豪放洒脱的风格。

苏轼紧紧围绕中秋节这天的天上之月展开描写、抒情和讨论，从天上与人间、月与人、空间与时间这些相关联的角度进行思考，把自己对兄弟的感情升华到探索人生乐观与不幸的哲理高度，表达了他乐观豁达的人生态度，以及对生活的美好祝愿与无限热爱。

这首词还具有一定的哲理性，它是苏轼哲理词的巅峰之作，词中充分体现了他对永恒的宇宙和复杂多变的人类社会的综合理解与认识，是他通过对月和人的观察所做的以局部概括整体的小总结。

他俯仰古今变迁，感慨宇宙流转，厌薄宦海浮沉，在皓月当空、孤高旷远的意境氛围中，渗入浓厚的哲学意味，揭示睿智的人生理念，达到了人与宇宙、自然与社会的高度契合。

中医观成语

《素问·上古天真论》曰：恬淡虚无，真气从之，精神内守，病安从来。中医学认为，七情包括喜、怒、忧、思、悲、恐、惊七种情志表现，七情在生活中十分常见，每个人都会遇到。中医学非常重视情志活动与身体健康的关系，七情太过，不仅可直接伤及脏腑引起气机紊乱而发病，也可损伤人体正气，使人体的自我调节能力减退。在现实生活中，每个人都不可避免地遇到悲欢离合，正因为如此，当我们遇到它们时，要正视它们，注意养性调神，改善气质，优化性格，增强自身的心理调摄能力，以达到健康长寿的目的。

（孙芳园）

第八节

多愁多病

古今释义

多愁多病，亦作"多愁善病"，指时常忧愁，体弱多病，旧时多用以形容才子佳人的娇弱状态。

逐本溯源

宋代柳永之《倾杯词》曰：早是多愁多病，那堪细把旧约前欢重看。

提起多愁多病，大家眼前浮现的第一个人物可能就是林黛玉。林黛玉多愁善感而多病，这与她父母早亡有关。林黛玉常年过着寄人篱下的生活，导致她非常没有安全感，而人和自然是一体的，人是环境的产物，没有安全感的生活环境造就了她多愁善感的性格。此外，林黛玉的多愁善病还和她的先天禀赋有关。

林黛玉的父亲名叫林如海，是探花，知识渊博。林黛玉的母亲是贾母最喜欢的女儿，名叫贾敏。林黛玉是独生女，没有兄弟姐妹和她一起长大，从小就独得父母的宠爱。她的父母没有重男轻女的思想，对女儿身的林黛玉视若珍宝。林黛玉拥有一个幸福美满的家庭，父母感情深厚，但是母亲和父亲先后去世，给小小年纪的她造成了巨大的打击。

林黛玉幼时遭遇父母双亡，之后就一直寄住在贾府。寄人篱下，难免深感酸楚。长此以往，林黛玉觉得：虽说舅母家如同自己家一样，到底是客边。如今父母双亡，无依无靠，现在他家依栖。如今认真淘气，也觉没趣。由此可见，她其实并不想过这种寄人篱下的日子，但是在当时的情况下，她也无可奈何。

除此之外，林黛玉与贾宝玉之间的情感之路也并非坦途。二人虽然一起长大，两小无猜，青梅竹马，但是受制于当时的封建礼数，林黛玉无法直接表达自己的情感。每次见到贾宝玉与其他女子亲近，林黛玉的内心就像打翻了五味瓶一样，无可名状，其中滋味上下翻滚，好不煎熬。贾宝玉对林黛玉情有独钟，他的满腔真情亦难以言表，两人不断试探，难免产生误会。

林黛玉是一个多愁善感的女子，看到雷雨交加便愁树叶被打落而死，看到花谢又愁落花无处葬身。最后也是一个"愁"字，导致她香消玉殒。

东周伍子胥，因无计闯过昭关，一夜之间愁白满头青丝。唐代文学家柳宗元才华出众，但由于遭到打击，长期被贬，沉闷、忧郁的贬谪生活把他折磨得憔悴不堪，得了毒疮又患霍乱，47 岁就含恨长逝。

由此可以看出，过度忧愁可使人失去欢乐，悲伤恸哭，气消神弱。

中医观成语

脾为后天之本，《类经·疾病类》说：思动于心则脾应。脾在志为思，过度思虑则伤脾。脾为后天之本，气血生化之源，如过度思虑，日久会导致脾虚，脾虚则气血生化乏源，而气血乃人体生命活动的物质基础，气血不足，故体弱而多病。

时常忧愁，轻者愁眉苦脸，闷闷不乐，少言少语，郁郁寡欢，意志消沉，独坐叹息，重者难以入眠，精神萎靡或紧张，心中烦闷，甚至诱发癌症或其他疑难重症。"多愁多病，越忧越病""忧愁烦恼，使人易老"说的就是这个道理。

（孙芳园）

第九节

面无人色

面无人色，指脸上没有血色，形容极度恐惧，亦形容病态。

逐本溯源

《史记·李将军列传》载：会日暮，吏士皆无人色，而广意气自如，益治军。

李广最擅长骑射，作战又勇猛，因此每次与匈奴作战都收获颇丰。正因为这样，李广的军功逐渐积累起来，最后居然为汉景帝所重视。后来，汉景帝派他镇守边疆，陇西、北地、雁门、代郡、云中等地都曾是李广镇守之地。

有一次，匈奴大举入侵上郡，皇帝派了一名宦官随李广学习军事，共同抗击匈奴。结果就是这个宦官，差点害了李广。对匈奴来说，汉军的战斗力确实弱些。这次皇帝派来的宦官，带了几十名骑兵体验战场环境，结果路上竟然被3个匈奴骑兵给击溃了。虽然宦官最后侥幸活了下来，但是那几十名保护他的骑兵却死伤殆尽。

李广了解情况后，对宦官说："这一定是匈奴的射雕能手干的。"所谓的射雕能手，说的是草原上最擅长骑射的人，因为射雕

对臂力和准度的要求极高。李广见猎心喜,决定亲自带着400名骑兵去追杀这3个射雕能手。

说来也是那3个匈奴骑兵倒霉,虽然杀了不少汉军骑兵,但是却失去了马匹,没了马匹的他们只能徒步奔跑,结果仅仅跑了几十里就被李广发现了。李广当机立断,命令骑兵左右散开,分两路包抄这3个射雕能手,最后两人被李广射杀,一人被活捉。

李广将活捉的射雕能手捆绑上马匹的时候,突然发现前方出现了匈奴大军。虽然匈奴的军队人数仅有4000多名,但却让李广不敢有任何动作,因为李广这边一旦稍有异动,匈奴就可以立即搭弓射箭,这样的话李广这边的骑兵没有几个能逃走的。

不过,等到李广看清对方的行动时,悬着的一颗心就放了下来,因为他发现,对面的匈奴骑兵见到自己这边的骑兵部队后并没有追杀过来,而是全都跑到山上摆好阵势,远远地观望。

李广放心了,他知道匈奴的意图是什么了。匈奴觉得李广这小股骑兵部队可能是诱饵,是为了引诱他们进攻的,一旦自己向前奔袭,那么极有可能会被埋伏在周围的汉军包围。

可事实是,李广当时只顾着追击匈奴,根本就没想到会跑到对方的地盘来,而汉军的主力部队离当前的位置还有几十里,更不可能设什么埋伏了。虽然李广明白了匈奴的想法,但是带着的400名骑兵却不知道。看到匈奴严阵以待,这些骑兵十分恐惧,个个吓得面无人色,险些回马就逃。李广镇定自若,自然不可能让他们这么做,因为一旦回马逃跑,匈奴就会立即追过来,到时候全军都要死在这里。

于是，李广对手下的人说："不要慌，我们距离大军几十里，照此情况，我们只要一跑，匈奴就会追击射杀，我们会立刻被杀光。现在我们停留不走，匈奴定会以为我们是大军的诱饵，不敢攻击我们。"

那些骑兵听了李广的话心中大定，也没有谁想逃跑了。接下来，李广索性将戏演到底，命令所有人继续前进，直到离匈奴阵地约二里处才停下来。然后，李广命令所有人解下马鞍，就这么在原地休息了起来。如此，匈奴便确定这支部队是诱饵了，更不敢贸然出击了。

李广手下的骑兵还是有些担心，解马鞍的时候问道："敌人那么多，并且离得那么近，如果有紧急情况怎么办？"李广则安慰道："敌人原以为我们会逃跑，现在我们解下马鞍表示不逃，这就使他们更坚信我们是诱敌之兵。"大家这才放下心来。

不久后，匈奴那边有一名骑白马的将领出阵来监护他的士兵，李广立即上马和十几名士兵一起奔驰，射死了那位匈奴将领，之后回到自己的骑兵队里，再次解下马鞍，让大家继续放开马随便躺卧。

等到夜色降临，匈奴不想在这里耗下去了，便直接撤兵了。看到匈奴撤兵，李广这才放松了下来。第二天早晨，李广才带着骑兵回到了军营。

李广的勇猛和果断，让他在战场上所向披靡，从这次与匈奴的对峙中，就足以看出他的这两个优点。不过，如果当时匈奴的首领是个庸才，直接下令进攻，那么李广是不是就遇到麻烦了？

中医观成语

《素问·玉机真脏论》载：脾为孤脏，中央土以灌四旁。脾脏五行属土，五色属黄，如果长期生病则脾气虚弱，易露本脏之黄色。因土色偏黄，故可谓"面如土色"。黄种人的健康面色为红黄隐隐、黄里透红，除上面故事中士兵因巨大恐惧而面无人色外，长期气血不足也会导致面无人色。

（孙芳园）

第十节

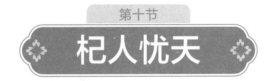

杞人忧天

古今释义

本成语的主要意义在于唤醒人们不要为一些不切实际的事情而忧愁，它与"庸人自扰"的意义大致相同。

逐本溯源

《列子·天瑞》曰：杞国有人忧天地崩坠，身亡所寄，废寝食者。

周武王灭商之后，封夏朝开国君主禹的后裔到杞地（今河南省杞县）建立杞国，"杞人忧天"这个成语由此而来。

相传，杞国有一个人，胆子很小，常会想到一些奇怪的问题，让人觉得莫名其妙。有一天，他吃过晚饭以后，拿了一把大蒲扇，坐在门前丈量，并且自言自语："假如有一天，天塌了下来，那该怎么办呢？我们岂不是无路可逃，将活活地被压死，这不就太冤枉了吗？"从此以后，他整天担心天塌地陷，自己没有地方容身，因此愁得睡不着觉，吃不下饭。

有个人看他这样忧愁，终日精神恍惚，越发憔悴，很为他担心，就开导他说："天不过是很厚很厚的气积聚在一起罢了，你的举一动、一呼一吸都在天地之间，为什么要担心天塌下来呢？"那忧天的人听了，又说："如果天是很厚的气，那么太阳、月亮和星星不会掉下来吗？"开导他的人说："太阳、月亮和星星也都是会发光的气积聚而成的，即使掉下来，也不会把人打伤。"那个忧天的人又问："如果地塌陷了怎么办呢？"开导他的人回答说："大地是土块积聚而成的，它充塞四野，无处不有，你在它上面随便行走、跳跃，整天在它的上面生活，为什么要担心它会塌陷呢？"

那人听了，如释重负，非常高兴。开导他的人看到他放下心来，也很高兴。

当然，尽管寓言故事中热心人对天、地、星和月的解释是不准确的，但他那种关心他人的精神、耐心劝导的做法是值得称赞的。

"世上本无事，庸人自扰之"，小故事蕴含了大道理，前面这则故事的主要意义在于唤醒人们不要为一些不切实际的事情而忧愁。我们决不做"现代的杞人"，要胸怀大志，心境开阔，为了实现远大的理想，全身心的投入学习和工作。

一个人善于提出疑问，勤学好问、勇于探索的精神本身并无错误，这种精神是积极的，可是杞人成天为不切实际的问题烦恼忧愁，甚至影响到自己的现实生活就不对了。未来有很多会发生和不会发生的事情，成天担忧是不可取的。

前面故事里的杞人因为担心天会塌下来而忧虑过度。中医学认为，脾主忧思，消化、吸收功能弱的人容易借故生忧，习惯性地使自己陷于忧思之中。

《素问·通评虚实论》记载：隔塞闭绝，上下不通，则暴忧之病也。《素问·举痛论》亦有记载：思则心有所存，神有所归，正气留而不行，故气结矣。现代社会中因忧生病、因病生忧的人比比皆是，虽然外部环境相对安静和平，但是人的心理承受能力下降了；虽然衣食温饱的问题解决了，但是人的欲望提高了。欲望和实际的距离，正是忧虑存在的空间。

现代社会竞争激烈，是否具有良好的心态和健康的心理状况对一个人的发展是非常重要的。我们平时要注意分析事物之间的联系，减少主观片面性和盲目性。对于一些确实无法认知和解决的问题，我们也不要陷入无休止的忧愁之中而无法自拔，人生乐在豁达。

（姚文亿）

惊弓之鸟

古今释义

惊弓之鸟，指被弓箭吓怕了的鸟，比喻受过惊吓的人再遇到类似的情况就惶恐不安。

逐本溯源

《战国策·楚策四》载：更羸（人名）与魏王处京台（人工筑起的高台）之下，仰见飞鸟。

更羸谓魏王曰：臣为王引弓虚发而下鸟。魏王曰：然则射可至此乎？更羸曰：可。

有间，雁从东方来，更羸以虚发而下之。魏王曰：然则射可至此乎？更羸曰：此孽（受伤的鸟）也。王曰：先生何以知之？对曰：其飞徐而鸣悲。飞徐者，故疮痛也，鸣悲者，久失群也，故疮未息而惊心未至也，闻弦音，引而高飞，故疮陨也。

战国末年，秦国日益强大，逐渐有了吞并六国的野心。有一段时间，赵、楚、燕、齐、韩和魏六国决定联合抗秦。一天，赵国使者魏加和楚国春申君一起商谈抗秦主将的人选。当魏加知道春申君准备让临武君担任主将时，只是摇头叹气不吭声。春申君知道他不同意，就问他原因，魏加说道："我讲一个故事给您听，听完了，您就会明白的。"

从前有个神射手名叫更羸，射起箭来真可谓百发百中。一天，他和魏王一起散步时，看见远处天空中飞过几只大雁。他对魏王说："大王，我只用弓，不用箭，就可以把大雁射下来。"魏王耸肩一笑："你的射箭技术竟能高超到这等地步？"更羸又说："我射给您看。"

过了一会儿，一只大雁从东方飞来，飞到二人头顶时，更羸举起弓，没有用箭，只拉了一下弓弦。随着"嗡"的一声弦响，大雁先是向高处猛地一窜，在空中无力地扑打了几下后，便一头栽落下来。魏王惊得半天合不拢嘴，拍掌称赞道："哎呀，你的箭术竟能高超到这等地步，真是意想不到！"

更羸说："不是我的箭术高超，而是这只大雁身有隐伤。"魏王更奇怪了："大雁远在天边，你怎么会知道它有隐伤呢？"更羸说："这只大雁飞得很慢，鸣声悲凉。根据我的经验，飞得慢，是因为它体内有伤；鸣声悲，是因为它长久失群。这只孤雁创伤未愈，惊魂不定，所以一听见尖利的弓弦响声便惊逃高飞。它急拍双翅，用力过猛，引起旧伤迸裂，这才跌落下来的。"

讲完故事后，魏加话锋一转："临武君刚被秦军打败过，看到秦军就会害怕，如同受过伤的鸟一样，怎能再让他担任主将呢？"春申君觉得魏加的话有理，就采纳了他的建议，没有让临武君当主将。

这个故事告诉我们，一个人如果曾经遭受过重大挫折，以至于留下难以磨灭的负面阴影而心有余悸，那么在今后的生活中，如若再出现类似情景，就会因为恐惧而不堪一击或不战自溃。这就如同一个曾经被老虎伤过的人，在今后的生活中往往会"谈虎色变"，被这种负面心理影响的人，怎么可能让他去战胜老虎呢？这个寓言告诫人们，一方面，那些曾经受到过某种伤害或惊吓的人，或者曾经的手下败将，是很容易战胜的；另一方面，不要让那些受过失败创伤并且还沉浸在恐惧阴影中的人再去承担那种曾经使他失败并形成心理创伤的工作或任务。当然，这仅限于还没有从心理创伤阴影中走出来的情况，对那些虽然曾经失败但是意志坚强的人来说，采取"在哪里跌倒就在哪里爬起来"的策略，可能会取得出人意料的效果，因为那些人有经验，可以从以往的失败中吸取教训，再加上有"雪耻"的斗志，胜算是比较大的。同时，遭遇过失败的人不要陷入"一朝被蛇咬，十年怕井绳"的落魄，而要认真总结经验，吸取教训，发奋振作，以免变成"惊弓之鸟"。

中医观成语

日常生活中，如果一个人心有恐惧，那么对他的心理健康有着非常大的影响，他的心理会非常脆弱。《素问·宣明五气》曰：心藏神。神有广义和狭义之分，广义的神是指人体生命活动的外在表现，狭义的神是指人的精神、意识、思维活动。心所主的神即狭义的神，人过度思考会损耗心神，造成心神虚脱、惶惶不安。

在中医理论中，人的七情——喜、怒、忧、思、悲、恐、惊都可以引起疾病。以"恐伤肾"为例，我们在看电视或者小说的时候，可以看到这样的情节：一个人在极度恐惧时，会被吓得大小便失禁。这不是导演或作者胡编乱造的，它充分地反映了恐伤肾，肾司二便。为什么惊恐会让人大小便失禁呢？肾是先天之本，元气根于肾，如果一个人长期处于恐惧或突然受到意外惊吓均会导致肾气亏损，动摇人的元气之本，严重的会导致阴阳不相顺接而出现晕倒。常言道"平生不做亏心事，夜半敲门不吃惊"，只要我们做事光明磊落、言行合一，就不会因为心虚而惶惶不可终日。

（姚文亿）

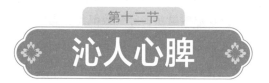

第十二节

沁人心脾

古今释义

沁人心脾，指吸入芳香、新鲜空气或喝了清凉饮料，感到非常舒适，形容美好的诗文、乐曲等给人以清新爽朗的感受。

逐本溯源

沁人心脾出自宋代诗人林穑的一首诗——《冷泉亭》：一泓清可沁诗脾，冷暖年来只自知。

中医观成语

"沁人心脾"这个成语的形成，受到了中医学理论的影响，其中出现了两个脏器名称——心和脾。中医理论认为，脾喜欢清爽，讨厌黏腻和浊气；心主神，人的感觉、知觉是神的一部分。因此，吸入芳香清爽的气味，正迎合了脾的喜好，使人内心舒适。

香味和甜味固然可以滋养脾，但也要适度。

元代有位医生葛可久盛名在外。有一天，有位姓陈的乡绅想请他给自己的女儿看看。

葛可久问道："请问令千金人在哪里？是什么样的情况呢？"陈乡绅愁眉苦脸地说："她就在自家闺房里，天天不出门。最近她老是说动不了了，我们叫人扶她起来，发现她的确动不了，她还这么年轻，这可怎么办？葛先生，您快跟我去看看吧！"于是，葛可久就跟着陈乡绅来到了陈府，陈乡绅引着葛可久到了陈小姐的房间门外。

正要进门时，葛可久突然站住了，他闻了闻气味，向陈乡绅问道："令千金房间里这么会有如此复杂的香料气味呢？"陈乡绅说："她就爱各种各样的香，不管贵贱，都往家里搬，还不许我们动。我们觉得这就是个爱好，所以也没有管她。"

葛可久听完以后，沉思了一会儿，对陈乡绅说道："我能够让令千金好起来，但你得听我的。"陈乡绅像小鸡啄米一样点头。葛可久让陈乡绅叫人先把陈小姐房里的香料全部清空，然后在花园里挖一个大坑，再把陈小姐抬出来放入坑里。

葛可久说："我在大厅里等，令千金在坑里，什么时候能起身了，我什么时候再给她把脉调理。"陈乡绅赶紧一一照办。过了几个时辰，陈小姐居然真的自己从坑里直起了身子，甚至并不需要别人搀扶，就慢慢地爬出了坑。陈乡绅大喜过望，赶紧叫人将陈小姐带到了葛可久的面前。之后，陈小姐按照葛可久的方法进行调理，很快就能正常活动了。

陈乡绅感激地问葛可久："我的女儿得的是什么病呢？你都没

有看到她，就能把她治好，真是神奇啊！"葛可久说："脾主四肢，香味闻多了，沁入人的心脾，四肢无力，这就是伤害到了脾，而坑里有泥土的潮气，它会把令千金身上的香味都吸走，这样一来，四肢自然能够活动了。"

　　上面故事中的小姐之所以患病，是因为平日非常爱用香料，香气入脾，脾主四肢，脾脏久受香气侵袭，导致四肢痿软，运化功能失常。现代研究也表明，来自植物的天然香精油的挥发性有机物并非百分之百安全。所以，建议大家不要在卧室之中过度放置香薰，如果特别喜欢，建议应以适度为基本原则。

（姚文亿）

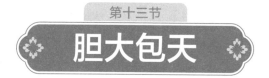

第十三节

胆大包天

古今释义

胆大包天，谓胆量极大。

逐本溯源

　　唐代刘叉的《自问》载：自问彭城子，何人授汝颠。酒肠宽似海，诗胆大于天。

清代杨潮观的《吟风阁杂剧·黄石婆授计逃关》载：因此上胆大包天，一铁锤，几乎把秦王断送。

《保卫延安》第五章载：他胆大包天的作为，神出鬼没的智谋，使敌伪汉奸终日惶恐不安。

相传，古时候有个农夫很有爱心，喜欢养一些小动物，比如小猫、小兔子和小鸡等。

一天早上，天气很冷，农夫早早地出门干活，把地里的草都拔了一遍，还给庄稼浇了水，累得浑身是汗。回家路上，他发现路边有个黑乎乎的东西团在一起，走近一看，原来是一条快被冻死的蛇。农夫心软，赶紧把蛇抱起来，放在自己暖暖的怀里，带回了家。回到家半天后蛇才慢慢地苏醒过来，农夫又喂给蛇一些水和吃的东西，把蛇救活了。就这样，这条蛇在农民家住了下来。它不喜欢热闹，不和小猫、小兔子、小鸡一起玩，经常孤零零的，一有声响，就哧溜一下钻到床下面，还在床下挖了一个洞。农夫觉得蛇胆小，还经常告诉其他小动物："你们几个，可不要去欺负蛇啊，它胆小怕事。"

某天，农夫要出门几天，出门前他很不放心，怕蛇被欺负，于是专门叫来小猫，说："猫咪，这条蛇就交给你照顾了。"小猫爽快地答应了。过了几天，农夫回到家，只见家里静悄悄的，只有蛇躺在院子里晒太阳，其他小动物都不见了。农夫就问："蛇小弟，其他小动物呢？"蛇嗞嗞地吐着舌头，慢慢地回答道："我也不知道啊。"农夫找遍了家里也没看见那几只小动物，就出门去喊。正喊着，路边的草丛里嗖地跳出来一个东西扑到农夫身上，农夫一看，原来是小猫。

小猫"喵喵喵"地叫着，浑身发抖。农夫问它怎么了，可小猫一句话也说不出来，把农夫给急得啊。过了好久，小猫终于说话了："主人，它们，小鸡、小兔子……它们，它们，都被蛇给吞到肚子里了。"农夫一听，大吃一惊，赶紧跑回家。这时，那条蛇正准备离开，农夫上去一把抓住蛇的七寸，让它动弹不得。农夫摸了摸蛇的肚子，果然圆滚滚的，看来是吃到肚子里的东西还没消化完。农夫气愤地说："你这条蛇，本来以为你胆小，没想到你胆大包天。"说完，农夫找了一条铁链，把蛇给拴了起来，准备第二天好好惩罚它。第二天一早，农夫起床后发现铁链拴着的只是一张空空的蛇皮，蛇已经逃走了。农夫追悔莫及。

中医观成语

形容一个人勇敢无畏，任意横行时，会称他为"胆大包天"。可是我们知道，人有五脏，即心、肝、脾、肺和肾，为什么不说"脾大包天"或者"心大包天"呢？这其实与中医学对"胆"的认识有关。

中医学认为，胆为六腑之一。胆内贮藏胆汁，胆汁是一种清净、味苦而呈黄绿色的"精汁"，所以《灵枢·本输》中又称胆为"中精之府"。除了生理功能，胆还有一个重要的情志功能，就是主决断。《素问·灵兰秘典论》曰：胆者，中正之官，决断出焉。所谓中正，即处事不偏不倚、刚正果断之意。中医学认为，肝善谋虑，胆善决断。肝气虽强，非胆不断。一个人再怎样善于思考问题，如果迟迟不行动，也只能沦为"思想上的巨人，行动上的矮子"。胆主决断，是指胆在精神意识思维活动中，具有判断、做出决定的作用。

另外，胆的决断功能，对抵御和消除某些精神刺激（如大惊卒恐等）的不良影响具有重要作用，对维持精气血津液的正常运行和代谢，确保各脏腑之间的协调关系，有着非常重要的作用。自然环境、社会因素的变化，特别是剧烈的精神刺激，会影响人的意志。对于胆气强壮之人，剧烈的精神刺激对其造成的影响较小，且受到刺激后恢复得也较快，而胆气虚弱之人，往往会在受到精神刺激后出现生理功能失衡的表现，比如两腿发抖，甚至尿裤子。

平时我们常说的一个人胆大胆小，指的就是这个人胆气足不足。如果一个人胆气充足得都能"包住天"，那可想而知，他应该是无所畏惧的人，但如果胆气虚，性格就会比较懦弱，像"胆小鬼""胆小如鼠"和"闻风丧胆"等词语，其实就是在描述胆气不足的状态。

（姚文亿）

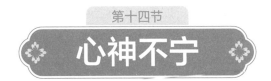

第十四节
心神不宁

古今释义

心神不宁，形容心神不定。

明代吴承恩的《西游记》第三十三回曰：

（三藏）心神不宁道：徒弟啊，我怎么打寒噤呢？

清代曹雪芹的《红楼梦》第一百一十三回曰：凤姐闹了一回，此时又觉清楚些。见刘姥姥在这里，心里信他求神祷告，便把丰儿等支开，叫刘姥姥坐在床前，告诉她心神不宁、如见鬼的样子。

凤姐得了病，没能好好治疗，反遭遇贾家被盗和贾琏逼银等事件的打击，就病上加病、病情加重了，一会儿见尤二姐来宽慰她，一会儿又见一个男人一个女人要上她的炕，她知道自己的心里是邪魔悉至。这时刘姥姥来了，说乡屯人有病，都是求神许愿。这句话正中凤姐的下怀，因此便把丰儿等支开，老实地告诉她心神不宁的情况，求她替自己祷告，说："姥姥，我的命交给你了！"

《灵枢·本神》曰：所以任物者为之心。心主神志，人体的脏腑、经络、形体、官窍各有不同的生理功能，但它们都是在心神的主宰与调节下，分工合作，共同完成整体生命活动的。心是接收外界客观信息并做出反应，进行心理、意识和思维活动的脏器。这种复杂的精神活动实际上是在心神的主导下，由五脏共同完成的。由于心为藏神之脏，君主之官，生之本，五脏六腑之大主，故情志所伤，首伤心神，次及相应脏腑，导致脏腑气机紊乱。

心神不宁、心烦意乱、心安理得、心浮气躁、心惊肉跳、心宽体胖、心惊胆战、心满意足等，这些成语都和心有关。心神不宁，指的是心里不平静，神志不安宁，也叫"心神不定"。医生发现，很多疾病不仅生于身体，还生于心理。很多健康问题，如焦虑、失眠、抑郁、胃病、皮肤病等，都和心神不宁有直接关系。以胃病为例，有的人体检时显示胃病很严重，但是自觉症状很轻微，这可能是因为患者最近心情很好。若是心情不好、紧张的时候，胃病就比较明显。还有一大部分人有失眠问题，这个多数都是和心神不宁有关系。心神宜聚不宜散，心神安定，才能安然入睡。

董昌盛医生在门诊上和患者交流的过程中，明显能感觉到很多人心神不宁，所以每次诊疗时，董医生都会先问患者最近怎么样，这就是希望患者静下心来，用心跟医生沟通。当患者的心静下来后，医患沟通会非常通畅。沟通其实就相当于给患者做了部分心理治疗，也很有用！因此，每当沟通完，患者总会说，心情特别舒畅，好像排解出了压在心里多年的一口气一样。

而有的患者，在与医生沟通过程中，一边胡思乱想，一边反馈病情。医生询问了半天，患者还没有回医生一句。这样会造成医患沟通障碍。

随着科技的发展、知识的进步，人类所面临的诱惑也越来越多，这些诱惑容易扰乱心神，人类没时间修身养性了，这也是为什么很多疾病和心神有关。

这个修身养性，不是建议大家在深山老林里面坐着什么也不干，而是在生活工作中修身养性。例如，种田的就好好种田，日出而作，日落而息。再比如，在扫地时候，就专注于安安静静地把地扫得干干净净，吃饭的时候就安安静静地吃饭，不要有其他杂念。如此，身体会越来越健康。

（姚文亿）

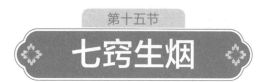

第十五节
七窍生烟

古今释义

七窍，指两眼、两耳、两鼻孔和口。七窍生烟，指耳目口鼻都要冒出火来，形容气愤或焦急到极点。

逐本溯源

明代吴承恩的《西游记》第七十八回载：那三藏才与八戒、沙僧领御斋，忽闻此言，吓得三尸神散，七窍生烟。

清代吴趼人的《二十年目睹之怪现状》第四十四回载：他老婆听了，便气得三尸乱暴，七窍生烟。

隋代末年，天下大乱。隋炀帝残暴好战，百姓流离失所，叫苦不堪。唐公李渊和瓦岗寨群雄是当时势力最大的人，隋炀帝派人带兵攻打瓦岗寨，却中了瓦岗寨军师徐茂公之计，先锋被杀。

徐茂公模仿隋军元帅邱瑞的字迹，送信到先锋父亲的丞相府中。信里写着：你的儿子不把我这个元帅放在眼里，屡次违抗军令，现在我把他斩首了，特此告诉你一声。丞相看完大哭一通，随即入朝，将信拿给隋炀帝看。隋炀帝大怒，立即派人前去捉拿邱瑞的家属，但邱瑞家中早已空无一人。丞相认为邱瑞已投降瓦岗寨，请求隋炀帝立即派人去前线，命他自尽。

另一边，邱福来到营中拜见父亲，邱瑞连忙问道："你不是已经被抓了吗？怎么又来这里了？"邱福说："这是瓦岗寨徐茂公的计策，现在家人在瓦岗寨都被妥善安顿，于是叫我来请您过去。"邱瑞听后心急如焚，七窍都要冒出烟来了，愤怒到极点，不知该如何是好。

这时隋炀帝派的使臣刚好也到了，命邱瑞自尽。邱福大怒，一刀杀了使臣。邱瑞长叹一声，为了保命，被逼无奈，只好带着十五万人马全部归降了瓦岗寨。

中医观成语

"七窍冒烟"和"七窍冒火"是"七窍生烟"的近义词。所谓"解铃还须系铃人"，"七窍生烟"的时候，唯一能调解的只有自己的心。心可以让七窍的烟更强、更浓、更火爆，但是心也可以使七窍的烟立时消散，化于无形。

"七窍生烟"非常难堪，更重要的是影响自己的身体健康。所以，当你"七窍生烟"的时候，应该注意及时调摄自己的内心。

（董昌盛）

第十六节

九曲回肠

古今释义

九曲回肠，指有很多曲折的肠子，也指郁结愁闷的心肠，形容事情非常曲折，后又比喻痛苦、忧虑、愁闷已经到了极点，指郁闷忧愁的情绪在肠内千转百回，排解不出去，也说"九回肠"。

逐本溯源

汉代司马迁的《报任少卿书》记载：是以肠一日而九回，居则忽忽若有所亡。

荆江，我国长江自湖北省枝江至湖南省岳阳县城陵矶段的别称。宋代，荆江两岸赖有"九穴十三口"分泄江流。"北岸凡五穴六口，南岸凡四穴七口"，通江的大小湖群的水面总面积仍在1万平方千米以上。《湖北通志》记载：荆江九穴十三口分泄江流，宋以前诸穴皆通，故江患甚少。

荆江九穴即采穴、杨林穴、宋穴、调弦穴、獐卜穴、郝穴、小岳穴、里社穴和赤剥穴，十三口为虎渡口、油河口、柳子口、罗堰口、松滋口、太平口、藕池口和调弦口等。

元、明之后，江北穴口相继堵塞，荆北大堤上下连接，南岸仅有太平口和调弦口分泄于洞庭湖。清咸丰十年（1860年）藕池决口成河，清同治九年（1870年）松滋决口成河，分流入洞庭湖，从此形成近代荆江南岸通过四口（松滋口、太平口、藕池口和调弦口）向洞庭湖分流的格局。

1958年，调弦口筑坝断流。现只剩下松滋、太平和藕池三口分流。

荆江因上游植被破坏，水土流失严重，而且两岸是沙质土壤易受流水侵蚀，受地转偏向力影响使得两岸受侵蚀不均，长期的泥沙淤积和流水的侵蚀作用造成荆江河面十分蜿蜒曲折，素有"九曲回肠"之称。若从河流学角度论，荆江是历史上长江河床演变最为典型的河段。

上荆江由于河床构造运动与流向一致，河流的纵向流速增强，河岸沉积物胶结程度也较紧密，故相对较稳定。

下荆江的流向与河床构造运动垂直相交，横向环流的冲刷作用显著，河岸沉积物也比较松散，易被流水掏空，因而在历史上逐渐成为典型的"自由河曲"，即蜿蜒性河道，其曲折系数为2～3.57。该河段曲折率在我国蜿蜒性河道中居首位，而其中的孙良洲弯道河道长度为20余里（1里＝500米，下同），直线距离不到1里，曲折率却高达25。

这个位置极特殊也挺有趣：若在孙良洲河弯最窄处的一侧做个试验，一人步行，另一人乘轮船，同时向另一侧进发，步行者到达后从容地吃一顿饭后，轮船才姗姗赶来。

　　成语"九曲回肠"中的回肠在解剖学上属于小肠。小肠包括十二指肠、空肠和回肠，位于腹中。小肠上端接幽门与胃相通，下端与大肠相连，是中空狭长、迂曲回环的管状器官。因为小肠很长，为了能够纳入腹部，所以呈盘缩状来回盘踞在肚子里。成年人的小肠长度一般为 3 ～ 5 米，可谓是曲折蜿蜒。

　　《素问·灵兰秘典论》：小肠者，受盛之官，化物出焉。中医学认为，小肠的作用是"受盛化物"。"受盛"即接受，以器物盛之的意思。我们平常吃的食物，经过胃腑的初步消化后，到达下面的小肠，小肠此时就起到了容纳这些食物的作用；"化物"即变化、化生之意，经初步消化的食物在小肠内会停留一段时间，接受小肠的进一步消化，将饮食水谷化生为精微和糟粕。小肠还参与人体的水液代谢过程，能甄别出饮食水谷中的糟粕和精华，把好的东西留在体内，把无用的废物通过大小便排出体外，所以如果小肠生了病，就会表现出大小便异常等问题。

（董昌盛）

第十七节
明日黄花

古今释义

黄花，指菊花。明日黄花，原指重阳节过后逐渐枯萎谢的菊花，后多比喻过时或无意义的事物，后引申为已失去新闻价值的报道或已没了应时作用的事物。

逐本溯源

宋代苏轼的《九日次韵王巩》曰：相逢不用忙归去，明日黄花蝶也愁。

成语"明日黄花"出自苏轼的《九日次韵王巩》一诗"相逢不用忙归去，明日黄花蝶也愁"，意思是既然已相聚在一起就不要着急回去，还是趁菊花盛开的重阳节赏花为好，因为节日过后，飞舞的彩蝶看了那凋敝的菊花也会犯愁的。

苏东坡的诗句仿佛与罗隐的"今朝有酒今朝醉，明日愁来明日愁"有异曲同工的地方，皆含及时行乐的意味，但东坡之言更多的是劝客久留，并非醉生梦死的酒话，而且用"蝶之愁"凸显了惜时的珍贵，别有一番诗情画意。然而，在蝶舞花芳后，多少隐含着些无奈和悲凉。

蝴蝶穿梭于花丛中只为寻蜜，在或红或黄或白的彩色间，有它最爱的甜食，艳丽的花朵也借飞舞的小虫将花粉传播。但是，当白露化霜的秋凉提醒花儿该收场时，缤纷的落英预示着肃杀即将来临，蹁跹的蝴蝶也要步入生命的晚期。天下没有不散的宴席，好友即使再多小住几日，也终要各奔东西，也许会久别重逢，也许便天各一方，这种情绪可能很难用一个"愁"字来概括。

月缺即近圆，冬来春不远，凋零的黄花早已把种子深埋地下，等待春暖花开，蝴蝶也已经将后代藏匿在枯枝中期待着又一轮的繁盛。人们酒后话别，喝的是友情的琼浆，即使再也不能把盏言欢，但根植在心底的感动会时时如黑夜里的明灯般照亮前程。蝴蝶无悔一生，何须言愁，朋友宴散情在，也不必感伤，待到山花烂漫日，定能群蝶戏花花自羞，欣闻友人腾达时，将会举杯祝酒酒成蜜。

大概正是相逢的难得，才激发了苏轼的诗情，在劝慰之中流露出情深意切的真挚。明日黄花虽败，而潭水深情不改，无须久留不去，无须重聚言欢，只要彼此祝福，便是天涯咫尺。

中医观成语

在中医领域，也有很多"明日黄花"的例子，鲜药榨汁而成的自然汁就是其中的一个代表。葛根汁、藕汁、百部汁、百合汁、芦根汁和生姜汁等均是自然原生的汁，它们新鲜而富有营养，既补液养阴、固护元气，又具有治病的优势，可协助主药增强治疗的作用。鲜药榨汁可追溯至唐宋时期，宋代《太平圣惠方》《圣济总录》

均记录了很多补液的良方。例如，治疗严重咳嗽，久咳不愈，长期反复时，用生百部汁、生姜汁、百合汁、白蜜；长时间生病毛瘁色夭不能饮食者，用生姜汁、蜜、生地黄汁；等等。由此可以窥见鲜药榨汁而成的自然汁在当时应用得很普遍。

自然汁在唐宋时期已经得到广泛应用了，但是很遗憾，到了金元时期，战争纷起，祸事不断，由于药物采集、储存的难度加大，自然汁的使用、推广与流行也就成了明日黄花，被淹没在历史的滚滚洪流中，一去不复返。

20 世纪 50 年代末，自然汁虽然已经几近绝迹，但仍有一些医生使用鲜地黄、鲜沙参和鲜石斛等代替自然汁。20 世纪 60 年代，一些传统大药店仍可勉强供给鲜药。从 20 世纪 70 年代起，鲜药在大大小小的药房绝了踪迹。从此，这个鲜药榨汁成自然汁的中医传统特色不见了踪影。

（董昌盛）

第十八节

杜鹃泣血

古今释义

杜鹃鸟为了提醒人们不误农时而不断鸣叫，以至于口中流血不止，染红了满山的杜鹃花，故用"杜鹃泣血"形容杜鹃啼声悲切，现用来形容人极度悲伤。另外，"泣血"也常用于其他语境，以形容人极度悲伤，如"椎心泣血"等。

唐代白居易的《琵琶行》曰：其间旦暮闻何物？杜鹃啼血猿哀鸣。

春天到了，天气渐渐暖和了。山坡上，田野间，花园里，到处可以看到一大片一大片的杜鹃花，有红的、白的、粉红的，好漂亮，好可爱！树枝上更有杜鹃鸟轻轻啼着："归去……归去……"农人一听到杜鹃鸟的叫声，就知道春耕的时候到了。那么，杜鹃花和杜鹃鸟的名字是怎样来的呢？

相传很久以前，蜀国有一位国王，名叫杜宇。他是一位好国王，很爱护百姓，把国事处理得很好，老百姓都非常爱戴他。

蜀国的百姓一直靠种桑养蚕过活。但是，在种桑养蚕之外，还有很多空余的时间，却都被百姓吃喝玩乐而白白浪费掉了，实在太可惜，于是杜宇就开始教他们种稻。

春天，杜宇和百姓一起耕田、播种和插秧。炎热的夏天，他也和百姓一起灌溉并除草。秋天来了，他高高兴兴地和大家一起收割、打穗并晒谷。到了冬天，他帮着大家一起把谷子收进仓里去。老百姓看到杜宇亲自下田耕作，个个工作得更加勤快。田里的稻谷成熟了，放眼望去，就像铺了一层黄金似的，百姓开心极了。从此以后，蜀国的百姓人人有衣穿，家家有饭吃。大家都说："我们这样快乐的生活，全是国王带给我们的啊！"

杜宇虽然非常能干，但是有一件事使他又担心、又烦恼，那就是水灾。蜀国常常会发洪水，每次大水一来，就会把蜀国的田地淹没，百姓辛辛苦苦耕种的稻子都会被冲走。杜宇因此常常想："如果有谁能治好水患，我就把王位让给他。"

有一年，大雨又哗啦哗啦地下个不停，所有的江河都涨了水。杜宇看着外面的雨，心里忧愁极了。这时，有一个部下慌慌张张地跑来报告说："国王，刚才我们在城外的大河上发现一个男人一动不动地在水面上漂着。别的东西都从上游往下漂，他却从河的下游逆流往上漂。更奇怪的是，他被捞上岸以后，居然睁开眼，站起身，并且开口说他的名字叫鳖灵。国王，您要不要见见他？"

杜宇心想这个人一定不是个普通人，就叫人把他带进宫来。鳖灵长得高大魁梧，谈吐也十分有礼貌，杜宇很喜欢他，就把他留在宫中住下了。

连续的大雨造成了严重的水灾，杜宇只好召集大臣开会商议对策。他对大臣们说道："蜀国年年都闹水灾，诸位可有什么办法治水呢？"

大臣们你看看我、我看看你，都没有什么好办法。这时，鳖灵悄悄地走出来，对杜宇说："依我看，发生水灾的原因是西北的玉垒山挡住了大水的去路。只要把玉垒山凿通，让大水能穿过山，流进大江，自然就不会有水灾了。"

杜宇听了，十分佩服，就任命他做治水的大臣。鳖灵很懂水性，他凿穿了玉垒山，把大水引到了江里，果然治好了困扰蜀国多年的洪水灾祸。

　　国王觉得鳖灵对蜀国的功劳大极了，决定把王位让给他，就对鳖灵说："您的能力这么强，年纪又比我轻，如果您来做蜀国的国王，一定做得比我好，老百姓也会比现在幸福，我希望您来接替我的王位。"

　　可是，鳖灵无论如何也不肯接受，他说："我并不是普通人，而是水里的神。我来，只是为了帮您治水。现在水治好了，我也要走了。再说，蜀国老百姓最敬爱的是您啊！"

　　杜宇心想："我在官里，鳖灵当然不肯接受王位，我一离开，他就没有法子不接受了。"所以，在一个繁星满天的夜里，杜宇留下一张要鳖灵接替王位的字条，就一个人悄悄地离开王宫，躲到遥远的西山去了。

　　第二天，大臣们发现杜宇不见了，惊慌得不得了，只有鳖灵心里明白，杜宇是为了让位给他，才悄悄出走的。他心里难过极了，却不得不接下了王位。

　　蜀国人到处寻找杜宇，一个月、两个月过去了，却始终找不着，最后终于在西山发现了杜宇，可是他已经活活饿死了。大家十分伤心，于是修建了一座坟墓，把这位仁慈的国王埋葬在了山上。

　　说来也奇怪，第二年春天，杜宇的坟上竟开出了许多美丽的白花，坟头的树上，还出现了一只从来没见过的鸟，不断地啼着："归去……归去……"它啼得很伤心，一声比一声急切，一声比一声哀伤，好像在怀念从前的好朋友似的，最后吐出鲜血，把地上的白花都溅红了。

　　大家都说，那只鸟就是杜宇变的，他太思念他的国家和百姓了，所以不断地啼叫着。他怕蜀国的百姓忘了春耕，所以这啼声也是提醒大家："别忘了耕种啊！别忘了耕种啊！"大家为了纪念杜宇，就把这种鸟叫作"杜宇"或"杜鹃"，把被溅红的花叫作"杜鹃花"。

从此，每到春天看到满园的杜鹃花开，听到树上的杜鹃鸟叫时，大家自然而然地会想起杜宇，也深深地怀念着他。

中医观成语

杜鹃泣血常被用来形容人极度悲伤，这种情绪并不少见，因为人总免不了经历生老病死、生离死别。

万事皆以平衡适度为纲，七情中无论哪一种过度，皆可伤人，其中悲哀常因为连绵不绝而危害更大。《素问·举痛论》说：悲则心系急，肺布叶举，而上焦不通，荣卫不散，热气在中，故气消矣。大家可以看到，悲哀的危害不小，更有甚者，可使生命之气衰竭而死亡，正如《灵枢·本神》所说，因悲哀动中者，竭绝而失生。

有人会问，悲最先伤及哪一脏？很多人认为是"心"，其实中医学认为在五脏中，悲首先伤害肺，正如《素问·举痛论》所说，悲则气消。这是为什么呢？因为肺主气，司呼吸，是人体之气的重要来源。人在过度悲伤时，肺脏受伤，往往会表现为"哽咽"，即呼吸、说话都有障碍，进一步发展会出现全身无力，四肢发软，如果这种状态长期持续，就会出现肺的严重病变。《红楼梦》中林黛玉在父母双亡后因悲伤而患上肺病，经常咳嗽，最后就因大量咳血而亡。

当然，很多人觉得悲伤心，也是很有道理的。悲除了伤肺，还会伤心。《素问·举痛论》说"悲则心系急，肺布叶举"，认为悲哀过度，伤心又伤肺。悲伤过度的人往往有神志恍惚、失眠、胸闷，甚至心痛等症状，这些就是悲伤心的表现。冠心病患者尤其不能过度悲伤，否则容易发生心肌梗死，因为过度悲伤、恐惧、震惊，可引起交感神经兴奋，使得心率加快，血压升高，心肌耗氧量增加，导致心肌缺血的发生。

悲哀并不是"无药可解"的。中医就经常用七情相胜的方法来调节，比如下面介绍的就是喜胜悲的例子。

在《古今医案按》里，有一个运用情志疗法治病的故事。一个人因父亲过世而悲伤不已，渐渐地发展为心痛，而且心下胃脘部出现了一个杯子大小的结块。金元四大名医之一的张从正了解到详情后，在患者面前胡言乱语、手舞足蹈，患者看到之后哈哈大笑，心想一代名医竟然是这个样子，疯疯癫癫的，太可笑了！就这样，张从正治好了这个因为悲导致胃脘生结块的患者。

（包伟东）

义愤填膺

古今释义

"义愤填膺"中的"义愤",即对违反正义的事情所产生的愤怒;"膺",即胸。"义愤填膺",指发于正义的愤懑充满胸中,形容十分愤怒。

逐本溯源

该成语出自南北朝商丘人江淹的《恨赋》:试望平原,蔓草萦骨,拱木敛魂。人生到此,天道宁论?于是仆(我)本恨人,心惊不已。直念古者,伏恨而死。至如秦帝按剑,诸侯西驰。削平天下,同文共规,华山为城,紫渊为池。雄图既溢,武力未毕。方架鼋鼍以为梁,巡海右以送日。一旦魂断,宫车晚出。若乃赵王既虏,迁于房陵。薄暮心动,昧旦神兴。别艳姬与美女,丧金舆及玉乘。置酒欲饮,悲来填膺。千秋万岁,为怨难胜……

这段话的意思是试望平原,荒草间白骨累累,拱木下鬼魂啾啾。人生到这地步,天道如何能解释清楚!我本是一个怀揣着志向和愤恨的人,看到此种景象,内心惊悚不已,于是想到了古代的一些人物,感叹他们的抱恨而终。秦始皇按剑而立,四方诸侯就纷纷向西奔来臣服于他,于是平定天下,统一了文字律法,以华山为城,以紫渊为护城河。雄伟而险峻的关卡越来越多,而秦始皇的武力征讨却始终没有停歇。继而驾驭鼋鼍作为桥梁，巡狩西海以观看日落。然而一朝断魂，皇帝也驾崩了。至于赵王被虏，迁至房陵，一到傍晚心思就被触动，次日清晨仍然神往不已。想到当初告别众多美艳的女子，失去镶金嵌玉的车驾，置办酒席准备饮酒，不知不觉悲愤填满胸怀。千秋万代的怨恨，恐怕也不过如此了。

江淹（444—505 年），字文通，宋州济阳考城（今河南省民权县）人，南朝政治家、文学家，历仕宋、齐、梁三朝。他六岁便能作诗，十三岁丧父，虽家境贫穷，但很好学，历任巴陵王国左常侍、尚书驾部郎、骠骑参军事、骠骑豫章王记室、御史中丞、吏部尚书、散骑常侍和左卫将军，先被封为临沮县开国伯，不久后又改封为醴陵侯，参与草拟诏书册令，并撰写国史。天监四年（505 年），江淹去世，终年六十二岁，梁武帝为他穿素服致哀，并赠钱三万、布五十匹，谥号宪伯。

江淹是南朝辞赋史上的名家。魏晋南北朝是一个战乱频繁、门阀等级森严的时代，江淹出身寒微，早年仕途坎坷，曾被诬陷受贿入狱，在狱中上书陈情获释。刘景素密谋叛乱，江淹多次谏劝，刘景素不纳，贬他为建安吴兴县令。在这种郁郁不得志的心态下，江淹完成了《恨赋》，通过对秦始皇、赵王迁、李陵、王昭君、冯衍和嵇康这六个历史人物各自不同遗恨的描写，刻画了从得志皇帝到失意士人的诸多哀伤怨恨，概括了世间各种人生归途，以此说明人人有遗恨而遗恨各不相同的普遍现象。该诗寄托了江淹的怨愤之情，意境哀恨绵绵，令人扼腕长叹。"义愤填膺"这一成语，便是从江淹的"置酒欲饮，悲来填膺"而来。

中医观成语

1929 年，余云岫等人主张废止中医，国民党当局通过相关议案，成为中医发展史上的一股逆流。

为了能顺利废止中医，减少阻力，这项议案大玩文字游戏。

首先，议案不用"国医"而用"旧医"来称呼中医。当时人们都有"维新变革"的观念，用"旧医"来称呼中医，就可以通过偷换概念把中医置于思想上的不利地位。

其次，把中医与科学对立起来。议案称中医所用的理论，都是凭空想象缺乏科学依据的，阻碍了民众对科学的认识。

再次，通过行政手段废止中医。因为当时中医从业人员非常多，一下子全部废止必然遭遇大规模抵制，所以采用"温水煮青蛙"的手段，要求正在执业的中医必须到政府登记，由政府发放一次性执照，但期满后就不再发新执照了。

最后，禁止宣传中医和开办学校。此乃"釜底抽薪"——中医不宣传，没有社会影响；不办学校，没有后续人才。两个政策若都实施，中医也就彻底消失了。

总的来说，此议案的最终目的，就是在若干年后彻底消灭中医。

议案一通告，立即激起了全国性反对之声。年已古稀的张锡纯义愤填膺，他与上海名医冉雪峰结成南北同盟，奋起反抗。张锡纯上书国民政府：近闻京中会议，上峰偏西医之说，欲废中医中药，不知中医之实际也。且中医创自农轩，保我民族……是以我国民族之生齿，实甲于他国之人也。今若将中医中药一旦废却，此于国计民生大有关系。后来，废止中医案以失败告终。

平常我们总讲义愤填膺，却不知道膺在哪儿。其实，膺在乳头上面，那里有个穴位叫膺窗，属于足阳明胃经。人生气后先是两边肋骨痛，继续加重，气往上顶到了前胸，就义愤填膺了。我们平时说的胸膺就是胸膛的意思。

义愤填膺会对人产生什么影响呢？可能会引起两胁疼痛、胸闷、气短、善太息、头痛、咳嗽、头晕等症状。

（包伟东）

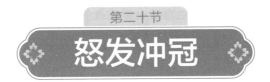

第二十节

怒发冲冠

古今释义

冠，指帽子。怒发冲冠，指愤怒得头发直竖，顶着帽子，形容极其愤怒。

逐本溯源

《庄子·盗跖》曰：盗跖闻之大怒，目如明星，发上指冠。

《史记·廉颇蔺相如列传》载：相如因持璧却立，倚柱，怒发上冲冠。

赵惠文王得到一块稀世的璧玉，这块璧是春秋时楚人卞和发现的，所以称为和氏璧。不料，这件事被秦昭王知道了，便企图仗势把和氏璧据为己有。于是他假意写信给赵王，表示愿用15座城来换这块璧。

赵王怕秦王有诈，不想把和氏璧送去，但又怕他派兵来犯，可是同大臣们商量了半天也没有个结果，找不到一个能随机应变的使者，到秦国去交涉这件事。正在这时，有人向赵王推荐了蔺相如，说他有勇有谋，可以出使。赵王立即召见，并首先问他是否可以同意秦王的要求，用和氏璧交换15座城池。

蔺相如说："秦国强，我们赵国弱，这件事不能不答应。"

赵王问："如果秦王得到了和氏璧，却又不肯把15座城给我，那怎么办？"

蔺相如答："秦王已经许了愿，如赵国不答应，就理亏了；而赵国如果把璧送给秦王，他却不肯交城，那就是秦王无理。两方面比较一下，宁可答应秦王的要求，让他承担不讲道理的责任。"

就这样，蔺相如带着和氏璧出使秦国。秦王得知他来后，没有按照正式的礼仪在朝堂上接见他，而是非常傲慢地在临时居住的宫室里召见蔺相如。秦王接过璧后，非常高兴，看了又看，又递给左右大臣和姬妾们传看。蔺相如见秦王如此轻蔑无礼，早已非常愤怒，又见他只管传看和氏璧，根本没有交付城池的意思，便上前道："这璧上还有一点儿小的毛病，请让我指给大王看。"

蔺相如把璧拿到手后，马上退后几步，靠近柱子站住。他极度愤怒，头发直竖，顶起帽子，激昂地说："赵王和大臣们商量后，都认为秦国贪得无厌，想用空话骗取和氏璧，因而本不打算把璧送给秦国，后来听了我的意见，斋戒了5天，才派我送来。今天我到这里，大王没有在朝堂上接见我，拿到璧后竟又递给姬妾们传观，当面戏弄我，所以我就把璧取了回来。大王如要威逼我，我情愿把自己的头与璧一起在柱子上撞个粉碎！"在这种情况下，秦王只得道歉，并答应斋戒5天后受璧，但蔺相如预料到秦王不会交城，于是私下让人把璧送归赵国。秦王得知后，无可奈何，只好依照礼仪送蔺相如回国。

中医观成语

《素问·生气通天论》曰：阳气者，大怒则形气绝，而血菀于上，使人薄厥。

怒是人在激动时的一种情绪变化，由肝之精气所化，故曰肝在志为怒。人皆有怒志，在一定范围内的怒有益于机体的生理平衡，但过怒则对机体是一种不良刺激，会损害机体的生理功能。过怒可导致肝气升发太过，表现为烦躁易怒、激动亢奋，也可导致肝气郁结，出现心情抑郁、闷闷不乐。"冲冠眦裂"属于肝气升发太过而烦躁不安、激动亢奋的一种表现。

（包伟东）

第二十一节
❖ 得意忘形 ❖

古今释义

得意，称心如意；形，形骸。得意忘形，形容人高兴得忘乎所以，失去常态。

逐本溯源

《晋书·阮籍传》曰：嗜酒能啸，善弹琴。当其得意，忽忘形骸。

元代鲜于必仁的《折桂令·画》载：韦偃去丹青自少，郭熙亡紫翠谁描。手挂掌拗，得意忘形，眼兴迢遥。

阮籍是三国时期魏国人，著名文学家，字嗣宗，陈留尉氏（今河南省尉氏县）人。他不满司马氏的统治，但是又不敢表明自己的态度，便把抑郁和愤慨寄托在饮酒、作诗上。他所写的《咏怀诗》八十二首是很有名的。在诗中，他用迂回曲折的语言来表达忧国和避世的心情。

阮籍的好朋友嵇康，也是当时著名的作家，对统治者也抱着轻蔑和厌恶的态度，因此他们两人的关系特别亲密。但是，嵇康的哥哥嵇喜在阮籍眼中却是并不受欢迎的人物。

据说阮籍能作"青白眼"。两眼正视，眼球上黑色多，就是"青眼"；两眼斜视，眼球上白色多，就是"白眼"。阮籍对待不欢迎的人物，就用白眼看他。据《晋书·阮籍传》记载，阮籍母亲去世，嵇喜去吊丧，阮籍就是给的"白眼"，随后嵇康带着酒和琴也去慰问阮籍，阮籍就换了"青眼"。后来，人们常用"垂青""青盼"和"青照"等词语表示请求或感谢别人瞧得起，用"白眼对人""遭人白眼"等词形容轻视。

阮籍的好朋友，除嵇康外，还有山涛、向秀、刘伶和王戎，他们志同道合，意气相投，连同阮籍的侄子阮咸在内，一共7人，形成了一个"小集团"。他们经常在竹林里闲谈、狂饮、作诗、弹琴，高兴时就纵声大笑，不高兴时就痛哭一阵。《世说新语·任诞》记有这段事迹，并称他们为"竹林七贤"。

这七人当中，阮籍最是疯疯癫癫，哭笑无常，所以唐代王勃的《滕王阁序》曾说"阮籍猖狂，岂效穷途之哭"。《晋书·阮籍传》说：（阮籍）或闭户视书，累月不出；或登临山水，经日忘归。嗜酒能啸，善弹琴，当其得意，忽忘形骸。所谓"当其得意，忽忘形骸"，就是"得意忘形"这个成语的来源。得意忘形指高兴时失去了常态，我们现在多用这个成语来讥讽过分得意的狂妄态度。

中医观成语

"得意忘形"，说的就是一个人在高兴过度的时候将自己是什么样子都忘记了。突然的狂喜，可导致"气缓"。大喜过度，心神包藏不住，心气涣散，血运无力而瘀滞，自然也就无法控制自己的形体，也就很容易出现心悸、心痛、失眠、健忘等病症。

司马昭之心——路人皆知。三国后期，大将军司马昭想当皇帝的故事也与"得意忘形"有关。

司马昭想当皇帝想疯了，可是他又不想背上篡位的骂名，所以他总希望天下臣民"逼"着自己当皇帝。一天，大臣奏称，襄武县"天降一人"，自称为"民王"，是特地来报告"天下换主，立见太平"一事的，又建议司马昭采用皇帝礼仪，"进王妃为王后，立世子为太子"，大臣分明是在把他往皇帝宝座上推。听闻此言，司马昭心中大喜，得意忘形，谁知乐极生悲，回到宫中，正欲饮食，忽中风不语，次日病危。太尉王祥、司徒何曾、司空荀顗及诸大臣入宫问安，昭不能言，以手指太子司马炎而死。这个故事说明，暴喜、大喜、狂喜是不利于健康的。

（包伟东）

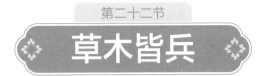

第二十二节

草木皆兵

古今释义

草木皆兵，指把山上的草木都当作敌兵，形容人在惊慌时疑神疑鬼。

逐本溯源

《晋书·苻坚载记》载：坚与苻融登城而望王师，见部阵齐整，将士精锐，又北望八公山上草木，皆类人形。

顾谓融曰：此亦劲敌也，何谓少乎？怃然有惧色。

"草木皆兵"这个成语与我国历史上一个著名的以少胜多的战役——淝水之战有关。

东晋时期，先后存在过一些封建割据政权，历史上叫作"东晋十六国"。相传，前秦皇帝苻坚统一北方黄河流域以后，想一举荡平东晋，统一南北。383年5月，苻坚率领八十多万大军开始进攻东晋，而东晋只有八万将士。在这危急关头，以丞相谢安为首的主战派决意奋起抵抗。

秦军以苻融为先锋，很快攻占了寿阳。随后，苻坚亲自率领八千名骑兵抵达这座城池。苻坚听信了苻融的判断，认为晋军是残兵弱将，不堪一击，就想以多胜少，抓住机会，迅速出击，心想只要后援大军一到，他就能够大获全胜。

为了增加取胜的概率，苻坚派了一个名叫朱序的人去劝降晋军。朱序原本是东晋的官员，对东晋有着深厚的感情。他见到晋军的将领后，报告了秦军的布防、兵力等情况，并建议晋军在秦军后援大军到达之前突袭洛涧。晋军将领采纳了朱序的建议，派出五千精兵，对洛涧的秦军发起突然袭击。秦军没有防备，被打得措手不及，勉强抵挡了一阵，但很快就溃不成军了。

洛涧大捷，大大鼓舞了晋军的士气，他们乘胜追击，一直追到淝水东岸。晋军驻扎在八公山下,和驻扎在寿阳的秦军隔着淝水对峙。符坚得知洛涧兵败,晋兵正向寿阳赶来,大惊失色,马上和符融登上寿阳城头,亲自观察淝水对岸晋军的动静。当时正值隆冬时节,又是阴天,远远望去,淝水上空灰蒙蒙一片。符坚站在城楼上远眺,只见对岸晋军的营帐排列整齐,桅杆林立,战船密布,手持刀枪剑戟的士兵来往巡逻,阵容齐整,军纪严明。符坚再往北望去,只见晋军的大本营就驻扎在八公山下。八公山上影影绰绰,不知有多少晋兵埋伏在那里呢。

其实,八公山上根本没有埋伏着晋兵,符坚只是过于紧张、心虚,看花了眼,把山上的草木都看成晋兵了。随着一阵西北风呼啸而过,山上的草木摇晃起来,就像无数士兵在运动。符坚顿时吓得面如土色,惊恐地回过头来,生气地训斥符融:"晋兵是一支劲敌,你怎么能说是残兵弱将呢?"

出师不利给符坚的心头蒙上了不祥的阴影,他命令部队靠近淝水北岸布阵,企图凭借地理优势扭转战局。

两军对峙时间一长,就会对晋军不利。晋军将领想到了一个计策:请求秦军稍向后退,让晋军渡过淝水决战。符坚计划趁晋军渡河时来个突然袭击,便欣然答应,不想秦军在后退过程中军心大乱,士兵自相践踏,溃不成军,晋军主力乘机渡过淝水,向秦军发起进攻。在混战中,符坚被箭射伤,只带了十多万人逃了回去。

这就是历史上有名的以少胜多、以弱胜强的淝水之战。淝水之战后,前秦瓦解,北方地区又重新进入分裂割据的状态。

"草木皆兵"这个典故含有心理学中的错觉元素。人在极度惊慌状态下产生的多疑心理，是对外界事物歪曲的知觉，这种歪曲带有固定的倾向，是主观努力无法克服的，只要具备条件，它必然会产生。草木皆兵就是在失败而慌张的情境中产生的错觉。

《类经·疾病类》曰：恐动于心则肾应。七情活动受机体内外环境影响，生活、工作环境急剧变化，人际关系不良，以及机体内脏精气虚衰、气血失和，均可引起七情反应失常，从而导致疾病的发生。前面介绍的淝水之战的故事表现了由特定战争环境导致的七情反应，表现为恐。惊恐过度则会伤肾，导致肾气失固，气陷于下的病机变化。

现代人要提高自己的心理素质，做好应对突发事件的心理准备。内外环境发生急剧变化时要及时进行自我调节，如果心理异常日久则可能导致病理变化，应及早就医。

（包伟东）

第三章

医理篇

第一节
秉要执本

古今释义

秉要执本，指抓住要害和根本。

逐本溯源

《汉书·艺文志》曰：道家者流，盖出于史官，历记成败存亡祸福，古今之道，然后知秉要执本，清虚以自守，卑弱以自持，此居人南面之术也。

秉要执本与事必躬亲相对，是一种领导的艺术，也是一种为人处世的方式。《吕氏春秋》中记载，古代那些会做国君的人，致力于选拔任用人才，而不去做应由臣下做的事，这是抓住了根本。

秉要执本就是抓住根本。做国君如此，做官员也是如此，会当官的做将军，不会当官的做士兵。将军就是要秉要执本，士兵就是要事必躬亲。对做人来说，事必躬亲或许是个优点，但对做官来说，事必躬亲却可能是一个致命的弱点。

中医观成语

《素问·标本病传论》曰：故知逆与从，正行无问，知标本者，万举万当，不知标本，是谓妄行。标与本是相对而言的，二者常被用来概括事物的现象与本质，在中医学理论中常用来概括病变过程中矛盾的主次先后关系。

作为对举的概念，不同情况下标与本的所指也有所不同。例如，就邪正而言，正气为本，邪气为标；就病机与症状而言，病机为本，症状为标；就疾病先后而言，旧病、原发病为本，新病、继发病为标；就病位而言，脏腑精病为本，肌表经络病为标；等等。掌握了疾病的标本，就能分清主次，抓住治疗的关键，有利于从复杂的疾病矛盾中找出和处理主要矛盾或矛盾的主要方面，这样才能"秉要执本"。

（董昌盛）

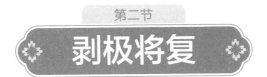

第二节 剥极将复

古今释义

剥极将复，指剥卦阴盛阳衰，复卦阴极而阳复，后比喻物极必反，否极泰来。亦作"剥极则复""剥极必复"。

逐本溯源

清代沈德潜的《说诗晬语》载：隋炀帝艳情篇什，同符后主，而边塞诸作，铿然独异，剥极将复之候也。

盛极必衰，剥极必复。剥卦阴盛阳衰，复卦阴极而阳复。衰败的景象就隐藏在盛满中，故君子居安宜操一心以虑患，处变当坚百忍以图成。

大凡出现衰败的现象，往往是很早就在得意时种下了祸根；大凡出现机运的转变，多半是在失意时就已经种下了善果。所以，一个有才学、有修养的君子，于平安无事时，要留心保持清醒理智，以便防范未来某种祸患的发生，一旦处身于变乱灾难之中，就要拿出毅力，咬紧牙关继续奋斗，以便取得最后的成功。

2023年10月8日（癸卯年壬戌月己亥日，农历八月二十四），寒露。寒露是二十四节气中的第十七个节气，属秋季的第五个节气，也是干支历酉月的结束和戌月的开始。此时太阳到达黄经195°，当日正午用圭表测日影，影长为古尺八尺二寸，相当于今天的2.018米。夜晚观测北斗七星的斗柄指向戌的方位，也就是西北方，一般是阴历九月，故又称为戌月。

《月令七十二候集解》云"九月节，露气寒冷，将凝结也"，恰到好处地解释了寒露的节气特色。白露、寒露、霜降3个节气，都表示水汽凝结的现象，三者之间的区别在于"白露"节气标志着天气由炎热向凉爽过渡，暑气尚未完全消尽，早晨可见晶莹闪光的露珠；"寒露"节气是天气转凉的象征，标志着天气由凉爽向寒冷过渡，露珠寒光四射；而"霜降"则是秋季的最后一个节气，也是秋季到冬季的过渡节气，"九月中，气肃而凝，露结为霜矣"。

从十二辟卦角度可以很明显地看出天气阳消阴长的变化。白露、秋分为"观卦"，寒露、霜降为"剥卦"，成语"剥极将复"展现了从"寒露"开始的"剥卦",在未来的两个多月中阴盛阳衰而物极必反,最终孕育成了阴极而阳复的"复卦"。

中医观成语

《素问·阴阳应象大论》曰:重阴必阳,重阳必阴。阴阳是中国古代哲学的一对基本范畴,是对自然界相互关联的某些事物或现象对立双方属性的概括。阴阳转化,指事物的总体属性在一定条件下可以向与其相反的方面转化,即属阳的事物可以转化为属阴的事物,属阴的事物也可以转化为属阳的事物。

阴阳转化是阴阳运动的一种基本形态,阴阳双方的消长运动发展到一定阶段,事物内部阴与阳的比例出现了颠倒,则该事物的属性发生转化,转化是运动消长的必然结果。在事物运动发展变化的过程中,阴阳消长是一个量变的过程,阴阳转化则是在量变基础上的质变。阴阳相互转化,一般都产生于事物发展变化的"物极"阶段,即所谓"物极必反"。

生、化、极、变是事物发生发展的规律,任何事物都处于不断的运动变化发展之中。在逆境中坚定信念,迎来新的转机,可谓"剥极将复"。

(董昌盛)

第三节
不按君臣

古今释义

中医处方，以君、臣、佐、使为配伍原则。君为主药，臣是辅药。不按君臣，就是违反药理，胡乱用药，引申为使用毒药的隐语。

逐本溯源

《水浒传》第一百一十一回曰：解宝身边取出不按君臣的药头，张人眼慢，放在酒壶里。

窦诞是窦抗的三子，在其舅爷隋文帝在位的后期做过"朝请郎"，史载"起家为朝请郎"。"起家"，指从家中征召出来，授以官职；"朝请郎"在当时是没有具体职责的散官，大概是时常侍奉在君主身旁的郎官。

词语"朝请"有两个基本含义：第一，指朝见君主，汉律上说，诸侯春天朝见皇帝叫朝，秋天朝见皇帝叫请；第二，代指"奉朝请"这一职位，汉代的离休大臣及没有具体职务的宗室、外戚，常以"奉朝请"的名义参加朝廷会议，这样既方便皇帝听取建议，又表示了朝廷对他们的尊重。

在远房姑父李渊接受禅让前夕，窦诞做过大丞相府祭酒，后又转为负责朝会礼仪、皇帝起居的殿中监，并亲上加亲，迎娶了李渊的女儿襄阳公主，爵至安丰郡公。窦诞的二哥窦静一生功勋卓著，到头来也只取得了信都男的爵位，而他一下子就坐到了比男爵高出4级的公爵。

窦诞后来以元帅府司马的身份，随李世民征讨雄踞陇西的薛举。这一战因为李世民生病不能亲自指挥而败北，所以随军人员也基本没有功劳。此后，窦诞历任主管司法的刑部尚书、主管宗族祭祀的太常卿，后又至汉中一带出任梁州都督。

李世民即位之初，窦诞加官晋爵，爵位由郡公升为国公，是为莘国公，官位升至负责宫中安全的右领军大将军，后迁为保障司法公正的大理卿。由于修建太庙的功绩，窦诞被赐予五百段绸缎，后来复转为负责朝会礼仪、皇帝起居的殿中监（在李渊时期，窦诞就曾出任此职），其间由于疾病离职，又转为负责皇族、外戚事务的宗正卿。

某次李世民和窦诞谈话，发现对方糊涂健忘以至于不能正常交流，史载"昏忘不能对"。显然，窦诞的病情不轻，已不适合出任官职。窦诞与君主稀里糊涂的对话，其实是不合君臣之礼法的。李世民认识到问题的严重性，亲笔写下诏书：我听说，为官职选择合适的人才，世道就会太平。如果肆意挑选官职，天下就会动荡。近来窦诞的精气元神衰弱亏损，和平时大不一样，已不具备相应的才能，不能委以重任。平白占据官位享受俸禄而不屏退，既伤害风俗扰乱政治，也体现了君主的不明智。通过考核成绩决定官员的罢免与提拔，这是古今通用的制度。因此，窦诞可以带着光禄大夫的荣誉官衔回到家中。

"光禄大夫"是不处理具体事务的散官，级别很高，从二品。不过，级别再高，让君主一通批评后，不管是感到害怕还是感到羞愧，窦诞心中总归不是滋味。不久，窦诞就去世了，追赠工部尚书、荆州刺史，谥号为安。

不过，成语"不按君臣"不是指有失君臣之礼，而是指违反药理，胡乱用药，引申为使用毒药。中医处方，以君臣相配为原则。君臣不合，自然是毒药了。

中医观成语

中国古代哲学中有"四象结构"的理念，用之于中药方剂配伍，可形成"君臣佐使、相互扶助、相互制约、相辅相成"的动态平衡，以达成最合理的方剂结构，得到最好的治疗效果。纵观中医名方，均有君药、臣药、佐药和使药。

《神农本草经》载：上药一百二十种为君，主养命以应天。中药一百二十种为臣，主养性以应人。下药一百二十五种为佐使，主治病以应地。用药须合君臣佐使。

君药是起主要治疗作用的药物，其功效是处方的主攻方向，其药力居方中之首，是处方中不可缺少的药物。一般来说，一张方药中君药只有1味，特殊情况下也可以有2味君药。中医名方四君子汤以人参为君药，扶正调元，健脾益气。

臣药是辅助君药加强治疗的药物，大臣们"给力"，辅助君王治国理政，国家才得以昌盛。一般一张处方中，臣药可以有2～3味。中医名方四君子汤以白术为臣药，其味苦，性温，可健脾燥湿。

佐药的意义有三：一是佐助君药或治疗兼证；二是佐制君药、臣药，以消除或减缓主药的毒性或烈性；三是反佐，即与君药药性相反，在治疗中起到相成的作用。一般来说，一张处方中，佐药可以有5～9味。中医名方四君子汤以茯苓为佐药，可甘淡渗湿健脾。

使药的主要意义有二：一是"引药归经"，就是我们常说的引经药，指引或吸引方中诸药直达病所；二是调和诸药，使诸药合力祛邪，比如素有中草药中"老好人"之称的甘草，就经常作为使药入方。中医名方四君子汤就以甘草为使药，可补脾益气调中。归经理论是中药理论体系中的核心组成部分，具有鲜明的中医特色，代表了某药对某些脏腑经络有特殊的亲和作用，反映了药效所在。归经理论早在《黄帝内经》中就有记载，如《素问·至真要大论》所言"夫五味入胃，各归所喜"。

值得提出的是，中医讲究灵活用药，针对病证情况的不同，用药味数可多可少，但是一方之中，君药必不可缺，臣、佐、使三药则可酌情配伍。

（董昌盛）

第四节

不伤脾胃

古今释义

不伤脾胃，比喻无关痛痒、不伤大体。

逐本溯源

茅盾的《子夜》曰：骂几句不伤脾胃。

中医观成语

张锡纯（1860—1933 年），字寿甫，籍贯山东诸城，河北省盐山县人，中西医汇通学派的代表人物之一，近现代中医学泰斗，1916 年在沈阳创办我国第一家中医医院——立达中医院，1928 年定居天津，1930 年创办国医函授学校，培养了不少中医人才。他医名显赫，是我国中西医结合的先驱。

张锡纯曾用生石膏试着给自己 7 岁的孩子治好了感冒发热，治好后回顾、钻研医书《神农本草经》，发现里面说生石膏实际是微寒的，于是恍然大悟：其实生石膏不像人们说的那样性大寒，只是微寒而已，它不但能治病，而且不伤脾胃。从此，张锡纯对用生石膏就心中有底了，他用生石膏治了几千例发热患者，效果都非常好，由此总结出了生石膏该怎么用。推广生石膏的用法是他对中医学的贡献之一。张锡纯说：生石膏治温病初得，其脉浮而有力，身体壮热。并治一切感冒初得，身不恶寒而心中发热者。他的石膏粳米汤一方，既治疗疾病，又不伤脾胃，用起来真是有如神助。

《景岳全书》曰：胃司受纳，脾司运化，一纳一运，化生精气。脾胃同居中焦，以膜相连，足太阴脾经属脾络胃，足阳明胃经属胃络脾，二者构成表里配合关系。

脾胃为气血生化之源，后天之本，在饮食的受纳、消化，以及水谷精微的吸收、转输等生理过程中起主要作用。正因为如此，中医学十分重视脾胃的生理功能，无论在生理状态还是在病理情况下，都十分重视调补脾胃，助运化以资气血化源。金元四大家之一的李杲将脾胃的作用提高到了一个历史性的高度，是补土派的中坚代表，在其代表作《脾胃论》中，调补脾胃的思想得以充分体现。由此可见，脾胃功能对人体生理与病理状态的影响举足轻重的作用。

说到《脾胃论》，该书撰于1249年，共3卷，是李杲创导脾胃学说的代表著作。卷上为基本部分，引用了大量《黄帝内经》原文以阐述其主要观点和治疗方药；卷中阐述脾胃病的具体论治；卷下详述脾胃病与天地阴阳、升降浮沉的密切关系，并提出多种治疗方法，列方60余首，并附方义及服法。李杲所创的补中益气汤、调中益气汤、升阳益胃汤和升阳散火汤等至今为临床所习用。

综上，笔者建议，无论在生理还是病理状态下都要注意调补脾胃，不应损伤脾胃。

（董昌盛）

第五节
察言观色

古今释义

察言观色，指观察言语脸色，以揣度对方的心意。也作"观色察言"。

逐本溯源

《论语·颜渊》曰：夫达也者，质直而好义，察颜而观色，虑以下人。

一个人若不会察言观色，等于不知风向便去转动舵柄，世事国通无从谈起，弄不好还会在小风浪中翻了船。言谈能反映一个人的地位、性格、品质、情绪，因此善听弦外之音是"察言"的关键所在。看一个人的脸色如同"看云识天气"，有很深的学问，因为不是每个人在所有时间和场合都会喜怒形于色，相反常常是"笑在脸上，哭在心里"。直觉虽然敏感却容易受人蒙蔽，懂得如何推理和判断才是察言观色所追求的顶级技艺。

孔子有一个比他自己小48岁的学生名叫颛孙师，字子张，春秋末期陈国人。子张曾多次向孔子询问求得官职、获取俸禄的方法。孔子告诉他："把你从各方面见到的知识加以考察，有怀疑的地方，加以保留；其余足以自信的部分，谨慎地实行，就能减少懊悔。言语的错误少，行动的懊悔少，官职俸禄就能获得了。"

又有一次，子张问孔子怎样能做到仕途通达。

子张曰："士何如斯可谓之达矣？"子曰："何哉？尔所谓达者？"子张对曰："在邦必闻，在家必闻。"子曰："是闻也，非达也。夫达也者，质直而好义，察言而观色，虑以下人。在邦必达，在家必达。夫闻也者，色取仁而行违，居之不疑。在邦必闻，在家必闻。"

子张问："读书人要怎样做才可以叫'达'了呢？"孔子回答说："你所说的'达'是什么意思？"子张解释说："在诸侯那里为官时，在卿大夫那里当家臣时，一定要有名望。"孔子说："这个叫'闻'，不叫'达'。怎样才叫'达'呢？品质正直又崇尚礼义，善于分析别人的言语，观察别人的脸色，总想到屈己待人。这种人，不管在诸侯那里做官还是在卿大夫那里当家臣，事事都行得通。至于'闻'，表面上好似爱好仁德，实际行为却不是如此，自己竟以仁人自居而不加疑惑。这种人，不管在诸侯那里做官还是居家，都一定会骗取名望。"

"察言观色"意为体味别人的言语，观察别人的脸色，指从言语和脸色来揣摩别人的心意。该成语在句中一般作谓语、定语，中性，常与"见风使舵""随机应变"等词连用。

中医观成语

《灵枢·本脏》曰：视其外应，以知其内脏，则知所病矣。人体是一个统一的整体，内外紧密联系，内部生理病理状况可反映于外。人体的形体官窍，分别归属于以五脏为中心的五个生理系统，而这五个生理系统之间又存在着协调统一的关系，因而这些外在形体官窍的功能，不仅与内在相应的脏腑密切相关，而且与其他脏腑的功能也有联系。

医生在诊治时，应在整体上进行把握，可通过分析形体、官窍、舌脉等外在的病理表现，推测内在脏腑的病理变化，从而做出正确诊断，为治疗提供依据。

（董昌盛）

第六节

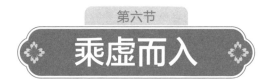

乘虚而入

古今释义

乘虚而入，指趁其空虚而侵入。

逐本溯源

《三国演义》第二十四回载：今曹操东征玄德，许昌空虚，若以义兵……此不易得之机会也。

故事 1

建安五年（200 年），汉献帝衣带诏事件后，曹操与谋臣商议东征刘备，程昱担心袁绍偷袭，郭嘉却说："袁绍做事迟缓而且性格多疑，他的谋士们又相互妒忌，用不着担忧他。刘备新整合的军兵，众心尚未完全归服，丞相引兵东征，一战就可以平定。"曹操大喜，点兵二十万，兵分五路，东下徐州。

却说，徐州刘备探知此事后，立即修书一封，令孙乾送至河北向袁绍求救。孙乾到了河北，由田丰引见给袁绍，并呈上了刘备的亲笔书信。袁绍此时却很憔悴，正衣冠不整地忧心于小儿疥疮，无心他事。田丰建言说："如今，曹操率兵东征刘备，正是许都城中防御有疏漏的时候，若我们以仁义之兵借此机会进攻，上可以保全天子，下可以拯救万民。这是个很难得的机会，希望主公明断。"袁绍却叹气说："我也知道这样的机会最好，无奈我现在心中恍惚，恐怕动用军队会有所不利。"最终，袁绍决意不肯发兵，田丰也只得顿脚长叹错失了良机……

故事 2

自安史之乱之后，唐代国力衰弱，政局动荡，经常有藩镇造反作乱，割据一方。814 年，淮西节度使吴少阳去世，他的儿子吴元济拥兵自立，与中央政权分庭抗礼。唐宪宗几次发兵征讨，都没成功。

817 年，唐宪宗任命智勇双全的大将李想为唐河（今河南省唐河县）等三州节度使，统领大军进攻吴元济盘踞的老巢蔡州城（今河南省汝南县）。李想上任后，在一次唐兵巡逻时与淮西兵遭遇，经过激烈战斗，唐军活捉了淮西军将领丁士良。丁士良是吴元济手下的猛将，曾经杀死过不少唐军将士，因此大家请求李想杀了丁士良，为阵亡将士报仇。李想却吩咐士兵给丁士良松绑，并好言劝降。丁士良见李想如此宽待自己，就心甘情愿地投降了。

之后，李想在丁士良的帮助下，利用敌兵骄傲轻敌的弱点，攻下了文城栅和兴桥栅，收服了李祐、李忠义两员大将。李想对李祐、李忠义非常信任，让他们担任军职，带着武器出入大营，还与他们秘密讨论进攻蔡州的计划。李祐很感动，于是向李想献计说："吴元济的精兵驻扎在洄曲（今河南省漯河市沙河与澧河汇流处）和边境上，守蔡州的不过是老弱残兵，我们可以乘虚而入，直取蔡州。这样，等到外围的兵马赶来救援时，吴元济早已被我们活捉了。"李想采纳了李祐的意见。

那年冬天，一个大雪纷飞的夜晚，李想率领九千精兵，分三路向蔡州出发，长途行军一百余里，出其不意地一举攻破了蔡州，活捉了吴元济，平定了叛乱。

中医观成语

《灵枢·百病始生》曰：风雨寒热，不得虚，邪不能独伤人。卒然逢疾风暴雨而不病者，盖无虚，故邪不能独伤人。此必因虚邪之风，与其身形，两虚相得，乃客其形。《素问·评热病论》记载：邪之所凑，其气必虚。正气不足，抗邪无力，外在邪气"乘虚而入"，疾病由此发生。

中医发病学说十分重视人体的正气，认为正气的强弱对疾病的发生、发展及转归起着主导作用。正气是决定发病的关键因素，邪气之所以能够侵袭人体而致病，必然有正气虚弱的因素。

（包伟东）

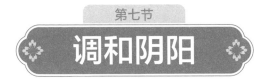

第七节

调和阴阳

古今释义

调和阴阳，谓使阴阳有序，风调雨顺，旧时多指宰相处理政务。

逐本溯源

《汉书·贡禹传》曰：调和阴阳，陶冶万物，化正天下，易于决流抑队。

中医观成语

成语"调和阴阳"指使阴阳有序。何谓"阴阳"？从造字本义来说，日光照不到的地方为"阴"，日光照得到的地方为"阳"。

战国初期，齐国名医扁鹊（秦越人）有一次路经虢国，正碰上虢太子"死"去，扁鹊问虢国的中庶子："太子得了什么病啊？"

中庶子说："太子体内的气血运行没有规律，阴阳交错而不能疏泄，猛烈地爆发在体表，导致内脏受了伤害。结果阳脉弛缓、阴脉急迫，突然昏倒而死。"扁鹊问："他什么时候'死'的？"中庶子回答："从鸡鸣到现在，不到半天，还没有收殓。"

扁鹊请中庶子禀告虢君，说自己能使太子"复活"。中庶子不相信，认为让人起死回生是上古名医俞跗才能做到的，扁鹊的医术不可能那么高明。扁鹊仰望天空，叹息说："您说的那些治疗方法，就像从竹管中看天、从缝隙中看花纹一样。我用的治疗方法，不需要给患者切脉、察看脸色、听声音、观察体态，就能说出病因在什么地方。知道疾病外在的表现就能推知内在的原因；知道疾病内在的原因就能推知外在的表现。你如果不相信我，就请你进去诊视太子，应当会听到他耳有鸣响，看到鼻翼扇动，顺着两腿摸到阴部，那里应该还是温热的。"

中庶子进去一看，太子的情况果然如扁鹊所言。他非常惊讶，赶紧向虢君报告。虢君接见了扁鹊，希望扁鹊能救活他的儿子。扁鹊说："太子得的病，就是人们所说的'尸厥'。实际上太子没有死，完全可以治愈。"于是扁鹊就叫他的学生子阳磨针石，取百会穴下针。过了一会儿，太子苏醒了。扁鹊又让学生子豹准备能入体五分的药熨，再加上八减之齐方的药剂混合煎煮，交替在两胁下熨敷。又过了一会儿，太子能够坐起来了。

扁鹊师徒进一步调和阴阳，太子仅仅吃了20天汤剂，身体就恢复得和从前一样了，因此天下的人都认为扁鹊能使死人复活。扁鹊却说："我不是能使死人复活啊，这是他应该活下去，我能做的只是促使他恢复健康罢了。"

《素问·至真要大论》中王冰注"壮水之主，以制阳光""益火之源，以消阴翳"。

　　阴阳失去平衡协调是疾病的基本机制，对此加以调治即为调和阴阳。调和阴阳主要指纠正疾病发展过程中机体阴阳的偏盛偏衰，损其有余，补其不足，使阴阳有序，恢复人体阴阳的相对平衡，以恢复健康。由于阴阳是辨证的总纲，疾病的各种病理变化均可用阴阳失调加以概括，所以广义上能够纠正病理变化的治法，诸如寒热温清、虚实补泻、解表攻里、调和营卫、调理气血等方法，都属于调和阴阳的范畴。

（董昌盛）

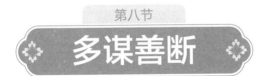

第八节

多谋善断

古今释义

　　多谋善断，指能多方谋划而又善于决断。

逐本溯源

　　晋代陆机的《辨亡论》载：而加之笃敬，申之以节俭，畴谘峻茂，好谋善断。

　　孙权是三国时吴国的建立者，他足智多谋，又善于判断，而且很会用人。他的部下中有不少能干的谋臣和将领，如张昭、周瑜、鲁肃、程普、吕蒙等。相传，汉献帝建安十三年（208年），曹操从北方挥兵南下。荆州牧刘表刚刚去世，他的儿子刘琮率兵投降曹操。曹操兵力大盛，乘势直逼江南，威胁东吴。

　　当时刘备进驻夏口（今湖北省武汉市汉阳区），派诸葛亮来见孙权，想联合孙权抗击曹操。孙权手下的许多文臣武将看到曹操兵力强大，十分害怕，都劝孙权向曹操屈膝投降。孙权听到这些言论，深为失望。

　　素来得到孙权器重的大臣鲁肃单独面见孙权说："那些力主投降的人，是要断送主公的事业。他们投降曹操，仍能得个一官半职；主公降曹，又会落得怎样的结果呢？"

　　孙权立即召回在外带兵的大将周瑜，共商对策。周瑜也坚决反对投降，他和孙权、鲁肃的主张相同，赞成联合刘备对抗曹操。周瑜还具体分析了双方形势，指出曹操冒险用兵，犯了兵家四忌：其一，后方不安定；其二，北军不惯水战；其三，粮草不足；其四，军士远涉江湖，不服水土，多生疾病。而江东基础稳固，兵精粮足，定能一举战胜曹操。

　　然而，主降的群臣坚持己见，认为曹操得了荆州，东吴已无长江天险可守，八十万曹军顺流东下，势不可当，只有迎降才是上策。孙权听罢，深感若不排除主降派的干扰，江东基业就要断送，于是当机立断，霍地拔出佩剑，嚓的一声，狠狠砍去案桌一角，声色俱厉地说："从今以后，谁敢再说投降曹操的话，就同这张桌子一样！"

　　孙权决定出兵，群臣纷纷议论统帅人选，认为周瑜智谋出众，当然可以授以重任，但还有一员最早跟随孙坚起兵、能征惯战的老将程普也是良选。

　　数日后，孙权召集文武群臣，当众将佩剑赐给周瑜，封他为大都督，程普为副都督，鲁肃为参军校尉，率领三万水军，与刘备会师，共同迎击曹操。双方的军队在赤壁交战，孙、刘一方用计放火烧了曹军的战船，令曹操大败而回。

　　这一战大大削弱了曹操的力量，使孙权在江东一带站稳了脚跟，奠定了魏、蜀、吴三国鼎立的基础。孙权当政时，吴国很是强盛。他死后，他的小儿子孙亮继位，不久被废，由孙权的另一个儿子孙休执政。此后，孙权时代一批忠诚能干的老臣都过世了，加上内部不稳，末帝孙皓又腐败无能，吴国终为晋所灭。

　　后来，西晋文学家陆机写了一篇《辨亡论》，用文学的形式总结了东吴政权成败的历史经验，赞扬孙权"畴咨俊茂，好谋善断"，就是说孙权很会访求人才，听取各方面意见，自己又有智谋，善于判断。

　　多谋善断的典故来自发生在三国时期孙权身上的故事，正史上孙权尊礼英贤、抚纳豪杰、诛黄祖、走曹操、袭关侯，自古以来众多文人雅客对孙权的评判都是叱咤风云的人中龙凤。他礼贤下士、尊敬先贤、谋略过人，却又不失幽默，是多谋善断的典型代表。

中医观成语

《素问·灵兰秘典论》曰：肝者，将军之官，谋虑出焉。胆者，中正之官，决断出焉。肝胆同居右胁下，胆附于肝叶之间，足厥阴肝经属肝络胆，足少阳胆经属胆络肝，二者构成了表里相合关系。胆主决断的生理功能与肝主谋虑相关，决断来自肝之谋虑，肝胆相互配合，人的情志活动正常，遇事就能"多方谋划而又善于决断"。

（包伟东　董昌盛）

第九节

披肝沥胆

古今释义

披，剖露；沥，滴下。披肝沥胆，指剖露肝脏，滴出胆汁，比喻竭尽忠诚、真心相见。也作"剖肝沥胆""沥胆披肝"。

逐本溯源

明代施耐庵的《水浒传》第八十三回载：臣披肝沥胆，尚不能补报皇上之恩。今奉诏命，敢不竭力尽忠，死而后已。

明代罗贯中的《三国演义》第六十回载：某非卖主求荣；今遇明公，不敢不披肝沥胆。

第二十六回载：羽但怀异心，神人共戮。披肝沥胆，笔楮难穷。瞻拜有期，伏惟照鉴。

北周末年，阶级矛盾激化，很多人心有不满。周宣帝驾崩，周静帝继位，年仅8岁，无力控制政局。外戚杨坚对待官僚郑译、李德林等人披肝沥胆，在他们的支持下，以大丞相的身份开始辅政，又乘机掌握军政大权，顺势消灭异己势力。

杨坚很信任李德林，凡是军机要务，都与之商量。当时，丞相府军书日以百计，李德林同时向几个人口授批文，文意多种多样，不加修改，其才华让世人惊叹。

581年，杨坚废周自立，建立隋代。589年，隋文帝杨坚统一全国，结束了长期混乱的局面。隋文帝与周静帝不同，外抚四夷，勤理政务，进行了一系列改革。他猛烈打击反叛大臣和豪强大吏，对平民百姓实施宽仁政策，百姓无不称赞，政权基本稳定。

李德林看到仍有人对隋文帝心存异志，便写了一篇《天命论》，将杨坚身上的特征与天命、日月等事物联系在一起，以说明杨坚注定成为皇帝。文中还列举了古代圣王的功绩，说他们都是上乘天命、下顺人心的，所以能够建立霸业，造福百姓。此后，《天命论》便成为百姓和大臣拥戴的论书，无人再反对隋文帝的身份。

隋文帝有了四方官员拥护、各地疆吏响应及上天祥瑞，且隋文帝待人披肝沥胆，才完成了统一大业，四方安定。

隋文帝重用尚书左仆射高颎、尚书右仆射杨素、苏威、大将军宇文述、外交家长孙晟和建筑师宇文恺等，诸位重臣也与隋文帝肝胆相照，协助君主治理好天下。

肝主疏泄，调畅气机，促进脾胃运化，调畅情志。胆与肝相连，附于肝，储藏、排泄胆汁。二者是表里关系，肝为里，胆为表。足厥阴肝经属肝络胆，肝是五脏之一，为里，属阴；足少阳胆经属胆络肝，胆是六腑之一，为表，属阳。二者在生理功能上相依为用，在病理上互相影响。

《素问·五脏生成》记载：故人卧血归于肝。肝藏血，指肝脏贮藏血液，调节血量和防止出血。肝藏血具有重要的生理意义，表现为涵养肝气、调节血量、濡养肝及筋目，是肝作为经血之源的基础。

胆汁的化生和排泄依赖于肝的疏泄。肝气郁结，肝胆湿热，或蛔虫上扰，虫卵留于胆道，均可导致胆汁排泄障碍，积于胆腑，久而成石，或脾气虚，或肝木横克脾土，致脾虚湿盛，加之肝气旺而化火，湿热与胆汁蕴于胆腑，也可结成胆石。因此，临床上常常肝胆同治。

（董昌盛）

第十节

面红耳赤

古今释义

面红耳赤，指脸和耳朵都红了，形容因羞愧、激动、焦急、生气、发热、过分用力而脸色发红的样子。

逐本溯源

《朱子语类》卷二十九记载：今人有些小利害，便至于头红耳赤；子文却三仕三已，略无喜愠。

《初刻拍案惊奇》曰：那少年的弓约有二十斤重，东山用尽平生之力，面红耳赤，不要说扯满，只有如初人夜头的月，再不能够。

鲁迅在《集外集拾遗补编·新的世故》中说：有些人看见这字面，就面红耳赤，觉得扫了豪兴了，我却并不以为有这样坏。

相传，在春秋时代，楚国人子文在楚成王在位时任令尹，相当于宰相的地位。在任期间，子文勤于国政，秉公执法，从不以权谋私，以私害公。28年间，子文曾经被3次免职，又3次复职，但他无论被免职或复位，都不会表现出喜悦或怨恨的样子，而且每一次办理移交，一定清清楚楚、钜细靡遗地交代所有事宜，孔子因此称赞他是个忠于职守的人。宋代朱熹论及此事，感慨地说道："现在的人为了一些蝇头小利，就可以争得头红面赤，与子文不愠不火的修养比起来，就显得差多了。"

这里朱子以"头红面赤"形容人们为争夺事物，又急又怒、满脸通红的样子，后来"面红耳赤"这个成语从这里演变而出，用来形容人因紧张、焦急、害羞等而满脸发红的样子。

胡适在《我的母亲》中写有面红耳赤这个成语。有一天，我在我家门口和一班孩子"掷铜钱"。一位老辈走过，见了我，笑道："糜先生也掷铜钱吗。"我听了羞愧得面红耳赤，觉得大失了"先生"的身份。大人们鼓励我装先生样子，我也没有嬉戏的能力和习惯，又因为我确实喜欢看书，所以我一生可算是不曾享过儿童游戏的生活。

中医观成语

《灵枢·本脏》曰：视其外应，以知其内脏，则知所病矣。人体是由精构成和分化的有机整体，人体的每一部分都具有整个生命活动的全部信息，局部实际上是整体的缩影。因此，人体外部可诊察的某些部分，如舌、耳、口、面部和足掌面等，都是整个人体生命信息的表达部位，都可反映整体生命活动的情况。

（董昌盛）

第十一节
呕心沥血

古今释义

"呕心"，把心吐出来；"沥血"，把血滴尽。呕心沥血，形容为了某事费尽心思，用尽心血。

逐本溯源

呕心沥血是一则来源于历史故事和文人作品的成语，有两个典源。

"呕心"出自《新唐书·李贺传》：母使婢探囊中，见所书多，即怒曰"是儿要呕出心乃已耳"……

"沥血"出自唐代韩愈的诗《归彭城》：刳肝以为纸，沥血以书辞。

后来，人们把"呕心"和"沥血"合起来，组成了"呕心沥血"这个成语。该成语有很多历史故事，其中诗人李贺和玄奘的故事非常有名。

相传，唐代诗人李贺自幼聪明好学，饱读诗书，7岁就写出好文章。韩愈、皇甫湜起初不信，经过李贺家的时候，当场出题，让他写诗。李贺提笔，就像提前构思好了一样，给诗命名为《高轩过》。二人大惊，李贺因此出名。

　　李贺每天一早就骑上马，携带锦囊游逛。碰到事情，看到景致，激发了灵感，便随手录于纸上，投入囊中，随想随写，傍晚到家后整理所写的诗句，重新润色，便成好诗。李贺的奇文奇诗大多是这样写出来的，每日如此，从不间断，除非有特别重要的事情。

　　李贺的母亲知道他从小身体不好，怕他累出病来，但李贺不肯改变创作习惯。母亲只好限制他每日囊内的诗稿数量。一日，囊内诗稿多出几乎一倍，李母气得发怒，说："这个孩子，是要呕出心来才肯停止啊。"

　　李贺才华过人，却始终不肯参加科考，静心埋头作诗。"安史之乱"后，李唐由盛转衰，外有藩镇割据，内有宦官专权，人民生活困苦。李贺对这些社会现实虽心怀不满，但又无能为力，只能借诗歌抒发感慨。他的诗作充满浪漫色彩，这大概是他获得"诗鬼"称号的原因吧。

　　也许是创作过于辛劳，李贺只活了27个春秋，却给后人留下了《李凭箜篌引》《雁门太守行》《老夫采玉歌》等一批宝贵的精神财富。

中医观成语

　　清代唐宗海的《血证论》记载：火者，心之所主，化生血液，以濡周身。

　　心主血的基本内涵是心气能推动血液运行，以输送营养物质于全身脏腑、形体、官窍。血液的运行与五脏功能密切相关，其中搏动泵血作用尤为重要，而心脏搏动主要依赖心气的推动和调控。

心主血的另一内涵是心有生血的作用，即所谓"奉心化赤"，主要是指饮食水谷经脾气的运化成为水谷之精，水谷之精再化为营气与津液。营气与津液入脉，经心火（心阳）的作用，化为赤色血液。

医生在治病救人的过程中，有时会遇到疑难杂症，要运用中医治疗，"呕心沥血"，才能获得良好疗效。

（董昌盛）

第十二节

血气方刚

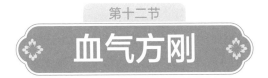

古今释义

血气方刚，谓精力正值旺盛。也作"气血方刚"。

逐本溯源

《论语·季氏》曰：君子有三戒。少之时，血气未定，戒之在色；及其壮也，血气方刚，戒之在斗；及其老也，血气既衰，戒之在得。

明代罗贯中的《三国演义》第六十二回载：老者不以筋骨为能。吾闻冷苞、邓贤乃蜀中名将，血气方刚。恐老将军近他不得，岂不误了主公大事？

《东周列国志》第五十四回载：况血气方刚，不知进退，此行必触楚怒。倘楚兵猝然乘我，何以御之？

第六十回载：公子杨干，乃悼公之同母弟，年方一十九岁，新拜中军戎御之职，血气方刚，未经战阵。

中医观成语

在中医理论中，"气"是个非常重要的概念，因为它被视为人体生长发育、脏腑运转，以及体内物质运输、传递和排泄的基本推动能源。我们经常说的"断气"就证明了"气"对生命的重要性，断气意味着一个机体的死亡，没了气就没了命。同样的道理，如果我们身体中的"气"不好好工作，我们就会生病。

血对人体最重要的作用就是滋养，它携带的营养成分和氧气是人体各组织器官进行生命活动的物质基础。血充足，则人面色红润，毛发润滑有光泽，体态丰盈，精神饱满，感觉灵敏，活动也灵活。

中医理论认为，气与血的关系非常密切。气为血之帅，血为气之母，意思是气为血之统帅，血为气之根基。

气对血有化生、推动、统摄等作用，气能生血、行血、摄血，所以称"气为血之帅"。气无形，看不见摸不着，必须依附于血液才能运行于体内，且化生气的水谷精微必须借助血液运行于周身脏腑，气才能正常地化生，血就像气的母亲一样承载和滋养着气，所以称"血为气之母"。当人体大出血的时候，气也会随着血液一起大量丢失。

《景岳全书》曰：人有阴阳，即为血气。阳主气，故气全则神旺；阴主血，故血盛则形强。人生所赖，唯斯而已。气与血都由人体之精所化，相对言之，则气属阳，血属阴，具有互根互用的关系。气有推动、激发、固摄等作用，血有营养、滋润等作用。一般青年人气血充足，精力旺盛，正可谓"血气方刚"。

"血气方刚"最早出自《论语·季氏》，意思是人到了壮年，血和气全都达到了强盛之态。清代吴昌莹的《经词衍释》载：《论语》血气方刚，言血与气并刚也。

"血气方刚"本来是用于壮年人的，并不是用于年轻人的，可是由于对"血气方刚"中"方"的理解错误，现在这个成语变成了年轻人的专利，反而没有壮年人的份了，这也是一个有趣的语言现象。

孔子认为君子有三种事情应引以为戒：年少的时候，血气还不成熟，要戒除对女色的迷恋；等到身体成熟了，血气方刚，要戒除与人争斗；等到老年，血气已经衰弱了，要戒除贪得无厌。这是孔子对人从少年到老年需要注意的问题做出的忠告，今天的人们还是很有必要注意的。朱熹在《论语集注》中说"血气，形之所待，以生者，血阴而气阳也"，这就说明"血"和"气"是两种并列的物质。"血气方刚"中的"方"，不应该是"正""开始"的意思，而应该是"并""一起"的意思，因为"血气"不是壮年时才开始有的，所以"方"在这里不是表示时间，而是表示范围，"血气方刚"的意思是血和气全都强盛，而不是血气才开始强盛。

血气方刚虽然是一个褒义的成语，但是往往也意味着年轻气盛，易冲动，容易与莽撞、有勇无谋等词语联系起来。因此，血气方刚的人要牢记孔子"戒之在斗"的提醒，不要轻易与人争斗。

（董昌盛）

望梅止渴

古今释义

望梅止渴，比喻以空想安慰自己。

逐本溯源

南朝宋刘义庆的《世说新语·假谲》曰：魏武行役，失汲道，军皆渴，乃令曰"前有大梅林，饶子，甘酸，可以解渴"，士卒闻之，口皆出水，乘此得及前源。

有一年夏天，曹操率领部队去讨伐张绣。那天热得出奇，骄阳似火，天上一丝云彩也没有，部队在弯弯曲曲的山道上行走，两边茂盛的树木都有点打蔫儿了，山石被阳光晒得滚烫，士兵们都觉得快透不过气来了。

到了中午时分，士兵的衣服都湿透了，行军的速度也慢了下来，有几个体弱的士兵竟然晕倒在路边。曹操看到行军的速度越来越慢，担心会贻误战机，心里很是着急。可是，眼下几万人马连水都喝不上，又怎能加快行军速度呢？

曹操立刻叫来向导，悄悄问道："这附近可有水源？"向导摇摇头，无奈地说："泉水在山谷的那一边，要绕道过去，还有很远的路程。"曹操听了，担忧地说："按照这个速度行军，肯定不能按时到达目的地了。"他看了看路边的树林，沉思了一会儿，对向导说："你什么也不要说，我来想办法。"

曹操知道，此时即使命令部队加快速度行军也无济于事。他脑筋一转，想出了一个好办法。只见他双腿一夹马肚子，快速来到队伍前面，用马鞭指着前方说："士兵们，我知道前面有一大片梅林，那里的梅子个头大，酸甜可口，我们快点儿赶路，绕过这个山丘就到梅林了！"

士兵们一听，仿佛甘甜的梅子已经吃到了嘴里，立刻精神大振，步伐也不由得加快了许多。就这样，曹操利用这个方法，很快把士兵们带到了有水源的地方。

"望梅止渴"原意指梅子酸，人看到酸酸的梅子就会流口水，因而能止渴。后来人们用这个成语来比喻愿望无法实现，用空想来安慰自己。曹操在水源断绝、士兵干渴难耐的危急情况下，运用"望梅止渴"的心理暗示，不仅暂时缓解了士兵的干渴之苦，还鼓舞了士气，可见曹操是一个机智聪明、善于思考、懂得变通的人。

在生活和学习中，我们每个人都会遇到挫折和困难，可能愿望一时无法实现。这个时候，我们不要气馁，不要退缩，要发挥聪明才智，深入思考，学会变通，用积极奋进的语言来暗示自己，鼓舞自己去战胜困难。这样，我们的愿望终会有实现的一天。

中医观成语

《灵枢·脉度》曰：脾气通于口，脾和则口能知五谷矣。涎为口津，即唾液中较清稀的部分，由脾精、脾气化生并转输布散。涎具有保护口腔黏膜、润泽口腔的作用，在进食时分泌旺盛，以助谷食的咀嚼和消化，故有"涎出于脾而溢于胃"之说。

当人处于口渴状态，而没有水可以补充时，通过想象吃梅子来刺激脾精，促使脾气化生口水，酸甘化阴，达到止渴的效果，此之谓"望梅止渴"。

（董昌盛）

第十四节

先天不足

古今释义

其一，指人或动物在胚胎时期的营养及遗传状况很差；其二，喻事物的根基不好。

逐本溯源

清代李汝珍的《镜花缘》第二十六回载：小弟闻得仙人与虚合体，日中无影；又老人之子，先天不足，抑或日中无影。寿麻之人无影，不知何故？

在庄子讲的寓言中，有一些与常人不同的人，其中有天生的残疾人，也有因后天遭受刑罚而肢体不全的人。从表面上看，他们的身体条件都与常人不同，但是这些人或者有抱负，或者有理想，或者活得很快乐，或者活得很成功，堪称奇人异士。

有一个名叫支离疏的人，他的双肩高过头顶，头低到肚脐以下，本应该垂在后面的发髻却是冲着天的。他的五脏六腑都挤在后背上，造成了驼背，两条腿直接长在肋骨旁边。

支离疏如何生活呢？他替人缝衣服、洗衣服，已足够养活他自己，甚至还有余力替别人去筛糠、簸米，挣的钱足够养活十口人。庄子认为，像支离疏这样先天残疾的人，只要自食其力，一样可以养活自己，安享天年。

还有一个名叫哀骀它的人，他有一种神奇的"魔力"：男人如果跟他待上一段时间，就会留恋他的德行，不想离开他；女人一旦跟他见了面，就会回家对父母说，就算是给他做小妾，也不愿嫁到别人家做正妻。

庄子认为，这个世界上有这样一种人，他们的外貌平平，但是内心有一种强大的力量，可以不知不觉地把人吸引到他们的身边。一个人真正的力量并不在于有某种卓越的才华或某种华丽的技巧，而在于有和缓的凝聚力。

庄子用天生残疾和后天肢体不全来比喻人生常有的两种遭遇：先天不足和后天不顺。并不是每个人都是含着金钥匙长大的，大多数人都出身于普通家庭，有的甚至家境贫寒，父母能提供的资源很少，只能靠自己打拼。每个人的禀赋也是不一样的，在相貌或者智力上是有一些差异的。

正所谓"人生不如意，十有八九"，在人生旅程中，大多数人难免会碰到很多不顺的事情。生气抱怨都没有用，不如汲取庄子的智慧，事在人为，积累见识德行，为自己闯出一条路。

中医观成语

《素问·上古天真论》曰：肾者主水，受五脏六腑之精而藏之。

肾藏精，具有贮存、封藏精气的生理功能。精又称精气，是构成人体和维持人体生命活动最基本的物质，是生命之源，是脏腑、形体、官窍功能活动的物质基础。精可分为先天之精与后天之精。先天之精来源于父母的生殖之精，是禀受于父母的生命遗传物质，与生俱来，藏于肾中。人出生之前，先天之精是形成胚胎的重要物质，是生命的构成本原；人出生之后，先天之精则是人体生长发育和生殖的物质基础。如果先天之精不足，就会"先天不足"。

（董昌盛）

相生相克

古今释义

相生相克，指金、木、水、火、土 5 种物质相互促进、相互制约的关系，后引申为一般物质之间的辩证关系。

逐本溯源

《五灯会元》卷四十六载：便有五行金木，相生相克。

《说岳全传》第七十九回载：五色旗，按金木水火土，相生相克。

中医观成语

《尚书·周书》曰：五行，一曰水，二曰火，三曰木，四曰金，五曰土。水曰润下，火曰炎上，木曰曲直，金曰从革，土爱稼穑。

五行相生，指木、火、土、金、水之间存在有序的递相资生、助长和促进关系；五行相克，指木、火、土、金、水之间存在有序的递相克制、制约的关系。五行的相生相克，指的是五行间存在动态有序的相互资生和相互制约的关系，从而维持五行结构的平衡与稳定，促进事物的生生不息。

中医学有五行相生相克理论，下面我们就来讲几则与中医药有关的相生相克小故事。

故事 1

鸡可以吃蜈蚣，鸡和蜈蚣是一对天敌。有经验的人都知道，被蜈蚣咬后的解救办法就是抓一只鸡，然后把鸡的脚拴住，吊起，不一会儿，鸡的嘴里就会流出唾液，把鸡的唾液接住，在蜈蚣咬过的地方抹一下，就不痛了。既然它们是天敌，蜈蚣也会报复鸡。有经验的采药人抓蜈蚣的时候，是不会拿着电筒到处寻的，那样太费事了。他们会找一些鸡毛，于天黑之前在蜈蚣经常出没的地方挖一些小坑，放一点鸡毛在里面，再用大一点的石块压住，但又不压死，等到第二天天快亮的时候，把石块一个个翻开，里面就会有很多蜈蚣了。

故事 2

漆树的汁可以制漆，我国古代的漆器一般都是用这种漆制作的。这种漆有一定的毒性，有些人碰到后身上奇痒，起脓包，还不能挠，挠破了，脓水流到哪里就烂到哪里，这种病症叫"漆疮"，挺吓人的。好在万物相生相克，在长漆树的地方，往往也会长另外一种树，叫"八树"。患漆疮的人用八树的树皮煎水浸洗患处，就可以痊愈。在长漆树的地区，人们上山时通常喜欢念叨"你七我八，你来我杀"或者"你姓七，我姓八，你不惹我，我不杀"来安慰自己，以期避免遇上这种可怕的树。这里的"七树"指的就是漆树。"八树"即卫矛，中药卫矛是一种常用于治疗皮肤病的中药材。

故事3

甲鱼很好吃，只是现在野生的甲鱼少，大多数都是饲养的。甲鱼味美，那也是要现吃现杀的，如果是死的，卖家就不好卖，甚至卖不出去。为保证卖出的甲鱼是活的，卖家还是要操一些心的，最常担心的问题之一就是它的天敌——蚊子！有经验的人都会知道，卖家卖甲鱼的时候，会用很密的网子把甲鱼罩住以防蚊。只要有一只蚊子叮了甲鱼，那只甲鱼就活不成了。当然，甲鱼死后也会报这一箭之仇。如果一个房间里蚊子特别多，可以在这个房间里焚烧甲鱼的壳，蚊子闻到这股气味就会纷纷毙命。

故事4

"一骑红尘妃子笑"，"妃子笑"现在已经成了荔枝的一个品种名。荔枝味美，但是吃多了容易上火，还会引起消化不良。遇到这种情况时，岭南人有自己的办法，那就是用剥下来的荔枝壳煎水喝。

故事5

中草药里有一味药叫"荨麻"，有点像苎麻，但叶裂较深。人如果碰到荨麻的叶子，身上就会起一片疙瘩，又痒又痛，但若是用荨麻的叶子煎水喝，又可以治疗由它引起的皮肤症状。

故事6

据说蛇已经在地球上生存了几亿年，是与鳄鱼一起玩大的，算是地球村的"老住户"了，因为相貌不佳，咬人多死伤，才被人类惧怕和厌弃。根据万物相生相克的朴素理论，我们的祖先总结了大量治疗蛇伤的中草药，如重楼、半边莲、半枝莲、扛板归、白花蛇舌草、隔山香、蛇莓、鬼针草、徐长卿等。

还有一味草药，能够治疗多种蛇伤，并且治疗蛇伤的效果很好，它就是菊叶三七。笔者曾经看到一则文献，写的是某人对菊叶三七的应用十分有心得，后来学到了种植方法，大量种植菊叶三七，对很多医院束手无策的蛇伤患者进行救治，疗效非常好。他的治疗方法很简单，就是将新鲜的菊叶三七捣烂，敷在伤口及瘀青的位置上，是否配合其他中药治疗就不知道了。他还观察到，他种植菊叶三七的地里，从来没有蛇。

故事7

笔者小时候常听长辈说，没有治不了的病，只有找不到的药。现在想来，此语暗合《灵枢·九针十二原》中记载的"言不可治者，未得其术也"。我们经常听到此病不可治、患了彼病得终生服药、患了此病只能活数月、彼病无药可医等断语。随着时代的发展，科学的进步，很多疾病的治疗已经成为现实。

1986年，王振义在上海某医院收治了一名只有5岁的小患者，当时患者病情非常危急，在征得其家人的同意之后，王振义决定使用全反式维A酸为这名5岁的孩子做最后一搏，没想到患者的病情得到了明显缓解。

全反式维A酸治疗急性早幼粒细胞白血病的方案使得这种类型白血病患者的生存率得到明显提升，此后被大规模运用。但是，在运用期间，人们发现了新的问题：这种药从一开始就对部分患者无效，而用药有效的患者一旦复发，再次运用全反式维 A 酸后病情不会出现改善。此时，一家医院使用亚砷酸注射液治疗急性早幼粒细胞白血病的方法引起了王振义的兴趣。此后，他的研究团队创造性地提出了全反式维 A 酸与三氧化二砷联合应用的治疗方案，最终使得急性早幼粒细胞白血病的治疗能达到临床痊愈。这个方案后来在国际上被誉为"上海方案"。

（董昌盛）

第十六节
心有灵犀

古今释义

心有灵犀，指恋爱着的双方心心相印，现比喻双方对彼此的心思都能心领神会。

逐本溯源

唐代李商隐的《无题·昨夜星辰昨夜风》一诗曰：身无彩凤双飞翼，心有灵犀一点通。

赵朴初的《故宫惊梦》载：心有灵犀，老谱新翻一局棋。

传说犀角上有白纹直通两头，感应灵敏，所以后人赋予其两心相通，心心相印之义。

提起晚唐著名诗人，最有成就的莫过于"小李杜"，"杜"指杜牧，"李"便是李商隐了。李商隐以善写骈文而闻名，他的作品因为具有风格独特的诗情，被后人誉为唐代诗歌的"灿烂晚霞"。

李商隐，字义山，号玉谿生，5岁诵经书，7岁弄笔砚，10岁意外丧父，只好随母亲过起艰辛而清贫的生活。因为李商隐是家中长子，所以他很小就担起了家庭的重任。他曾在一篇文章中提及，自己少年时曾"佣书贩舂"，就是替别人抄书来养家糊口。由于李商隐聪明刻苦，16岁时就以擅写古文而闻名乡里。

837年，李商隐幸运地考中了进士，开始步入官场。次年，应泾原节度使王茂元的"高薪聘请"，李商隐来到泾州（今甘肃省泾川县），做了王茂元的幕僚。很快，行伍出身的王茂元便对李商隐的才华大为欣赏，并将女儿嫁给了他。

谁能想到，就是这一桩婚姻，将李商隐拖进了牛李党争无休止的旋涡中，使他一生都受其拖累，品尝了无尽辛酸的宦海沉浮之苦。由此，他以"无题"为名，写了大量诗作，以抒发自己内心的苦衷。这些诗意境朦胧、情致缠绵，却又辞藻华美、寓意深远，艺术技巧应用得十分娴熟，令无数后人拍案称绝，其中就包括那首著名的《无题·昨夜星辰昨夜风》："昨夜星辰昨夜风，画楼西畔桂堂东。身无彩凤双飞翼，心有灵犀一点通。隔座送钩春酒暖，分曹射覆蜡灯红。嗟余听鼓应官去，走马兰台类转蓬。"尤其是"身无彩凤双飞翼，心有灵犀一点通"两句，被后世不知多少难以见面的情侣引为至诚心语，以解相思之苦。

这首诗从李商隐自身的情感出发，用独到的比喻、华美的诗句，写出了处在分离痛苦中的相恋男女那解不开、理还乱的矛盾心理，形象而贴切，真挚而言简，千百年来同秦观的"两情若是久长时，又岂在朝朝暮暮"一样受人喜爱，赞美不绝。

中医观成语

犀角在古代虽然被当作传情之物，但是其实它最重要、最令人熟知的价值是用作中药。犀角作为中药，功效卓著，历史悠久，被古代百姓誉为"灵丹妙药"。

中医学认为犀角归属于清热凉血药的范畴，有清热、凉血、定惊、解毒的功效，主治伤寒温疫热入血分，以及惊狂、烦躁、谵妄、斑疹、发黄、吐血、衄血、下血、痈疽肿毒。

历史上，关于犀角功效的记载很多，主要如下。

①《神农本草经》记载犀角可杀钩吻、鸩羽、蛇毒。

②《神农本草经集注》载：解莨菪毒。

③《名医别录》载：主治伤寒，温疫，头痛，寒热，诸毒气。

④《药性论》载：辟中恶毒气，镇心神，解大热，散风毒，能治发背、痈疽、疮肿，化脓作水。主疗时疾热如火，烦闷，毒入心中，狂言妄语。

⑤《食疗本草》载：可烧成灰，治赤痢，研为末，和水服之。又主卒中恶心痛，诸饮食中毒及药毒、热毒，筋骨中风，心风烦闷皆瘥。又以水磨取汁与小儿服，治惊热。

⑥《日华子诸家本草》载：治心烦，止惊，退热泪痰，解山瘴溪毒，镇肝明目。治中风失音，热毒风，时气发狂。

⑦《本草纲目》载：磨汁治吐血、衄血、下血及伤寒蓄血，发

狂谵语，发黄发斑，痘疮稠密，内热黑陷，或不结痂，泻肝凉心，清胃解毒。

阅读古人方书可发现使用犀角的方剂颇多，这说明古代犀牛较多。如今，犀牛已成为国际上重点保护的濒危野生动物。1993 年，中国加入联合国保护野生动物公约后，国务院印发了《国务院关于禁止犀牛角和虎骨贸易的通知》。因此，我们必须积极寻找犀角的代用药物。

目前，临床上大多采用水牛角（即水牛的双角）作为犀牛角的代用品。据《名医别录》记载，水牛角能治时气寒热头痛，《大明本草》说水牛角煎汁，能治热毒风及壮热。由此可见，水牛角的功效与犀角相似。水牛角替代犀角使用的一般用量为 15 ～ 25 克，大剂量可用 50 ～ 100 克（遵医嘱使用），煎服，如研粉吞服，则每次 1.5 ～ 3 克。

（董昌盛）

第十七节

十指连心

古今释义

十指连心，意思是十个指头连着心，表示身体的每个小部分都与心有着密不可分的联系，比喻亲人与自身休戚相关。

逐本溯源

唐代刘商的《胡笳十八拍·第十四拍》载：莫以胡儿可羞耻，思情亦各言其子。手中十指有长短，截之痛惜皆相似。

明代《封神演义》第七回载：十指连心，可怜昏死在地。

中医观成语

《礼记·乐记》曰：凡音者，生于人心者也。乐者，通于伦理者也。是故知声而不知音者，禽兽是也；知音而不知乐者，众庶是也；唯君子为能知乐。

古代知识分子心目中的所谓"乐"，其实包含了3个层面：自然形式（声）、审美形式（音）和哲理形式（乐）。声音结构与生理结构、文化感性与社会理性相互对应，物理、生理、文化理性三者统一和谐，方可称为"音乐"。"乐者，德之华也""知声而不知音者，禽兽是也；知音而不知乐者，众庶是也"，这是中国古代音乐理论对音乐性质及其审美功能的基本解释。所谓"文以载道"，是指缺少了文人赋予特定意义的文化品位，缺少了主流文化赋予艺术的特定内涵，单纯具有音响之华丽的靡靡之音，在中国古代文人的观念中是不能称其为"音乐"的，这种观念不但贯穿古代文论，而且一直被传承至今。所以，我们不应当简单地把古代的"音乐"与当今的"音乐"相对应，因为古代的"音乐"不仅是音高与音长的结合体，还是被赋予了特定文化内涵的音响组合体，其中的文化含量和以音响为载体的社会功能，都是具有特定意义的话语系统。

既然"音乐"是"声""音""乐"的和谐统一，演奏家演奏出来的音乐是人（手指）与物（乐器）的结合，那么美妙的音乐究竟从何而来？是来自琴弦，还是来自手指？确切地说，音乐既不是来自手指，也不是来自琴弦，而是来自演奏者的心。"十指连心"，"心"的颤动，牵动着手指的运动，从而颤动了琴弦，奏出了音乐。这颗"心"是承载着特定"德""道"的"文心"。

什么是"心"的颤动？根据弗洛伊德的解释，人体是个复杂的能量系统，从食物中获取能量，同时又为种种目的而消耗能量，这种能叫作"心理能"。心理能（如思维、感知和记忆等）与其他形式的能（如机械能、热能、电能、化学等）一样做功。当然，这里所说的人心理活动中的"心"，并非指心脏，而是指大脑。也就是说，音乐是在人心理能的作用下，由大脑指挥的心理和生理活动。这一系列的心理活动，既无法用明确的量加以测定，也无法用明确的语言加以阐述。因其如此，苏轼才在《琴诗》中明知故问："若言琴上有琴声，放在匣中何不鸣？若言声在指头上，何不于君指上听？"答案即是音在弦外。

中医经络学说认为，每一根手指都通过经络连接相应的脏腑，而这些脏腑又与心相通，故有十指连心的说法。手指与人体的五脏相对应。拇指上有肺经走行，并与肺相通对应。中医有揉搓按摩后刺破拇指放血，通过泻肺火来治疗感冒、发热、咳嗽的方法。食指有手阳明大肠经走行，常按摩食指可以改善便秘的情况。中指有心包经走行，与心包及周围组织相对应。无名指有三焦经走行。张景岳说：三焦者，确有一腑，盖脏腑之外，躯壳之内，包罗诸脏，一腔之大腑也。三焦囊括了胸腹腔内的所有器官；小指有心经和小肠经走行，对应心和小肠。这样看来，十个手指的确与全身都有着密切的关联，这也是为什么一些脑梗死和心肌梗死患者发病初期会表现为手指麻木和疼痛。由此可见，十指连心并不是无中生有，确实是有理论支撑的。

（陈文连）

养痈遗患

古今释义

养痈遗患，指生了毒疮不去医治，给自己酿成祸害，比喻纵容、包庇坏人坏事，结果使自己遭殃。

逐本溯源

冯衍的《与妇弟任武达书》曰：养痈长疽，自生祸殃。

相传，就在唐玄宗泡在华清池里的时候，他最信任的安禄山在范阳老巢预谋起兵造反。师出无名，事故不成。既然决定造反，那就要找个绝佳的理由。营中智囊早有准备，为安禄山提出古往今来造反惯用的 4 种理论支撑。

其一，齐奉诏讨逆说。直接怀疑当今皇上的合法性，奉太上皇的密诏或遗诏，推翻现有皇帝，拥立新君，当然这个新君一般都是造反者自己。

其二，替天行道说。皇上是个公认的昏君，搞得天下大乱、民不聊生，臣作为一个有良知的人，举义旗、兴义师，推翻腐朽王朝，建立新的政权。

其三，撞天屈说。臣子功勋卓著，却遭受了来自皇上不公正的待遇，实在忍无可忍，既然皇上不仁，就别怪臣无义。

其四，清君侧说。提醒皇上身边有奸臣，必须尽快清理掉，但臣知道皇上左右为难，肯定下不了手，臣为国为民，只好帮皇上下手了。

话说两头，安禄山抗诏不至，满朝文武都意识到安禄山必反，集体上书提醒唐玄宗加以防范，唐玄宗仍旧心怀侥幸。

天宝十四年（755年）十一月，安禄山以"打进长安城，活捉杨国忠"为名，率军十五万，悍然造反。史思明率领五万人马，向范阳以南的常山、河间、清河等地发起攻击。为祸七年之久的"安史之乱"爆发了。从开元二十年（732年）至天宝十四年，唐玄宗一意孤行、养痈遗患，渐渐培养出了盛世大唐的"终极掘墓人"。

让我们记住这样一组数字：唐玄宗天宝十三年（754年）末，也就是安禄山造反的前一年，大唐户部统计，全国321郡1538县，共有人家960余万户，5288万人。到了唐代宗广德二年（764年）末，也就是安史之乱平息后的第一年，大唐户部再次统计，全国共有人家290余万户，1690万人。

中医观成语

痈指累及毛囊及其周围组织的细菌感染性皮肤病。痈由多个疖组成，可深达皮下组织，好发于颈部、背部、肩部、臀部等皮肤厚的部位，其特点是有多个脓头，有脓性和血性分泌物。

痈因感受风邪、湿热之毒，导致气血凝滞，邪毒聚于肌肉之内而成，也常由情志内伤、气郁化火等所致。痈分为内痈和外痈，出现在脏腑的称作内痈，出现在肌表的叫作外痈。

痈按其病程可分为初期、溃脓期和收口期3个阶段。浅表的痈要看大小，如果很小则一般可以自愈，如果很大就很难自愈，需要清创或用药。肠腑的痈，特别是最常见的阑尾炎，通常需要进行手术。慢性阑尾炎会给患者以后的生活造成很多的麻烦。

由此可见，不论是对于自己的身体，还是对于其他的事情，有了问题就要及时解决，绝不能养痈遗患。

（陈文连）

第十九节

疥藓之疾

古今释义

疥、藓，轻度的皮肤病。疥藓之疾，比喻无关紧要，不碍大局的小毛病、小问题、小障碍。亦作"疥癞之疾""疥癞之患""疥藓之病""藓疥之疾"。

逐本溯源

《吕氏春秋·直谏》曰：夫齐之于吴也，疥藓之病也。

《国语·吴语》曰：夫齐鲁譬诸疾，疥藓也，岂能涉江淮而与我争此地哉！

明代罗贯中的《三国演义》第八十七回载：且雍闿等乃疥藓之疾，丞相只须遣一大将讨之，必然成功。

据《后汉书·乌桓鲜卑列传》记载，蔡邕议论国事时说过：夫边陲之患，手足之蚧搔（即疥疮）；中国之困，胸背之瘭疽。

全面分析的话，内忧外患从来都是并存的。俗话说"苍蝇不叮无缝的蛋""黄鼠狼专咬病鸭子"，统治者胡作非为，视万民为刍狗，自然会生出内忧，而外患是防不胜防的。

疥与癣是两种皮肤病，其病在外，危害微小，后来以"疥癣之疾"比喻危害尚轻的祸患或无关要紧的小毛病。

中医观成语

瘙痒是一种很不愉快的感觉，令人难受的程度并不比疼痛轻多少。疥癣之疾虽然听起来不严重，但是其实提示我们身体内部已经有了问题。

"癣"字直接由苔藓变化而来，喻指癣是由真菌感染导致的皮肤、毛发或手足指甲出现病理变化的接触性传染病，特征为皮肤有环形脱色斑，覆以疱疹及鳞屑。

芥藓之疾，虽病在皮肤，想要治愈却不容易。

李可老中医被国医大师邓铁涛称为"中医的脊梁"，他为治疗芥藓之疾做了很多努力，创制了乌蛇荣皮汤。该方用于多种芥藓之疾，效果斐然。李老言：（治芥藓之病）首当着眼于整体，从调燮五脏气血入手。见皮治皮，永无愈期。遂创"乌蛇荣皮汤"，执简驭繁，用治多种皮肤顽症，竟获良效。治疗皮肤疾病时，当以整体辨证结合局部辨证，如果局限于局部皮损辨证，就会如李老所言，见皮治皮，永无愈期。

　　李老曾治愈一例患有非常顽固的芥癣之疾的患者。一个 68 岁的女同志得了芥癣之疾——双足生肥厚斑块，脱皮、皲裂、瘙痒足足 1 年。当时的情况是该同志双足皮肤增厚、浸润，有棕红色或色素沉着，表面粗糙，足底脱皮、皲裂，自觉瘙痒剧烈，无皮肤灼热，双足姆趾外翻严重，左足患甲沟炎，伴疼痛，双手起丘疹脱皮，头皮起疹，伴脱屑、瘙痒。外院予内服及外用药治疗未见效。她长期服用党参、黄芪、当归等中药，时口干，无口苦，怕冷甚，不耐受空调、风扇，疲倦乏力，纳一般，烦躁，睡眠差，需服用安眠药助眠，舌尖红苔白，脉弦细。既往有反流性食管炎病史，术后反酸、咳嗽等症改善。

　　该患者从局部来看，皮肤顽疾 1 年未愈，局部皮损肥厚，皲裂，瘙痒，双手起疹脱皮，此当为血瘀、血虚、血燥夹风所致。中医之"风"包罗万象，善行而数变，可统括一切痒痛难忍、顽麻不仁、白驳风（即白癜风）、顽癣湿疹、皮肤角化等皮肤病。老年人气血亏虚，血不荣肤，内燥化风，故致皮肤瘙痒；阴血亏虚无以濡养皮肤，进而化燥，故见皮肤皲裂；皮损日久，瘀血内着，故见皮损肥厚。从整体来看，患者怕冷甚，疲倦乏力，长期服用党参、黄芪等药却可耐受，属气血亏虚兼有阳虚，因时有口干，恐有燥热内生，故用药时当避免使用过于温燥之品。

　　综合辨证，该患者属气血亏虚、血瘀、血燥兼夹阳虚寒湿不化，治疗当以益气、养血、活血、祛瘀为法，佐以温散寒湿，方用乌蛇荣皮汤，去清血热之紫草、牡丹皮，合薏苡附子散温化寒湿，加大量黄芪补气健脾。因患者睡眠较差，再加入龙骨、牡蛎重镇潜阳，同时可取得息风止痒的效果。

李老认为，方中桃红四物合桂枝汤，可养血润燥，活血祛瘀，通调营卫。定风丹（制首乌、白蒺藜对药）可滋养肝肾，乌须发，定眩晕，养血祛风止痒；丹皮、紫草凉血解毒；白鲜皮味苦、咸，性寒，入肺与大肠、脾与胃四经，能清湿热而疗死肌，为风热疮毒、皮肤痒疹之常用药；乌蛇肉一味，归纳各家本草学论述，味甘、咸，入肺、脾二经，能祛风、通络、止痉，治皮毛肌肉诸疾，治诸风顽癣、皮肤不仁、风瘙隐疹、疥癣麻风、白驳风、瘰疬恶疮、风湿顽痹、口眼㖞斜、半身不遂，可用于一切皮肤顽症。诸药相合，可增强体质，旺盛血行，使病变局部气血充盈，肌肤四末得养，病则愈。本方内外相调，标本兼治，看似平淡，实有良效，故患者之一年顽疾经数诊而愈。

《说文解字》曰：癣，干疡也。癣也可以互相传染，《释名》曰：癣，徙也。浸淫移徙处日广也，故青徐谓癣为徙也。如果仅仅采用杀灭真菌的办法治疗，尽管短期效果好，但是常常会反复发作，有的患者还会产生耐药性，非常棘手。

人一旦出现瘙痒，常会立即予以搔抓，促使其尽快消失。而瘙痒一旦消失，就很少有人再去追究瘙痒的缘由了。癣的发病与人的体质有密切关系，中医学认为，脾胃功能不好、消化吸收不良的人，容易为真菌提供有利的生长环境，加重感染；糖尿病患者如果血糖控制不好，癣病则难以根除；滥用抗生素的患者，也会出现肠道、尿道、阴道的菌群失衡，真菌泛滥，不可收拾；有些嗜食肥甘、爱喝啤酒冷饮的人，体内湿浊很重，阳气不足，就像一个阴暗潮湿的环境，极易引起真菌滋生和癣病复发。不解决内忧，光靠勤换衣服、鞋袜，或者大剂量使用消灭真菌的药物是没用的。

总体来讲，治疗疥疮，以除外患、消灭寄生虫为首务。治疗癣病，以改善体质、消除真菌的生存环境为好。

（陈文连）

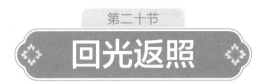

第二十节

回光返照

古今释义

回光返照，指日落时由于反射作用而发生的天空中短时间发光的现象，比喻人在临死前忽然有短暂的神志清醒或精神兴奋，也比喻事物衰亡前出现短暂兴旺的现象。

逐本溯源

唐代释惠然的《镇州临济慧照禅师语录》载：尔言下便自回光返照，更不别求。知身心与祖佛不别，当下无事，方名得法。

宋代释道原《景德传灯录》卷三十曰：住此庵，休作解；谁夸铺席图人买？回光返照便归来，廓达灵根非向背。

你是否曾注意到下面这些生活中的现象呢？

当太阳快要落山时，由于日落时的光线反射，天空会短时间发亮，然后迅速进入黑暗；当煤油灯里的油即将燃尽时，会突然一亮，然后熄灭；当灯泡的灯丝寿命将尽时，灯泡会突然一亮，然后报废。

这些现象都能用"回光返照"来解释。

回光返照是一个常见的自然现象。不光是天空、煤油灯和灯泡这些常见的事物会有回光返照现象，人在临终之前，也会有回光返照现象。人在濒临死亡的时候，在大脑皮质的控制下，会迅速调动全身的一切积极因素，使人由昏迷转为清醒，由不能说话转为能交谈数句，由不会进食转为要吃要喝，这些皆是因为在中枢神经指挥下分泌的激素在起作用。正是因为回光返照现象的存在，病入膏肓的人能够在最后关头与亲人相聚，奄奄一息的老人能够向儿女交代自己的遗愿，即将阴阳相隔的恋人能够亲吻彼此。

在临床上，很多患者可能已经病了几个月，甚至几年了，有一天却突然就有精神了，状态很好，面色红润，食欲大增，还会叮嘱亲人要注意身体，要好好学习……这些就是回光返照的表现，这类现象持续的时间很短。

本书的第一主编董昌盛见到过不少真实的"回光返照"案例，其中一例发生在一位75岁的老爷子身上。

老爷子姓王，我们就称其为老王吧，是因为肺部阴影住进医院的。根据穿刺活检病理诊断结果，老王患了肺癌，PET/CT（正电子发射计算机体层显像）提示癌细胞已经在肺脏之外有多处转移灶。老王已经出现了胸水、恶病质，且癌细胞已转移到多处骨骼，每天痛得翻来覆去，睡不着觉，后期还要通过吗啡加上中药的中西医结合方法来镇痛。由于老王入院较晚，确诊后病情进展很快，因此医生也很无奈。

有一天，老王的儿子突然到诊室找到了董医生，说老王今早在打了一针止痛药后居然精神了不少，早餐还吃了两个肉包子，要知道平时家属给老王喂早餐是很困难的。老王儿子这次挂号问诊，就是询问董医生老王能不能喝酒、吃鸡肉，说这是老王突然提出来的。

对于此类患者提出的要求，医生自然没有理由限制或拒绝。当天下午，老王的儿子就带着一大帮人来陪老王喝酒，老王那天从抗美援朝，聊到了儿子出生时的趣事。到了下午一点，老人说困了想要眯一会，后来就再也没有醒来。

在翻阅了众多关于回光返照的科学阐义之后，董医生总结了回光返照者共同具备的三点特征：大多患有致死疾病；大多求生意志非常顽强；大多器官衰竭的发展比较缓和。

为什么人类也会出现回光返照的现象呢？出现这种现象与肾上腺素的作用有关。肾上腺是一对非常重要的内分泌腺体，按结构分为皮质和髓质。肾上腺皮质分泌糖皮质激素和盐皮质激素，其中糖皮质激素主要用于"应急"，能通过抗炎症、抗毒素、抗休克、抗过敏等作用，迅速缓解症状，帮助患者度过危险期。肾上腺髓质分泌肾上腺素和去甲肾上腺素，它们皆能兴奋心脏、收缩血管、升高血压，因此常用于治疗休克。

肾上腺素这种东西，就好比我们上班时坐在身边的"老板"或是"监工"，它并不会管身体的各个器官能不能承受繁重的工作，只会在乎是否达成了工作目标。如果身体器官"偷懒"，或者因为疾病而衰竭，肾上腺素就会大量分泌并作用于器官，督促器官提高运转效率，维持身体功能。对临终之人来说，身体器官已经没有力量再去工作了，但是肾上腺素不管，依然通过大量分泌来刺激各个器官，包括大脑，相当于激发了病体的最后一点潜能，这才出现了所谓的"回光返照"，因此也有学者将回光返照称作"肾上腺素的最后一次爆发"。在人生命体征慢慢消失的同时，肾上腺素的分泌也会慢慢减少，这时痛苦重回患者的身体，就会出现类似于老王先感到困倦，最后永远无法醒来的情况。

回光返照，更像是生命的最后一次挣扎。在生命的最后一刻，求生欲被无限放大，对生的渴望和对亲人的不舍与人体的各项功能相结合，共同造就了这一短暂的"挣扎"。回光返照是死亡前的预兆，是刚阳欲将离绝、阳气虚脱、孤阳外越的征象，也是人脏腑衰竭前的最后动员。

生命终将走向死亡，我们人类一样无法避免。生与死的话题总是特别沉重、悲恸的，但是希望在这有限的生命中，大家可以客观理智、平和冷静地面对死亡这件事，珍惜现有的不易生活，豁达积极地过好每一天。

（陈文连）

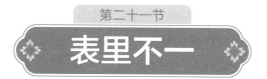

第二十一节

表里不一

古今释义

表里不一，指表面与内在不一样。

逐本溯源

《逸周书·谥法解》曰：行见中外曰悫。

汉代刘向的《新序·杂事五》记载：叶公子高好龙，钩以写龙，凿以写龙，屋室雕文以写龙。于是夫龙闻而下之，窥头于牖，施尾于堂。叶公见之，弃而还走，失其魂魄，五色无主。是叶公非好龙也，好夫似龙而非龙者也。

故事 1

相传，春秋时代，楚国的叶县有一位县令名叫叶子高，人们称他为"叶公"。叶公常对人说他最喜欢能呼风唤雨、能大能小、千变万化的龙。他在纸、书上画龙，在石头、墙壁上雕刻精美的龙图案，房梁用龙来装饰，甚至他家里的茶杯、筷子、枕头、被褥等，都与龙相关。天上的龙知道了叶公对它的喜爱，非常感动，于是决定到叶公家拜访，和他交个朋友。这天，龙腾云驾雾来到了叶公的家，雷声隆隆，风雨交加，龙把头伸进叶公家的客厅，龙身蜿蜒穿过七八个房间，龙尾停在后门上面。叶公这时正在乘凉，突然看到龙庞大的身躯，铜铃般的眼睛，铜丝一样的龙须，吓得上蹿下跳，惊慌失措，忙不迭地跑到门外躲了起来。

叶公好龙的故事告诉我们：人说的话常常与行动不一致，而事实往往与想象不同。叫公喜爱的只是想象中的龙，当真龙降临到他面前的时候，他却吓坏了，可见他不是真的喜欢龙，嘴上说的与实际行动相差太远。

故事2

相传，在我国古代，有一个长者家业奇富，拥有珍宝无数。一天晚上，长者被人盗去了许多财物。君王听说了这件事，便问长者："有谁经常与你家来往？"长者回答："我家没来过什么杂人，最近只有一个门客常出入我家。但是，此人洁身自好，不贪恋财物，哪怕只是草叶粘在身上，都要还给主人。除他以外，我与别人没有来往。"

君王听罢，便把那个门客抓来审问。长者连忙向君王请求："这个门客行为高尚，天下有名，为什么要抓他啊？我宁愿丢失那些财物，请大王快把他放了吧！"君王回答说："过去，我听说有这样一种人，他们外表一本正经，内心却狠毒奸诈。你别担心，等我把这件事查清楚再说。"君王对门客进行了详细审问，门客被问得理屈词穷，只好供认偷了长者的财物。这时，长者方才明白，原来是自己看错了人。

中医观成语

病情表里不一的情况并不少见，笔者在门诊见到过很多患者存在这样的情况，无论是年轻人还是老年人，无论是轻病患者还是重病患者，均可见到这种情况。

表里不一，在中医学上指表现在外的症状与疾病的内在性质不相符，比如"真寒假热""真热假寒""大实有羸状，至虚有盛候"的病理现象就属于表里不一，往往由阴盛格阳或阳盛格阴迫使阴阳不相维系所致，多出现在疾病的危重阶段。

此外，中老年人患病，常由多种原因导致实际病情与症状不一致，即"表里不一"，常易导致疾病的误诊或延迟诊断，带来不良后果。中老年人普遍反应较迟钝，对疾病的敏感性差，同时中老年人常患有多种慢性疾病，很容易出现某种常见病的症状掩盖了另一种严重疾病早期症状的情况，使患者及其亲人失去警觉。

我们在此提醒，中老年人切不可忽视偶然出现的身体不适，以免贻误诊治时机，同时中老年人不可"跟着感觉走"，自以为健康，不可盲目乐观，一般应每年进行一次较全面的体检，以便对自己的健康状况有个真实的了解。

（陈文连）

第二十二节

如法炮制

炮制，中药加工专用名词，指用烘、炒等方法将药材制成中药饮片。如法炮制，本指按照一定的方法制作中药，现常常被用在生活和工作中，表示按照现成的方法去做事，略带按部就班、无所创新的贬义。

清代李汝珍的《镜花缘》第九十八回载：即如法炮制，果然把阵破了。

鲁迅在《再谈香港》中写道：茶房将第二箱抬到舱面上，他如法炮制，一箱书又变成了一箱半，还撕碎了几个厚纸包。

朱自清在《古文学的欣赏》中写道：我们不妨如法炮制，用白话来尝试。

相传，在清代道光年间，香山县石岐（今广东省中山市石岐区）南郊迎阳石旁住着一位农家少年，姓黄名琮。黄琮两岁丧父，由母亲一力抚养成人。他自幼上山砍柴，下水摸鱼，练出一身气力，水性尤好。黄琮虽因家贫，只读过两年私塾，但也粗通文墨，深明大义，常怀报国之心。当林则徐力主禁烟被道光皇帝任命为两广总督驻扎香山时，黄琮到辕门求见，率领八百香山水勇聚于林则徐麾下，于鸦片战争之役立下赫赫战功。在昔日迎阳石附近的华光庙门外的墙上，后人曾绘大型壁画一幅，以表彰他为民除害的功绩。

当日小黄琮满 16 岁时，长得身材魁梧，气力过人，可双手举起几百斤重的石墩，大气也不喘。因他脸上长着密密麻麻的黄褐色络腮胡子，偏又姓黄，故方圆十里内的人都叫他"黄胡须"。

这一日，正值初夏时分，黄琮身穿背褡、短裤，腰插割草刀，肩挑禾枪，和小伙伴陈炳一起到附近白石涌的河边去割牛草。陈炳也是农家子弟，只因身子单薄，胆子较小，虽比黄琮大了两岁，倒还像个小弟弟似的时时被黄琮照顾。

他俩割完牛草，用麻绳捆好，再用禾枪挑起两大捆牛草，正准备回家的时候，突然发现一堆浮在水面的稻草竟然逆水徐徐而上。少年人好奇心重，陈炳登时丢下草担跑去河边看个究竟。黄琮心知有异，想喝止陈炳，可是已经来不及了。只见稻草堆加快了速度，径直向陈炳靠近，而后猛然一跃，爬上了河岸，竟是一头湿漉漉的花斑猛虎，黄琮大吃一惊。猛虎抖了抖身上的水珠，又用前爪抹了抹眼睛，尾巴一摆，打了个喷嚏，那声音竟震得百步之内的树木扑簌簌地乱颤。陈炳素来胆小，忽见老虎已近在咫尺，吓得瘫倒在地上，扭动着身子，拼命向一丛灌木爬去，不想失去了平衡，反倒骨碌碌地沿着倾斜的河岸朝虎口滚去。

说时迟，那时快，黄琮急中生智，一个箭步抢到陈炳和老虎之间，挑起插进草捆的禾枪，对准老虎的血盆大口塞了过去。老虎大吼一声，上下牙盆一合，没能咬到陈炳，反而塞了一嘴草。老虎挥舞前爪，一搭一撕，登时把一捆牛草变成了漫天飞洒的绿雨。黄琮在老虎看不见人的瞬息间，突然想到了武松打虎的故事，他如法炮制，也一个箭步骑上了虎背，揪住老虎的顶花皮，死命地往烂泥下按。这一招也真灵，人和虎的重量加在一起，那烂泥浆果然支撑不住，人和虎不断地往下陷。老虎越是咆哮，泥浆越是往鼻子、嘴里灌，不一会儿老虎就透不过气来了。

就在黄琮感到浑身的气力一点点消失的时候，突然觉得手下的老虎头好像被铁钳夹住了似的，一动也不动了，定睛一看，原来是陈炳把手按在了虎头上。两位好朋友齐心协力，把老虎死死压住，直到它憋晕过去，又抽出割草刀砍了一气才停手。

中医观成语

炮制，古时称为炮炙、修治、修事等，是指中药在应用前的一个必要的加工处理过程。病症不同，炮制中药的方法也不一样，这直接关系到所用药物的药效。对于一些毒性药物和烈性药物，如果炮制不当，既不能保证所用药物的安全性，也不能保证疗效。

中药的性味是其本身就有的，但"是药三分毒"，在治病用药的时候，可能会产生不良反应，给身体带来不利影响，而合理的炮制有助于减少不良反应的发生。例如，太寒伤阳、太热伤阴、太苦伤胃、太辛耗气等，而炮制可以损其有余、扶其不足、趋利避害。

例如，大黄性寒味苦，生用则气味重浊，苦寒沉降，泄热攻下之功峻烈；若酒润炒干，则其力稍缓，并借酒引药上行，可清上焦之热；炒炭后，寒性锐减，偏于平和，有良好的止血功效。这个例子说明，对同一个药物采用不同的炮制方法，会获得不同的药效。我们常说的"醋制归肝经，蜜制归脾经，盐制归肾经"也属于这种情况。

"炮制"的最终目的是提高药物的疗效或降低药物的毒性。在我国古代，"炮制"方法大致可分为修制、水制、火制、水火共制等类型。

修制，也是"炮制"中最简单的方法，包括对药物的拣、摘、揉、擦、磨、刷、刮、刨、剥、切、捣、敲、碾、簸、箩、筛、劈、锯、扎、榨等；水制，就是将药材用水洗或者用水浸泡；火制，就是将药材直接或间接放在火上加热；水火共制，就是通过水火共同加热，改变药物性能，起到矫味作用；其他炮制方法还有制霜、发酵、发芽等。

炮制看似简单，实际上非常讲究技术。对于与治病休戚相关的药物加工来说，"不及则功效难求，太过则性味反失"。炮制是否得当，直接关系到药效和用药安全，事关人民群众的生命健康。

在这里我们提出一个警示：如法炮制虽然很有必要，可一旦不慎就有可能变成"照猫画虎"。

（董昌盛）

第二十三节
肝胆相照

古今释义

肝胆相照，指肝与胆关系密切，互相照应，比喻真心相见、互相坦诚。

逐本溯源

《史记·淮阴侯列传》记载：臣愿披腹心，输肝胆，效愚计，恐足下不能用也。

《李自成》第二卷第十八章记载：弟与公子以肝胆相照，互相知心，故敢以实言相告。

文天祥的《与陈察院文龙书》载：所恃知己，肝胆相照，临书不惮倾倒。

相传，蒯通足智多谋，善于分析形势，擅长出谋划策。当时正值楚汉相争之际，楚王项羽和汉王刘邦处于相持阶段，难分胜负。在刘邦的部下中，韩信的势力非常强大，举足轻重。

蒯通想说服韩信与项羽、刘邦鼎足而立，于是化装成看相的去见韩信，说："小人不才，对于占卜之事略知一二。给人一看骨相，就知贵贱；二看脸色，就知喜忧；三看性格，就知能否成大业。可以说万无一失。"

韩信听了，爽快回答："好啊！给我看看前途如何？"

蒯通说："看您面部，做官再高也不过封侯，而且很危险。看您背部，富贵自不用说。"

韩信已经动了心，蒯通接着说："如今楚汉相争，百姓死伤无数。两方相持不下，他们的胜败，取决于您。我愿剖开心腹，拿出肝胆，为您出主意，只是怕您不采用。我建议您和他们三足鼎立。现在是最好的时机，您必须当机立断。您去帮项羽，刘邦一定不饶您；您去帮刘邦，刘邦怕您夺他天下，您的处境也很危险。"

蒯通已将形势分析得很透彻了，但韩信认为刘邦对他很好，不忍背叛刘邦，不信刘邦会下毒手，因此最终没有采纳蒯通的建议，选择了辅佐刘邦。有了韩信相助，刘邦最终取得了胜利，建立了西汉。

汉代建立后，有人向刘邦告发韩信，说他要谋反，韩信被贬为淮阴侯。后来，吕后与相国萧何合谋，将韩信骗入长乐宫中，杀死了韩信。韩信临死时说："我后悔没有采纳蒯通的计谋，以至于被小人欺骗，这难道不是天意吗？"

与朋友交往，真诚是重要的原则。《庄子·渔父》记载：真者，精诚之至也，不精不诚，不能动人。汉代工充的《论衡·感虚篇》记载：精诚所至，金石为开。希望大家从我国古代优秀文化中汲取营养，并指导生活，与友人真诚相处，感受友谊的美好，品尝友谊的果实。

《素问·灵兰秘典论》说：肝者，将军之官，谋虑出焉。胆者，中正之官，决断出焉。足厥阴肝经在里，负责谋虑；足少阳胆经在表，负责决断。肝经和胆经相表里，肝胆相照，有助于人体保持健康。同理，国家要想兴盛发达，也需要"肝（谋略之才）"和"胆（决断之才）"相表里，肝胆相照。历史上，房玄龄好比大唐的肝，善谋略，精于管理日常政务；杜如晦好比大唐的胆，临危有方，善于决断。正是房、杜二人肝胆相照，"房谋杜断"，才成就了"贞观之治"。

中医观成语

你知道"胆汁"是从哪里来的吗？

肝、胆不仅在解剖结构上关系密切，在生理功能上也不可分割。胆汁实际上是由肝细胞分泌、胆管运输、胆囊储存的。只有肝脏保持健康，才不会使胆汁的合成与分泌出现问题，进而保证胆囊储存胆汁的功能正常。同时，胆管通畅，胆汁运输正常，不出现淤堵，才能保证肝脏的功能正常。《类经·藏象类》记载：胆附于肝，相为表里。肝气虽强，非胆不断。肝胆相济，勇敢乃成。

中医学认为，肝与胆二者解剖部位邻近，肝位于腹腔，横膈之下，右胁之内，胆附着于肝之下。在生理功能上，肝与胆相表里，肝主疏泄，分泌胆汁，胆囊暂时贮存胆汁。胆汁由肝之精气所化生，储备于胆，泄于小肠，以助饮食之消化，胆汁的化生、排泄由肝的疏泄功能来调节。肝、胆在病理上相互影响，共同影响疾病的转归。若肝主疏泄功能失常，胆汁生成或排泄失职，胆汁淤积，或形成黄疸、结石，或引起腹胀、腹痛等病症。若胆囊不能储备胆汁，则影响食物的消化。

胆主决断与人之勇怯有关，而决断又来自肝之谋虑。肝胆相互配合，人的情志活动正常，遇事才能做决断。肝胆共主勇怯是以两者同司疏泄为生理基础的，只有二者功能正常，才能出现"胆大如斗"的情况。

（董昌盛）

第二十四节

神气十足

古今释义

神气十足，其一指洋洋得意之态，其二指仪态或印象优美或堂皇，其三指自负、妄自尊大，其四指自以为得意傲慢的神情，形容摆出一副自以为高人一等而了不起的样子。

逐本溯源

冯骥才在《珍珠鸟》中写道：起先，这家伙只在笼子四周活动，随后就在屋里飞来飞去，一会儿落在柜顶上，一会儿神气十足地站在书架上，一会儿把灯绳撞得来回摇动。

相传，在西晋时期，义兴有个叫周处的恶人，他经常欺负比他弱小的人，看谁不顺眼就想着办法去捉弄他，还经常偷村里人的东西吃。村民们一看到他来，都吓得躲着他走。在村里，村民们都把周处与老虎、蛟龙一起当成"三害"。

一日，周处神气十足地来到热闹的大街上，人们一看他来了就纷纷躲了起来，正吆喝着生意的店铺连生意都不做就关了店门，本来沸沸扬扬的大街上顿时变得鸦雀无声。

周处看见前面有一个老人，不太灵活地迈着步子正急匆匆地往前走，周处一个箭步跑过去，抓住老人便问："老东西，你要去哪啊？"老人吓得魂不守舍，周处又大声说："这些人看到我跑什么？难道我能吃了他们？"

老人眼珠一转，忙说："不是不是，不是你的原因。最近我们村子边上的山林里来了一只猛虎，经常伤害村民的家禽，还吃了两个孩子呢。这会儿正好是猛虎出来找食吃的时间，大家害怕猛虎会来，就都赶紧躲起来了。"

周处一听，心想这村子只有我能横行，哪能轮到这个畜生称霸，便说："看我去除了这个祸害，让大家可以平安出行。"说着他便向村子边的山林走去，在去的路上还顺手从铁匠铺拿了一把弓箭当作武器，但没有给铁匠铺老板一文钱。

周处带着弓箭进山，埋伏在了草丛里。到了黄昏时分，只听一声咆哮，老虎出现在离周处不远的大树旁，周处拉开弓，对准老虎，一箭把老虎射死了。他用刀子剥了老虎的皮，拿回去向村民证明老虎已经被他杀死了，大家可以放心外出了。

村民听说周处把山林里的老虎给除掉了，更加害怕他了，因为大家都感觉他比老虎更厉害、更可怕。周处在大街上拿着虎皮，正巧遇到了告诉他猛虎害人的那个老人，便对老人炫耀说："你看，猛虎被我除掉了，这下大家都平安了。"

老人吓得战战兢兢地说："可是在村子和山林相连的那片深潭里还有一条吃人的蛟龙，已经有两个口渴的年轻人在那里被蛟龙吃掉了，我们的村子就在那片深潭旁边，大家都害怕极了。"

这一次周处心想：平时我经常偷村民的东西吃，村民都不与我计较，我一定要帮大家除掉这条害人的蛟龙，让大家都平平安安地生活。于是他便又去了铁匠铺，拿起一把利剑就向村子边的深潭走去。

村民都远远地跟在周处后面，只见他来到深潭边大声叫骂，可就是不见蛟龙的影子。突然，有个村民喊道："蛟龙在水底，你要跳进水里才能找到它！"周处听后眼都没眨一下就跳进水中，不一会儿只见周处被什么东西从水里给弹射了出来，接着蛟龙飞出水面，一口咬住周处扎入水中。大家心想这次周处死定了，但还是不放心，于是仍远远地观望着。

3天过去了，周处还没有浮上来，大家高兴得边跑边喊："周处在水底没上来，周处在水底没上来……"

又过了3天，周处凭着最后一口力气游到水面，他终于战胜了蛟龙，手里拿着用利剑割下来的龙角，满怀欣喜地回到村子里。

快进村子时，周处听到了鞭炮声，他疲倦地靠在墙角，心想大家一定是在迎接我，感谢我除掉了害人的蛟龙。这时，周处看见村民用红布做了一条横幅，上面写着"三害已除"。周处心想：算上老虎才两害啊，哪里来的三害？这时，他听见不远处几个满面笑容的村民说："周处终于死了，真是一件天大的喜事啊……"

周处听后，犹如晴天霹雳，这时他才意识到自己正是这第三害。对村民危害最大的不是老虎，也不是蛟龙，而是自己这个整天欺负弱小、横行霸道、偷东摸西、拿东西不给钱的大害，自己才是村民心里最想除掉的危害。

想到这里，周处不由得羞愧万分，他放下手中的龙角，走向热闹庆祝的人群。当人们看到周处时，顿时都愣住了。在万分惊愕的人群面前，周处满心后悔地给大家道了歉，然后拖着疲倦的身子回家去了。

自此，周处痛改前非，一心向善，有人需要帮助时，他都是不请自来。从此，恶名远昭的周处不复存在了，周处成了一个人人夸赞的义士。后来，周处当了兵，又做了将军，成了一位统领百万大军，忠心护国的大忠臣。

上面这个故事告诉我们，平时不注意自己的恶劣行为，时间长了就会被恶习蒙蔽，感觉自己并没有什么不好。但当有一天意识到自己的行为恶劣时，就应该知过就改，回头是岸，尽最大努力去改掉这些坏毛病。如果听之任之的话，就会越陷越深，终究对自己没有任何好处。浪子回头金不换，知过必改善莫大焉！

中医观成语

只有精充、气足，才能神旺，才能神气十足！

中医学认为，神是脑的功能活动，是神态、知觉、运动等生命活动现象的主宰。狭义的神为心神，藏于心；广义的神既包括心神，也包括魂、魄、意、志、思、虑、智等内容，藏于脑。脑神是各神之首，精神、意识、思维、知觉都是在脑神的作用下产生的，心神、肝魂、肺魄、肾志、脾意亦在脑神的作用下发挥各自的生理功能，关节的活动，皮肤的感觉，眼、耳、鼻、舌的功能，同样都离不开脑神的作用。

中医学认为，"神"可以调节人形体的动与静，精神的兴奋与抑制，情绪的喜、怒、哀、乐、爱、恶变化，个性的刚与柔、静与躁，身体的屈与伸，体现了"神"的调节与控制功能。中医学还认为，"神"可调节阴阳，而阴阳在生命物质运动最佳自稳态理论中被看作生命物质运动对最佳有序状态的偏离。调节阴阳，即调节生命物质运动对最佳有序状态的偏离。传统功法中的"调神"是指通过调节神经系统的功能，让生命物质运动处于最佳自稳态，保证身体健康。养神才能养形，调神是练习传统功法的核心。

精、气、神是中医基础理论的重要组成部分。前面的描述只是引玉之砖，还有许多地方需要更进一步地分析与推敲，尤其是与基因遗传物质相联系的部分，还会有更广阔的认知天地，但这并不妨碍我们对精、气、神的基本界定。"精"是生命物质，"气"是生命物质的活力，"神"可以理解为人体的神经系统。由于中医是一门用朴素自然哲学指导的应用科学，因此在其理论体系中，有许多是由行医经验推导出来的，这些都需要我们在中医现代化的过程中去伪存真、去粗取精。中医基础理论的现代化构建任务是艰巨的，却是中医现代化的必经之路。

（董昌盛）

第四章

医

德

篇

悬壶济世

古今释义

悬壶济世，比喻行医救人，赞颂医生救死扶伤的高尚品德。

逐本溯源

《后汉书·方术列传》记载：市中有老翁卖药，悬一壶于肆头，及市罢，辄跳入壶中，市人莫之见，唯长房于楼上睹之，异焉。因往再拜，奉酒脯。翁知长房之意其神也，谓之曰：子明日可更来，长房旦日复诣翁，翁乃与俱入壶中。

中医观成语

古代称卖药、行医者为"悬壶"，美称医生的职业为"悬壶济世"，历代医家行医开业则以"悬壶之喜"等为贺。

相传，壶公是东汉时期一位卖药的老人，他精通道术，善于用符治病，常在街头悬挂一个壶卖药，药不二价，治病皆愈，故后世称行医为"悬壶"。这一典故流传甚广，至今民间还有"你葫芦里卖的什么药"这样的俗语。

许多人也许不明白，为什么一些中药店门前要挂一个葫芦，但是提

到 "你葫芦里卖的什么药" 这句俗语, 就会知道这葫芦肯定与药有关。

葫芦, 古代称作 "壶", 俗称葫芦瓜, 是古代道家的象征之一。《诗·豳风》中的 "八月断壶", 特指盛药的葫芦, 即 "药葫芦"。

古今许多神话故事中, 只要涉及药, 就有葫芦的身影。传说中 "八仙" 之一的铁拐李, 就常背着一个装有 "灵丹妙药" 的葫芦周游江湖, 治病救人。《西游记》第五回中说: 大圣直至丹房里面, 寻访 (老君) 不遇, 但见丹灶之旁, 炉中有火。炉左右安放着5个葫芦, 葫芦里都是炼好的金丹……他就把那葫芦都倾出来, 都吃了, 如吃炒豆相似。小说中这种葫芦的作用是盛放丹药。

(董昌盛)

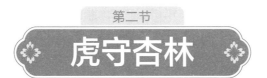

第二节
虎守杏林

古今释义

虎守杏林, 比喻医者医德高尚, 医术精湛。

逐本溯源

虎守杏林, 典出三国时期闽籍道医董奉。据《神仙传》记载: 君异居山间, 为人治病, 不取钱物, 使人重病愈者, 使栽杏五株,轻者一株，如此数年，计得十万余株，郁然成林……

中医观成语

　　虎守杏林这个成语，通常用来称赞中医师医德高尚、医术精湛。自古以来，人们用杏林代称中医界，用虎守杏林、杏林春暖等典故来称赞医生医术高超。那么，这些典故是怎么来的呢？

　　"虎守杏林"的历史典故距今已有1300多年。在我国东汉末年，出现了张仲景、华佗和董奉3位杰出的医学家，史称"建安三神医"。其中，董奉为后世留下了脍炙人口的"杏林"佳话。

　　据东晋医药学家葛洪的《神仙传》记载，三国时期有位名医董奉，字君异。董奉少年学医，青年时曾任侯官县（今福建省福州市一带）小吏，后归隐豫章（今江西省）庐山。董奉隐居山中，为百姓治病，从不收取钱物，只是要求凡是被自己治愈的重病患者种杏树5棵，病轻者被治愈后种杏树1棵。数年过去，山上竟有杏树上万棵，郁然成林。山中的飞禽走兽嬉戏于杏树之下，竟不生杂草，好像有人耕耘过一样。

　　当杏子成熟后，董奉在杏林旁边建了个谷仓，并告诉人们，但凡有买杏子的，不用交钱，也不用和他打招呼，只要带来一些谷子，将谷子倒入谷仓，就可以拿走同等重量的杏子。出于对董奉的敬重，来买杏子的人很多，也都很自觉，并不多拿杏子，也不少交谷米，大家都十分有秩序。一次，有个人多拿了杏子，杏林中的三四只老虎冲出来对着他大吼，吓得他拼命逃跑，杏子掉了一地，回到家一看，剩下的杏子竟然刚好和送去的谷子一样重。自此以后，买杏的人都自觉地公平称量，再也不敢欺骗了。

董奉把换来的谷子用于救济周围的贫苦老百姓和接济断了盘缠的路人，每年都会送出去三千多斛，还会剩下很多。看到这些神奇的事，人们认定董奉是下凡的神仙，对董奉也多了一些敬仰。"虎守杏林"的故事就渐渐流传下来了。

"誉满杏林""杏林春暖"这些称颂医家医术高超、医德高尚的典故也来源于董奉的故事。

俗话说"桃养人，杏伤人"。杏仁中含有苦杏仁苷，在酶和酸的作用下，可水解为葡萄糖、苯甲醛和剧毒的氢氰酸。苦杏仁的常用量为 5 ～ 10 克，过量服用可导致中毒，表现为眩晕、心悸、头痛、恶心呕吐、惊厥、昏迷等症状，严重的可致死。《本草纲目》记载杏树根可以解其毒：治食杏仁多，致迷乱将死，杏树根切碎，煎汤服，即解。我们在日常生活中如果发现家人苦杏仁中毒应立即将家人送到医院救治，不要在家里自行处理。

（董昌盛）

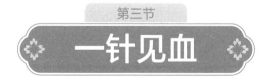

第三节

一针见血

古今释义

一针见血，比喻说话、写文章直截了当，简短而切中要害。

《晋书·陶侃列传》载：又尝如厕，见一人朱衣介帻。

敛板曰：以君长者，故来相报。君后当为公，位至八州都督。有善相者师圭谓侃曰：君左手中指有竖理，当为公。若彻于上，贵不可言。侃以针决之见血，洒壁而为"公"字。以纸裹手，"公"字愈明。及都督八州，据上流，握强兵，潜有窥窬之志，每思折翼之祥，自抑而止。

陶侃（259—334 年），字士行，浔阳（今江西省九江市）人，东晋名臣。父亲早年亡故，自幼由母亲抚养成人，并以恩威并重的方法教导，对陶侃日后清廉为官有着很大的影响。

相传，有一次陶侃上厕所时，看见一个身穿红衣、包着头巾的人，说他以后会做到八州都督的官位。另外一个看相的人，也说他左手中指上有一条垂直的指纹，将来的地位会非常高，会得到"公"的爵位。陶侃用针刺破手指，鲜血喷洒到墙壁上，居然形成了一个"公"字。陶侃用纸包裹手指，而"公"字竟越发明显。陶侃后来果真当了八州的都督。成语"一针见血"就从这里演变而成，但已与此典故无关，转用字面义，表示一针下去，血即涌出，比喻言论简洁透彻，深中肯綮。梁启超的《饮冰室合集·卢梭学案》载：案此论可谓一针见血，简而严，精而透矣！

"一针见血"这个成语亦见于《后汉书·郭玉传》所载的"一

针即瘥"，形容大夫医术高明，针刺放血时一针就能出血，现在常用来比喻说话或写文章简明扼要，能抓住本质，切中要害。

在中医针灸学中有一种常用的刺血疗法，是指在中医理论指导下，根据病症选择合适的穴位，用针刺放血的方法达到祛除病邪、调和气血的治疗目的的治疗方法。该疗法对一些急性病症有较好的疗效，比如患者突然出现头胀头痛、面红目赤及血压升高等肝阳上亢的表现时，可选耳尖穴施针放血，起到平抑肝阳的作用，放血后休息片刻，大部分患者症状可减轻；治疗肺经风热型痤疮时，可选择在大椎、肺俞等穴行刺络拔罐疗法，一般治疗3～5次，多数患者的症状可减轻，甚至消失；对于顽固性瘀血型腰痛，常规治疗疗效欠佳时，也可选择局部或远端穴位针刺放血，起到活血化瘀、通经活络的治疗作用。

不过，刺血疗法毕竟是一种具有轻微损伤的穴位刺激疗法，所以对医者的技术水平要求甚高。施针者须"调神定志""明辨虚实""审经定穴"，方可施治。同时，医者在针刺时不可用力过猛，应恰当把握出血量，达到"出血如豆"即可。

一针见血不仅体现了医者技能的高超，用针如神，直中要害，同时也蕴含着医者对医术钻研求精的精神。所谓"台上一分钟，台下十年功"，没有日积月累的临床经验积累是无法做到一针见血的。一针见血不是最终目的，一针能否见效才是治疗目标，这很大程度上取决于医者是否对疾病有准确的判断及是否有过硬的技术。医路漫漫，唯有细心、耐心，才能技有所成，才能发挥一针见血的高超水平。

（董昌盛）

大医精诚

古今释义

大医精诚，多用来称颂医生医术精湛、医德高尚。

逐本溯源

"大医精诚"源自唐代孙思邈所著之《备急千金要方》第一卷，是中医典籍中论述医德的一篇极为重要的文献，为习医者所必读，是中医人永远追求的目标和座右铭。

中医观成语

孙思邈是我国乃至世界史上著名的医学家和药物学家，被誉为"医神""药王"，是我国历史上著名的寿星。

据《新唐书》记载，孙思邈出生于南北朝时期的西魏年间，成长于北周，于隋唐之际隐居终南山，修道学医，成名于唐初，百余岁接圣旨入长安为官，后在药王山仙逝。他一生跨越了四个朝代，最终奇迹般地得年一百四十一岁。

孙思邈少年好读，天资聪颖，七岁时就认识一千多字，每天能背诵上千字的文章。据《旧唐书》记载，西魏大臣独孤信对孙思邈十分器重，称其为"圣童"。十八岁时立志究医，"颇觉有悟，是以亲邻中外有疾厄者，多所济益"。到了二十岁，孙思邈就能对老子、庄子的学说侃侃而谈，精通道家典籍，开始为乡邻治病。

孙思邈小时候多病，常求医问药，家财几近耗尽，因此成年后他博览医籍，精研医术，以医道见长。他认为"人命至重，有贵千金，一方济之，德逾于此"，生命的价值贵于千金，而用一个处方救人于危殆，是最高的德行，因此孙思邈以"千金"来命名自己的著作。

孙思邈所著的《备急千金要方》集唐代以前诊治经验之大成，全书共三十卷，载方五千三百首，既有诊法、证候等医学理论，又有内、外、妇、儿等临床各科的诊治方法；既涉及解毒、急救、养生、食疗，又涉及针灸、按摩、导引、吐纳。该书对日本、朝鲜医学的发展起到了积极作用，是价值千金的中医瑰宝。

《大医精诚》就是这部著作的首篇，被誉为中国的"希波克拉底誓言"，是我国最早的医德规范。孙思邈指出：凡大医治病，必当安神定志，无欲无求，先发大慈恻隐之心，誓愿普救含灵之苦，若有疾厄来求救者，不得问其贵贱贫富，长幼妍媸，怨亲善友（谓关系亲疏。善，交往一般者；友，过从密切者），华夷（谓不同民族之人。华，汉族；夷，古代对异族的统称）愚智，普同一等，皆如至亲之想。亦不得瞻前顾后，自虑吉凶，护惜身命。见彼苦恼，若己有之，深心凄怆，勿避险恶，昼夜寒暑，饥渴疲劳，一心赴救，无作功夫形迹之心。如此可为苍生大医，反此则是含灵巨贼。这段话的意思是"大医"临证察病时，必须精神集中，不考虑个人得失，一切以解除患者痛苦为要。对前来求医的人，不分高贵低贱、贫富、老幼、美丑、亲近疏远，皆如家人般平等相待。这种浓厚而朴素的医道，就是大医的德艺双馨。孙思邈之所以被后世尊崇，不仅因为他有辉煌的医学成就，更多的是因为他有高尚的品德。

"精"，《说文解字》云"择也。从米青声"，意思就是"优选品"，字形采用"米"作偏旁，"青"是声旁。"大医精诚"的"精"要求医者要有精湛的医术，认为医道是"至精至微之事"，习医之人必须"博极医源，精勤不倦"。

"诚"，《说文解字》云"信也。从言成声"，意思是"说实话"，字形采用"言"作偏旁，"成"是声旁。"大医精诚"的"诚"亦即要求医者要有高尚的品德修养，"见彼苦恼，若己有之"，要感同身受，"先发大慈恻隐之心"，进而发愿立誓"普救含灵之苦"，且不得"自逞俊快，邀射名誉""恃己所长，专心经略财物"，不因患者身份的不同而差别对待，特别是不能利用自己的医学知识做一些有违道德的事情。

（董昌盛）

第五节

橘井泉香

古今释义

橘井泉香，寓意橘井泉的水甘甜，泉水像甘露一样滋润着万物，随风洒遍全天下，形容医生妙手回春，救济了很多需要帮助的人，受惠者在赞美他的高尚品德，人们便以"橘井泉香"来歌颂医家救人的功绩，医家也常将其刻在匾上以明志。

逐本溯源

西汉刘向所撰的《列仙传·苏耽传》中载有"橘井泉香"的典故，清代学者陈梦雷编纂《古今图书集成》时将其收入《医术名流列传》。

中医观成语

中华上下五千年，在中医药的发展史上，自神农尝百草以来诞生了许多有趣的典故，下面为大家介绍一下"橘井泉香"的由来。

"橘井泉香"一词与"杏林春暖""悬壶济世"一样，在中医学界脍炙人口。过去医家常常以"橘井"一词或橘、杏并用来为医书取名，诸如《橘井元珠》《橘杏春秋》等，寓意深刻。

相传，在西汉时期，一位潘姓姑娘在河边洗衣时，手指上缠了河中漂来的五彩带，久解不脱，而后五彩带竟神奇地钻入潘氏腹中。不久潘氏未婚有孕，为避人口舌，无奈躲入山洞，在生下一名男婴后匆匆离去。

几天后，潘氏思子心切，跑回山洞，看到白鹿正在给他哺乳，白鹤展开翅膀给他御寒。潘氏难舍骨肉，决定携子生活。孩子长大后，潘氏送他去念私塾，并恳请先生取名。先生看到窗外大树下一个人正枕着大树睡觉，树枝上挂着用草绳穿着的一条鱼，沉吟后说："禾草穿鱼为苏，单人枕树而眠为耽，就叫苏耽吧。"

小苏耽在苏仙岭山上放牛时，在山脚小桥碰到一个仙翁，给了他一本医书，就这样苏耽无师自通地掌握了医术，其后助人为乐，治病不收报酬，且医术精湛，笃好养生之术，人们称他为"苏仙""苏仙翁"。

有一次，苏耽外出，需三年方回。苏耽对母亲说："明年会发生一场大的瘟疫，用咱家院子里的井水和橘树就能治疗。如有恶寒发热、胸膈痞满者，给他一升井水，一片橘叶，煎汤饮服，立可痊愈。"后来的情况果然如苏耽所言，天下瘟疫大行，求井水橘叶者远至千里，煎汤饮服后即刻痊愈。苏耽救人无数，传为佳话。这就是"橘井泉香"的由来。

至今，我国湖南省郴州市东北郊苏仙岭上的苏仙观、飞升石、鹿洞，以及市内第一中学内的橘井，都是纪念苏仙的遗迹。

（董昌盛）

仁心仁术

古今释义

仁心仁术，指心地仁慈、医术高明。

逐本溯源

《孟子·离娄上》记载：今有仁心仁闻，而民不被其泽，不可法于后世者，不行先王之道也。

《孟子·梁惠王上》记载：无伤也，是乃仁术也。

中医观成语

1945年，抗日战争胜利后，19岁的孔德墉来到北京，不久被确诊为斑疹伤寒，生命垂危，因无钱治病，便找到与其父交好的宗亲孔伯华看诊。孔伯华不仅免费诊病，还出钱为其买药，最终挽回了孔德墉的性命。孔德墉常慨叹："按宗亲辈分，我应称孔伯华为大老爷，是大老爷给了我第2次生命！"

孔德墉先生是第77代衍圣公孔德成的堂弟，原世界孔子后裔联谊总会会长。在儒家传统道德中，知、仁、勇是3个重要的范畴。孔子希望学生具备这三德，成为真正的君子。《礼记·中庸》说：

知、仁、勇三者，天下之达德也。《论语·子罕》记载：知者不惑，仁者不忧，勇者不惧。孔德墉先生认为伯华公具备了儒家所提倡的这3种德行，医德高尚，垂范后世。

中医重视医德，受到了以"仁"为核心的儒家思想、以"兼爱"为核心的墨家思想及"大慈大悲""普救众生"的佛家思想等的影响。我国古代将医学定位为"仁术"，赋予医学仁慈至善的精神内涵，同时也强化了医生职业的神圣与高尚，将医生的良好德行称为"仁心"，鼓励、鞭策医者以仁爱之心尊重生命、善待患者、博爱群生。"仁心""仁人""仁术"是中医传统医德仁学内涵的三大要素，只有"存仁义之心"的"仁爱之人"，才能将医学真正变成济世救人的"仁术"。

《论语·颜渊》记载：樊迟问仁，子曰"爱人"。《墨子·经说下》记载：仁，仁爱也。历史上医出于儒，医儒相通，"医乃仁术"与"仁者爱人"如出一辙，说明医家与儒家有着相似的伦理道德观念和人文精神传统。范仲淹云：不为良相，愿为良医。古代儒生与医生都有"惠民济世"的思想，认为以仁爱之心治理朝政，可平天下，以仁爱之心救助患者，可将爱心传递给天下百姓，使家庭和睦，人伦有序，从而使社会长治久安。这种对人的生存、处境和幸福的关怀及对人类理想社会的追求，在古代医家观念中占据着重要地位，治病、救人、济世三位一体，不可分割。

虽然在有些历史时期，医生的社会地位并不高，但是强烈的社会责任感和自觉的敬业精神，仍然促使大批优秀学子投身医学事业，为百姓提供医疗、保健服务。孔伯华先生就是其中的杰出代表，一代儒医，大义凛然，铸就传奇。

（董昌盛）

第七节

起死回骸

古今释义

起死回骸，意思是把马上就要死的人救活，比喻把没有希望的事情挽救过来，形容医术高明，也形容手段高明。也作"起死回生"。

逐本溯源

起死回生出自《太平广记·太玄女》引《女仙传》之语：行三十六术甚效，起死回生，救人无数。

宋代范成大的《问天医赋》载：窃闻大神，天医之王。范围堪舆，运平阴阳；起死回骸，斡旋天藏。

中医观成语

人们在形容一个医生的医术高明或药物灵验的时候，就会说"起死有方，回生有术"。

在困难面前要坚强不屈，哪怕只有一丝生机也要紧紧抓住，这样才能获得新生的力量，顽强地活下来。生活就如同远航的船，风雨阳光兼程，不可能总是天遂人愿、一帆风顺的，在困难与挫折面前，应该相信自己，拿出执着的人生态度，拿出与风浪搏斗的勇气，永不言败，这样才能起死回生，冲出波涛，到达成功的彼岸。换句话说，转个弯儿，就能见到阳光。绝处逢生，背水一战，置之死地而后生。漫漫人生路，只要我们心中有自信、有爱，很多时候确实可以创造奇迹，走向希望与光明。

在中医史上，用来起死回骸的中药有很多，比较著名的莫过于药中四维，即人参、大黄、石膏和附子。

第一个是人参，当一个人脉息将绝，奄奄一息的时候，用人参来大补元气，有助于把人从鬼门关拉回来。第二个是大黄，当一个人得了大实之证，也就是当一个人的胃肠被积食、瘀血堵得死死的，比如患了西医所说的急性阑尾炎或急性肠梗阻，这个时候就可以用大黄来救命。第三个是石膏，当一个人得了大热之证，比如高热不止，再比如中暑，就可以用石膏来力挽狂澜。第四个是附子，当一个人得了大寒之证，全身发冷，脸色苍白，手脚如冰一样时就要用附子，大寒之病需要用大热之药治疗。

附子可以祛除体内的寒气，把快要灭绝的阳气补回来。大寒之人，一碗附子汤下肚，全身立马温暖起来，犹如春暖花开，冰消雪融，手脚不再冰凉，脸色恢复红润。附子这种"起死回生"的功效在中医学里被称作回阳救逆。人参大补元气的功效，可以称作回元救逆。如果一个人的阳气没了，元气也没了，可以同时用附子和人参。临床上很多科室常用的参附注射液可以回阳救逆，益气固脱，主要用于阳气暴脱的厥脱证（感染性、失血性和失液性休克等），也可用于阳虚（气虚）所致的惊悸、怔忡、喘咳、胃痛、泄泻和痹证等。

（郭 娟）

第八节

誉满杏林

古今释义

誉满杏林，原指杏林春意盎然，现在用来赞扬医者医术高明。

后世常用"杏林春满""誉满杏林"等词称颂医生医术的高明和医德的高尚。"杏林"一词是中医界的常用词汇，医家常以"杏林中人"自居。

逐本溯源

誉满杏林一词，典出汉末三国闽籍道医董奉。

据《三国志·士燮传》注引，交州刺史士燮得恶病昏迷 3 天，董奉将自制的药丸 1 粒塞入士燮口中，灌入少许水，捧其头摇之，士燮便神奇地睁开了眼睛，手脚也能动弹了，"颜色渐复，半日能起坐，四日复能语，遂复常"，可见董奉医术的高明。

董奉行医济世，品德高尚，百姓敬仰。他逝世后，百姓在杏林中设坛祭祀，还在董奉隐居处修建了本坛、真人坛、报仙坛等，以资纪念。

中医观成语

医者，养生护身。大医，怜民护众。

下医医病，中医医人，上医医国。医人医身之病痛者，医生；医心之疑惑者，师长；医国者，去国之弊端，还国泰民安也。过去我们称地方官员为"父母官"，地方官员就是地方之医者，社会之病需要官员医治，需要官员养护。

道之所在，循天守时，修齐治平也。大医医国，就是要经世济民。

如果说医国就是全心全意为人民服务，那么医人就是全心全意为人民健康服务，这是每一位医务工作者的不懈追求。

（郭　娟）

第九节

妙手回春

古今释义

回春，使春天再来。妙手回春，比喻医师的医术高明，能治好重病，亦比喻将颓势扭转过来。也作"着手成春"。

逐本溯源

清代李宝嘉的《官场现形记》第二十回记载：但是药铺门里

门外，足足挂着二三十块匾额，什么"功同良相"，什么"扁鹊复生"，什么"妙手回春"，什么"是乃仁术"，匾上的字句，一时也记不清楚。

"妙手回春"由"妙手"及"回春"二词组合而成。"妙手"出自晋代蔡洪的《围棋赋》，下棋要有好的棋具，由手艺如鲁班的工匠，用上好的木材制作棋盘，然后摆好阵式，才开始棋局，文中以"妙手"形容工匠们的巧艺，比喻技能高超。"回春"见于宋代苏轼《浪淘沙·昨日出东城》一词，词中"回春"指冬尽春来，大地又充满了生机，借此比喻重获生机。

关于"妙手回春"，还有这样一则故事。

明代时，南方一个叫胡蜂村的小村庄里有一个女孩叫回春，她的手极其纤细，皮肤比雪还白，手掌在阳光的照射下显出桃花般的红色，因此大有名气，每个来村庄的人都渴望亲眼看一看回春的手。民间流传着"不赏回春手，不算到胡蜂"的说法。

回春家境拮据，上有年过七旬的父母，而她自己是家中唯一的孩子。家中靠父亲下地耕田维持生计，收入十分微薄，平时连顿饱饭都很难吃到，母亲的身体也越来越虚弱。有人建议回春靠自己的手来赚钱，比如赏手之前先付钱，但回春严词拒绝，认为这会破坏胡蜂村的纯朴风气。

有一天，回春的母亲病倒了，头痛欲裂。父亲挨家挨户地筹钱，很多热心邻居伸出援手，并祝福她尽快好起来。当天晚上大夫给回春的母亲诊疗之后，疼痛逐渐缓解，但沉重的债务始终压着他们喘不上气。回春提出到店铺做工赚钱，父亲犹豫了一下，点了点头。

后来，回春尝试了很多工作，但都无法胜任，叹气道："这已是最低档的店铺了，就算被录取了，也赚不了几个钱，唉……进去试试吧，总好过一分钱也没有。"于是，回春进了一家面铺找工作。面铺主人刘掌柜听说过回春容易打坏东西，但也知道回春家境困难，就把她留在了铺里，干些粗活。

一天，天气很热，面铺里只剩刘掌柜和回春两个人。回春在地上捡泥巴玩，刘掌柜拿着一盘面团从铺里走出来，看到了回春手上的泥球。这一看可不得了，因为这个泥球无比光滑。刘掌柜大喜，说"你是个做面条的好料啊"，随后立刻叫回春洗手后到铺里揉面团。

果然，回春揉出来的面团奇妙无比，又松软又筋道，做出来的汤面香飘几里外。很快，面铺兴旺起来，每天从早到晚都排着长长的队伍，食客都希望尝一尝回春做的面。刘掌柜把这种面命名为"妙手回春"。很快，回春母亲看病的钱还清了，家里也富裕了起来。

中医观成语

"医者仁心，妙手回春"是世人对医者的赞誉，更是对他们的殷切期望。医生应该用实际行动，秉承对生命的尊重，用仁心仁术诠释医者情怀。

除研修精湛的医术外，在诊疗过程中与患者进行心理沟通，倾听患者的诉说，关注患者的心理变化也是很重要的。一张亲和的笑脸、一个鼓励的眼神、一句温暖的叮嘱、一个细心的动作，都是医生与患者沟通的桥梁，都诠释着为人民服务的真谛！

（郭 娟）

第十节
华佗在世

古今释义

华佗，东汉末年著名的医学家；在世，指活着，存活于世间。华佗在世，形容某人医术高明。

逐本溯源

华佗，字元化，是我国古代著名医者，他发明了麻沸散、五禽戏等。相传，华佗医术全面，尤其擅长外科，精于手术，被认为是我国医学界的外科鼻祖。华佗还精通内、妇、儿各科，被后人尊称为"神医"，与董奉、张仲景并称为"建安三神医"。

中医观成语

相传，在一千多年以前，有这样一位大夫：少年时在外游学，行医足迹踏遍安徽、河南、江苏等地。疫病流行时，他不计报酬，拎起游方用的金镯铃四处奔波，为老百姓治病。为了减轻患者的痛苦，他在积攒数十年行医经验的基础上，反复试验，制成"麻沸散"，首创用全身麻醉法进行外科手术，被后世尊为"外科鼻祖"。这个人就是华佗。

华佗是我国医学史上为数不多的杰出外科医生之一，他善用麻醉、针、灸等方法，擅长"开胸""破腹"的外科手术。外科手术并非建立在"尊儒"文化基础上的中医学主流治法，在儒家"身体发肤，受之父母"的主张下，外科手术在当时并没有大规模发展起来。

华佗看病擅长根据表象挖掘本质，去伪存真，提倡精方简药，重视身心同调；他惜药如金，重视中医预防医学，治人于未病；他重视观察自然规律，教人与自然和谐相处，顺应天时地利；对于病入膏肓、没有救治希望的患者，则不予治疗，如实坦告，不施予针药。

从历史文献记载中我们可以看出，后人对华佗的精湛医疗技术和华佗对中医学的贡献评价极高。西晋陈寿在《三国志》中写道：华佗之医诊，杜夔之声乐，朱建平之相术，周宣之相梦，管辂之术筮，诚皆玄妙之殊巧，非常之绝技矣。《后汉书·华佗传》说他兼通数经，晓养性之术，尤精于方药。荀彧曾说：佗方术实工，人命所悬，宜加全宥。

为什么华佗的医术如此精湛？其中的一个重要原因就是他收集和提炼了民间的治疗经验。例如，当时黄疸病流传较广，华佗花了3年时间反复试验，最后决定用春三月的茵陈蒿嫩叶施治，救治了许多患者。3年，对一个医者来说并不算长，但对精研一方的华佗来说，无疑需要强大的精神支持。这种精神支持，源于他对医学的执着和对黎民百姓的负责。

在华佗的医学理念中，治病和养生同样重要，因此他不仅善于治病，还提倡养生之道。华佗反复对弟子吴普强调：人体欲得劳动，但不当使极耳，动摇则俗气得消，血脉流通，病不得生，譬如户枢，终不朽也。

华佗高度认同前人"圣人不治已病，治未病"的预防理论，并对其进行了继承和发展。为了解决年老体弱人群的健身问题，他专门为年老体弱者编创了一套模仿虎、鹿、熊、猿、鸟等禽兽姿态的养生健身操，世人称之为"华佗五禽戏"。这套医疗体操能使全身肌肉和关节都得到舒展，使习练者对鸟的展翅飞翔、虎的扑动前肢、熊的伏倒站起、鹿的伸转头颈、猿的脚尖纵跳等动作进行模仿，坚持练习，能起到调养精神、调和气血、补益脏腑、通经活络等作用。应当注意的是，五禽戏中的"五"可能是虚指，不仅指前面提到的五种。

（郭 娟）

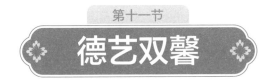

第十一节
德艺双馨

古今释义

德艺双馨，指在"德"的方面具有正确价值观，在"艺"的方面具有高超的技术水平，形容一个人的德行和技艺都具有良好的声誉。近义词有"重望高名"等。德艺双馨在医学上又被称为德医双馨，德医双馨偏重于在医学上的德行和造诣很高。

《国语·周语》曰：其德足以昭其馨香。

德艺双馨，不是沽名钓誉所能获得的，更不是能够通过炒作获得的。

张介宾（1563—1640年），明末会稽（今浙江绍兴）人，字会卿，号景岳，因为他善用熟地黄，又被人们称为"张熟地"。张景岳是杰出的医学家，是中医温补学派的代表人物，其学术思想对后世影响很大。关于张景岳，流传着两则其德艺（医）双馨的故事。

一天中午，张景岳正在自己开办的药铺后室休息，忽然听到门前传来吵闹声，便急忙走到店堂里。只见一个买药的客人正在与伙计争吵："我掏钱买药，你为什么不给？"伙计说："砒霜是剧毒之药，老掌柜一再交代只有他亲笔开方，才能发药。"

张景岳见客人仍然怒气不息，忙把客人请进内室，亲自泡茶递给客人。等客人气消了些，张景岳就慢声细语地问客人："不知客官买砒霜有何用途？"客人迟疑了一下，说："我家老鼠成灾，要买砒霜毒老鼠。"张景岳看出客人没有说实话，就严肃地说："恐怕不是毒老鼠，是毒人的吧！"客人一听便慌了手脚，对张景岳说了实话。原来这客人怀疑自己的妻子与好友私通，怒火中烧，要买砒霜毒死二人，以雪此奇耻大辱。说罢，客人掏出 10 两银子，恳求张景岳相助于他，事成以后另有厚报。

张景岳听罢，深感事关重大，即便自己不卖给他，将他赶走，他也会到别处购得砒霜，终成命案。于是，张景岳板着脸对这客人说："你这人做事实在荒唐，怎能仅凭怀疑就想害人性命？即使真有此事，确有实据，你也应该告官休妻，惩治奸人，怎么可以私自草菅人命？医生的职责是治病救人，绝不会帮人杀人行凶。我劝你快快放弃邪念，我也不再告官。如果你执意要买砒霜，或到别处的药铺去买，用以杀人，我就要去衙门告官。"

客人听了这番话，一下子慌了神，瞠目结舌，低下脑袋连声说"请先生不要告官，我不买了，也绝不到别处去买"，边说边往后退，溜出门去了。

几天后，张景岳的药铺门前响起了一阵鞭炮声，只见几天前来买砒霜的那个客人领着一班鼓手，抬着一块大匾来到药铺门前，大匾上写着"劝善救人"四个大字。原来，这客人回家详细了解之后，发现对妻子和好友的怀疑竟是一场误会。要不是张景岳劝善拒卖毒药，这位客人险些误伤了妻子和好友，自己还得赔上一条命，因此他特意上门致谢。

德艺双馨不是一蹴而就的，而是要经过若干年思想修养和品质的升华，通过不懈的刻苦钻研、进取努力精进业绩，使自身的德行修为和技艺水平达到出类拔萃的高度，让自己的信誉和声望得到人民的认可和赞许。

我们应该对德艺双馨的人拥有敬重之心，他们身上的优点值得我们每个人学习。见贤思齐，我们应该向优秀的人看齐，不断改正缺点和优化自身，让自己可以在事业上有充分的发展，更好地优化自己的德行。对医务工作者而言，为人民健康服务，不断追求德艺（医）双馨的境界，应当是毕生的奋斗目标。

（郭　娟）

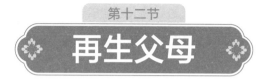

第十二节
再生父母

古今释义

再生父母，指对自己有重大恩情的人，多指救命恩人。

逐本溯源

宋代曾晞颜的《贺新郎·贺耐轩周府尹》载：夹路香花迎拜了，见说家家举酒，道公是再生父母。

《元史·乌古孙泽传》曰：是吾民复生之父母也。

故事1

刘秀的手下有一个军市令叫祭遵，是个执法严明的人。

一次，伺候刘秀的小郎犯了法，祭遵毫不留情地处决了他。刘秀知道后大怒，派人逮捕了祭遵。刘秀身边的主簿赶紧进谏，说刘秀不应该这样做，祭遵严肃军纪没有错，刘秀这才释放了祭遵。

事后，刘秀常对诸将领说："大家都小心点儿，若犯了事儿被祭遵砍了脑袋，可别怪我没有提醒大家。"

当然，刘秀也有缺乏底气的时候。刘秀起兵举事后，打了不少胜仗，也打了不少败仗，其中还有几次被人撵得如丧家之犬。

一次，刘秀指着地图对老朋友邓禹说："天下这么大，我才取得了十分之一，你也常说只要我怀有为黎民苍生谋福的心，就可以统一天下，但如今看来，也不过如此。"邓禹赶紧劝道："既然大丈夫胸怀天下，又何必在乎这一时的强弱呢？"

刘秀是一个不计前嫌的人。一次，刘秀带领义军攻占了邯郸，杀死了王郎。在王郎宫中搜东西的时候，竟然搜出了几千封刘秀手下写给王郎的效忠信，刘秀却看也没看，就当着全体将领的面把这些信件烧了，还毫不在乎地说："让那些睡不着觉的人睡到自然醒吧。"

自此，那些曾经有过二心的人，都把刘秀视为再生父母。

故事2

相传在764年，朔方节度使仆固怀恩叛唐，唐代宗便派郭子仪担任朔方节度使，朔方的将士纷纷脱离仆固怀恩，投入郭子仪帐下，仆固怀恩一看大势不好，带着300人逃到了灵武。一年后，仆固怀恩勾结回纥、吐蕃30万兵卒，欲侵扰泾、汾等地。半路上，仆固怀恩得病死去了。年逾七旬的老将郭子仪受命于危难之际，临时凑集近1万名官兵，前往灵台县西（今甘肃省灵台县西屯镇）抗击吐蕃。

郭子仪深深知道，如果不争取回纥反敌为友，单凭不足 1 万人的唐军是无法战胜 30 万敌军的，自己没有办法不依靠士兵而单枪匹马取得胜利，但是现在军队人员吃紧，没有办法给他再增加兵力了。于是，他派了一个能言善辩的唐使到回纥军营中，对药葛罗说："过去，回纥帮助唐朝平定安史之乱，立下了汗马功劳。今天，我们应该和睦相处，休戚与共，没有必要为了叛臣兵戎相见。我们不妨沟通一下，放下敌意，这对我们双方都有好处，战争只是亲者痛而仇者快的做法。"药葛罗听了很有悔意，邀请郭子仪亲自来回纥营中细谈。

唐营将士都认为回纥首领反复无常，是不可信赖的，劝郭子仪不要去。郭子仪说："敌军数十倍于我军，如果不说服回纥反正，我们在战场上刀兵相见是战胜不了他们的。但若要真正和回纥交好，表示我们的诚意，我必须亲自去趟回纥的军营。"还有人劝郭子仪多带一些士兵，以防不测，郭子仪坚决不听，只带了一个老兵，西行 35 里路到达秦原（今甘肃省灵台县上良原）。

听说郭子仪要来，回纥营中人人刀出鞘，个个弓上弦，如临大敌，但是当他们看到郭子仪单骑免冠，堂正大方地走进营帐中时，回纥将士纷纷跪倒，称道："果真是我的再生父母！"

郭子仪此行的目的不单是说服回纥保持中立，还要说服回纥与唐军联合抗击吐蕃。将要离开时，郭子仪说："大唐本来与吐蕃是亲戚关系，今天他们做出亲者痛仇者快的事情，是不得人心的，应当予以严厉的惩罚。回纥如果能助唐军一臂之力，将会增进我们的友谊！"药葛罗欣然同意，接受合击吐蕃的建议，并制定了行动方案。这就是被后世传为佳话的郭子仪单骑退回纥的故事。

几天之后，郭子仪命令部将白元光与回纥合兵一处，在灵台西原（今甘肃省灵台县上良镇与朝那镇之间）与吐蕃展开了激战。战斗中，唐军与回纥将士配合默契，机动灵活，勇猛拼杀，在灵台赤山岭一带一举击溃了吐蕃 10 万铁骑，先后斩杀 5 万人，俘获 1 万人，夺得大批战马、辎重、财物，解救 4000 多个被劫持的百姓，截获的牛、羊、马不计其数。西原大战是流传于灵台大地上的古代军事与政治手段相结合、将劣势转化为优势、以少胜多的典型战例。

中医观成语

刘渡舟是我国著名的伤寒论专家，郝万山教授是刘渡舟先生的弟子。郝万山教授在《郝万山讲伤寒论》中曾讲过一个刘老用小柴胡汤合小陷胸汤治疗中毒的案例，案例中的患者称刘老为再生父母。

20 世纪 70 年代初，河北省东北部一个城市的工厂发生了火灾，许多有毒的化学物质弥漫在空气中。当时救火的人员和这个工厂的工人共 60 多人，都吸入了这种有毒物质，出现了中毒的表现，包括肺水肿、呼吸道黏膜水肿、食管黏膜水肿、胃黏膜水肿、发热等，严重者出现昏迷、胸闷、胸痛、憋气。北京、天津的几家医院，以及唐山地区的医院派出许多大夫到现场集中抢救，但是这种毒物没有特效解毒药，只好对症治疗，呼吸困难的就给氧，呕吐不能吃饭的就输液。治疗了两三天，所有患者仍旧发热不退，胸闷、胸痛、憋气不见缓解。

后来，大家听说北京中医学院（今北京中医药大学）的专家刘渡舟先生在附近给"西学中"班讲课，就开了一辆非常破的吉普车去接刘老了。大家在路上谈起来，说这次工厂失火大家吸入了一种毒物，有个很长的化学名字。"中毒在你们的中医书上有没有记载，这种毒应该用什么中药来解"，有人问道。郝万山心想：这个名字哪里听说过啊，书里哪里有这种记载啊，这可怎么办？给他们喝点甘草水？给他们喝点绿豆汤？这还不让人家西医专家笑话"原来你们中医大夫，就用这种方法来解毒啊"。此时，刘老坐在旁边一言不发。

这个工厂的患者都没有转到远处医院，也许是来不及转，抢救人员在现场搭了几个大大的棚子，所有患者就地抢救。到现场之后，刘老看了三四个患者，发现表现都是一样的，随后在郝万山耳边说了两句话，"呕而发热者，小柴胡汤主之""正在心下，按之则痛，小陷胸汤主之"。郝万山一下子就明白了，刘老是在提示他用小柴胡汤合小陷胸汤加减治疗，于是马上开方：柴胡2000克（有60个患者，2000克不算多），黄芩1000克，然后就是小柴胡汤与小陷胸汤合方的其他药物。用什么锅来煮药呢？就用民工做饭的大铁锅。煮完药后，清醒的患者用大碗灌服，不清醒的患者用大的注射器往胃管里灌。

服过药后，病情轻的患者当天呕吐就停止了，发热退了，有个病情最重的患者第四天早晨也清醒了。这个病情最重的小伙子给郝万山留下了极其深刻的印象，事故发生时他就在火灾中心，所以他中毒最厉害。就这样干净利索地抢救结束后，西医负责人问郝万山："你们中医看病是有'咒语'啊，还是有'口诀'啊？"郝万山反问："您说的是什么意思？"对方回答："那天开方的时候，那位刘老师在你耳边念念有词，你们也没有进行更多的商量，你就把药方写下来了，他说了什么啊？"

啊哈！刘老说的是《伤寒论》中的条文。

那位负责人说："你能不能给我再念两遍？"

郝万山说："好，'呕而发热者，小柴胡汤主之''正在心下，按之则痛，小陷胸汤主之'。"

负责人让郝万山把这两句写下来，郝万山就给他写了下来。

"这两句为什么能够说明两个方子能治疗吸入这种化学毒物引起的中毒呢？"

"所有患者都有发热、呕吐吧？"

"是。"

"都有胸脘疼痛而且有压痛吧？"

"是。"

"呕而发热；正在心下，按之则痛。而且，我们看了所有患者的舌苔都是黄厚而腻的，舌质是红的，所以属于痰热阻滞胸脘之证。"

"那你们老说我们西医大夫头痛医头、脚痛医脚是对症治疗，你看你们不也是针对这几个症状治疗吗？"

"是啊，我们中医有时候也是对症治疗，所以我们不笑西医大夫头痛医头、脚痛医脚。"

这个事情过去好些年后，那个事故发生时在火灾中心、中毒最重、昏迷时间最长的小伙子仍旧坚持每年春节都到北京看望刘老，说刘老是他的再生父母。

在中医领域有造诣的专家学者都有不少这样的案例。济世救人，是每位医生的不懈追求，在为人民健康服务的过程中，自然而然地就会遇到这些例子。

我国中医药文化历史悠久，源远流长。一代代中医人传承创新，推动中医学的发展。作为我国传统文化的重要组成部分，中医药文化成为我国在世界医学界中最重要的一张名片。中医药让无数人远离了疾病的魔爪，为人们的健康生活保驾护航。

（董昌盛）

第五章

医
术
篇

第一节

手到病除

古今释义

手到病除，指刚动手治疗，病就除去了，形容医术高明，也比喻工作做得很好，解决问题迅速。近义词为"药到病除"。

逐本溯源

元代《碧桃花》第二折曰：嬷嬷，你放心，小人三代行医，医书脉诀，无不通晓，包的你手到病险除。

中医观成语

药王孙思邈医术高超，医德高尚，各种多方求治辗转数医而不效的疑难杂症，一经孙氏诊治多可手到病除。在他数十年的医疗实践中，经治了 600 余名麻风病患者，治愈率达 10%，这在 1300 多年前已经是一个奇迹。就这样，孙思邈不仅声噪山林，而且誉满京师。宋徽宗崇宁二年（1103 年），孙思邈被追封为"妙应真人"，因此后世又称他是"孙真人"。

（董昌盛）

第二节

效如桴鼓

古今释义

桴，鼓槌也。桴鼓，鼓槌打鼓也。效如桴鼓，指一敲就响，立竿见影，形容治疗效果像拿起鼓槌打鼓一样，立马见效。

逐本溯源

张锡纯的《医学衷中参西录》记载：药到病除，效如桴鼓。

刘渡舟先生诊治患者效如桴鼓。

患者男，48 岁。夏日酷热，夜开电扇，当风取冷，患发热、头痛、气喘，体温高达 39.5℃。急送医院治疗，西医听诊肺有啰音，诊断为感冒继发肺炎，予抗炎退热治疗。五日后发热与气喘消退，唯头痛甚剧，患者呼天喊地，不能忍耐，须注射哌替啶方能控制，但止痛时间很短。刘老会诊，认为此属风寒之邪伤于太阳之表，太阳经脉不利，其头则痛，所谓"不通则痛"也。开方后，患者服至第 2 剂，头痛全止。

效如桴鼓，形容疗效之快。覆杯而愈，意思是喝了药放下杯子的工夫，病就好了，也形容疗效很快。笔者学医之初，以为这两个词只是古人夸张的形容手法，随着医疗经验的不断积累，发现中医学好了，完全有可能达到此境界。

（董昌盛）

第三节

胆大心小

古今释义

胆大心小，形容办事果断，考虑周密。

逐本溯源

《旧唐书·孙思邈传》载：胆欲大而心欲小，智欲圆而行欲方。

《三国演义》中有一段故事，讲的是因街亭失守，诸葛亮只得大摆"空城计"。

司马懿率领几十万威武之师来袭，诸葛亮却谈笑风生，抚琴开门，成功迷惑住了疑心较重的司马懿，成就了历史上的一段佳话。明明守了一座空城，面临对手的大兵迫近，诸葛亮还能心平气静，不慌不忙，镇定自若，所弹琴声毫无杂音，反而使司马懿心生疑虑而退兵，不愧是智圣诸葛亮。智圣胆大心小，具有超凡的心理素质，在重兵包围之下还能不慌不乱，照旧弹琴，每个音都动人心弦，也正是这琴音，彻底击溃了司马懿的心理防线。

《聊斋志异》可以说是中国文言短篇小说的巅峰。在书中，妖魔鬼怪、魑魅魍魉往往不可怕，他们有情有义，知恩图报，反倒是人，钩心斗角，机关算尽。

《陆判》篇讲了书生和判官的故事，书生朱尔旦和陆判官因为一些机缘结为好友，二人逐渐成了莫逆之交。

话说朱尔旦有一次和一群好友开宴会，因为朱尔旦笨笨的，有人想捉弄一下他，于是突然提议，让生性豪放的朱尔旦去十王殿把陆判官的神像背来，还说若他有这个胆量，明天大家就凑钱请他喝酒。朱尔旦竟然毫不犹豫地答应了。

朱尔旦把陆判官的神像背来后，朋友们却因惧怕陆判官狰狞可怕的面都散去了。朱尔旦对着陆判官的神像道歉，还说自己家就在不远处，如果陆判官有空，可以随时去喝酒。正是因为朱尔旦的胆大和真诚，才有机会结识了陆判官，后来得到了陆判官的诸多帮助。

朱尔旦子孙非富即贵，其实得益于宝刀上刻的那行字：胆欲大而心欲小，智欲圆而行欲方。这一行字，正是朱尔旦的做人准则，它成就了朱尔旦，也为他的后世子孙树立了标杆。这行字原是一句俗语，出自《旧唐书·孙思邈传》，原意是说治病救人要敢于尝试，同时心思也要细腻。

中医观成语

《脉经》曰：夫医药为用，性命所系。凡就诊者，无不将生死安危寄托于医。古人将良相与良医并提，更显示了良医治病必须统揽全局，因时、因地、因人做出正确的判断，并采取具体的措施，做出正确的处理，这与良相治理国家一样，事关兴衰成败，十分重要，故每临一证，均应以高度负责之精神，"视人之疾，若己有之"。

明代医学家薛立斋说：大抵病有浅深，效有迟速，亦有阴虚阳实，呼吸转移，医者须要胆大心小。胆欲大者，有决断之才，识见之能，当刺则刺，当攻则攻，不宜攻刺者止之。心欲小者，有救义之心，无苟取之念。

临证智圆行方，胆大心小，方能应对疑难病症。"智圆行方"，指学识渊博，并善于吸收新的医学、科学知识，有独特的学术见解，察病详审，认证准确，方药合度；"胆大心小"，指面对疑难急症时，在辨证准确的基础上，有非凡的勇气，当机立断，果敢用药，在药物选择、配伍、剂量方面，可逾越常规、常法、常量，而挽危难于指顾之间，又不孟浪行事，伤及无辜。

（董昌盛）

第四节

狗皮膏药

古今释义

旧时走江湖的人常假造狗皮膏药来骗取钱财，因而用狗皮膏药来比喻骗人的人。

逐本溯源

刘复在《半农杂文》自序中说：再往下说，那就是信口开河，不如到庙会上卖狗皮膏药去！

八仙过海各显神通，铁拐李位列八仙之一，在民间具有深远的影响力。他身背大葫芦，里面有治病救人的灵丹妙药，被誉为"药仙"，是狗皮膏药的发明者和祖师爷。狗皮膏药其实与中医的乐善好施和救死扶伤有关系。

传说彰德府（今河南省安阳市）有一个做膏药的王掌柜，乐善好施，不管患者贫富，只要生了疮，他就给人治，因此名声不错。

一天，王掌柜带了一些膏药去赶庙会，半路碰上了一个瘸腿乞丐，浑身破烂，直冒臭气。乞丐见了王掌柜，伸开瘸腿，只见他腿上长了个小疗疮，请王掌柜给治治。王掌柜一看，取出一贴膏药贴在小疮上，说道："明天准好。"

第二天，王掌柜又碰上了瘸腿乞丐，忙问："好了吗？"乞丐说："不好，痛得更厉害了。"王掌柜揭开膏药一看，果然疮更大了，就说："我给你换一帖药力大的，再不好，你到我家找我。"于是给乞丐又换了一帖膏药。

到了第三天，王掌柜一大早要出门，一只脚刚迈出大门，就见那个瘸腿乞丐在门边等着呢。没等王掌柜开口，瘸子就大骂起来："你真坑人！彰德府的膏药——净是假货！"王掌柜揭开一看，不得了，腿上的疮变得像碗口一样大了。王掌柜挺过意不去的，"我再给你配帖好膏药"，说着扶起乞丐走进院里。刚一进院，一条大黄狗扑了过来，咬住了乞丐的腿，王掌柜一看，急忙抄起乞丐手中的木棍，一棍将狗打死了。乞丐笑了："今天有狗肉吃了。"

王掌柜跑到后院，找出几味名贵药材，给乞丐配好了一贴膏药。回来一看，乞丐正吃着烤狗肉，旁边摊着几块狗皮。乞丐接过配好的药，往腿上一按，又拿起一块狗皮，盖在了上面。过了一会儿，乞丐把狗皮膏一揭，碗口大的脓疮不见了，真是神奇。王掌柜接过乞丐递过来的狗皮膏，感慨万分，这时瘸腿乞丐忽然不见了，他这才明白是拐仙——铁拐李前来传授仙方了。

中医观成语

狗皮膏药是中医外用药中的一种，是依据中医内病外治等原理，将药物直接敷在患病部位的一种治疗方式。

其实关于"狗皮膏药"的来历，民间有很多传说。一种说法是"狗皮膏药"是八仙之一的"铁拐李"下凡在人间历劫，看到百姓的苦难才赐予人间的；另一种说法是清代乾隆时期，民间名医陈修园在给当时权倾朝野的和珅治疗腿疾时发明了狗皮膏药，使得和珅的腿疾得到了根治，这位名医也得到了和珅的重用。

这种运用中医外用药治疗疾病的方法早在帛书《五十二病方》里就有记载，包括吴师机等在内的历代名医对"狗皮膏药"在医学上的作用都有很高的评价。

《理瀹骈文》又名《外治医说》，是清代医家吴师机于 19 世纪 60 年代撰写的一部中医外治法专著。作者取"医者理也，药者瀹也"之意，撰文采用"骈体文"，故写成后题名《理瀹骈文》。吴氏汲取前人及民间的外治经验，加上自己 20 年的临证经验，先后十易其稿而成书。该书为中医外治法的发展做出了重大贡献。

吴师机（1806—1886 年），原名安业，字尚先，钱塘（今浙江省杭州市）人，清咸丰三年（1853 年）迁至江苏省泰州市居住，自制膏药悬壶济世。吴氏医术高超，医德高尚，其外治法具有简、廉、验的特点，又可避免内服药的不良反应，所以求诊者甚多，吴氏因此被称为外治法的创始人。其弟官业这样描述当时的诊治盛况：凡远近来者，日或一二百人，或三四百人，皆各以时聚，有异有负，有扶掖，有提携，或倚或蹲，或立或跪，或瞻或望，或呼或叫，或呻或吟，或泣或啼，拥塞于庭，待膏之救，迫甚水火。

吴师机受前人外治经验的启发，通过反复临床实践验证，积累了丰富的个人经验，充分地肯定了外治法的可靠疗效。《理瀹骈文》

中记述其临证 20 年间，"月阅症四五千人，岁约五六万人，出膏大小约十万余张"。因此，后世医家普遍认为《理瀹骈文》是对中医外治法广泛应用后的系统总结。

《理瀹骈文》卷首总论外治之法，正文分别论述了伤寒、中风、痹证等多种病证的外治方，并详加注文阐述。书中详细记述了膏药外治，以及温热疗法、水疗法、蜡疗法、泥疗法、发泡疗法等数十种外治法的具体运用。外治法不仅用于痈疽疔肿、风湿痹痛、跌打损伤等外科诸证的治疗，还广泛地用于内、妇、儿、五官等各科疾病的治疗，因此《理瀹骈文》被后世尊称为"外治之宗"。书末附有常用外治膏药的配方、制法，以及《治心病方》一文。

吴氏提出外治之膏药是依据内治的理论而运用于临床的，强调外治的膏方即取法于内治的汤丸之方，药物组成以方剂配伍理论为指导，以辨证论治为宗旨，包括君、臣、佐、使。凡汤丸之有效者，皆可熬膏。因此，香苏饮、神术散、黄连解毒汤、木香导滞丸、竹沥化痰丸，以及理中丸、平胃散、六君子汤、六味地黄丸、养心汤、归脾汤、补中益气汤等内服汤丸，均可作为膏方使用。可以说《理瀹骈文》是我国第一部专门研究膏药的专著。

清同治四年（1865 年）刻本是该书现存最早的版本，藏于中国中医科学院图书馆，另有清光绪元年（1875 年）杨城南皮市武林云蓝阁刻本、清光绪七年（1881 年）广州爱育堂刻本、清光绪十二年（1886 年）扬州存济堂补刻本等多种清刻本。

随着西医学的发展，科学技术又赋予了"狗皮膏药"新的内涵，它被西医学概括为透皮给药或透皮缓释给药之法，透皮缓释技术已经成为医学界研究的热门课题，这种给药方式已经逐渐成为主流治法。

（董昌盛）

第五节

救死扶伤

古今释义

救死扶伤，指救治生命垂危者，照顾受伤者，现在常用来形容医务人员全心全意为患者服务的崇高精神。

逐本溯源

西汉司马迁的《报任少卿书》记载：仰亿万之师，与单于连战十有余日，所杀过当。虏救死扶伤不给……

姚雪垠的《李自成》第二卷第十四章记载：做外科医生的能够以肉补肉，以血补血，则救死扶伤，造福人群，岂不大哉！

在来到中国之前，白求恩已是一名享誉世界的外科大夫，先后成为英国皇家外科医学会会员、美国胸外科学会理事，还担任加拿大联邦和地方政府卫生顾问。

1938年初，白求恩率援华医疗队到达延安，闻悉冀中平原抗战烽火正烈，坚决要求上前线。白求恩率领18人的东征医疗队，经肃宁县来到饶阳县大尹村，迫不及待地投入工作。没几天，日本侵略军到了滹沱河南岸，距离大尹村只有8里。白求恩一见伤员从前线被抬下来，马上就投入抢救伤员的手术中。

八路军与日军激战，完成阻击任务后撤离。日军随后过河，烧杀抢掠，吕汉村老百姓纷纷北逃，其中一个叫李花的妇女逃至张村时，腹部被子弹击中，血流一地。此时，李花已有5个月身孕，她拼命跑到大尹村四妹李玉家，摔倒在门前。

李玉的丈夫张羊小跑着来到医院，此时白求恩正在给伤员换药，一听翻译说伤者怀着胎儿在流血，急忙背上药箱，叫上一名护士就跟着张羊赶到他家。白求恩安慰李花，并为她进行消毒、止血和检查。幸运的是，子弹没伤到胎儿，但必须取出子弹。李花一听要"开膛破肚"就哭了，不愿手术。

白求恩想到一个保守的办法，便让李花试一试。他连比带画地让李花采用躺卧姿势，让伤口处悬空向下，并做向外挤压子弹的动作。李花忍痛，经过一番努力，子弹终于从伤口处掉了出来。白求恩把伤口清洗干净，上药后包扎好，留下备用药，嘱咐张羊夫妇三天换一次药。部队医院马上就要转移开拔，白求恩要去抢救更多伤员了。

在张羊夫妇的悉心照料下，李花的伤口慢慢痊愈了。没过多久，一个男婴降生了，李花为他取名为宋福增。顾名思义，这个孩子有福气：有了白求恩大夫的救助，才有了他的新生。

1939年10月，白求恩在抢救伤员时左手中指不慎被割破，但他依旧奋战在一线，不断挽救着中国军民的生命。最终，白求恩的病情恶化，发展为败血症，他的生命定格在了1939年11月12日凌晨。

中医观成语

《医学伦理学》指出：我国医学道德的基本原则是"救死扶伤、防治疾病，实行社会主义的医学人道主义，全心全意为人民的健康服务"。其中，"救死扶伤、防治疾病"是社会主义医药卫生事业的根本任务和对医务人员的要求；"实行社会主义的医学人道主义"是社会主义公德对医学职业的要求；"全心全意为人民的健康服务"是共产主义道德对医学职业的要求，体现了医学道德对医务人员最高层次的要求和我国医学道德的先进性。医学道德基本原则三个方面的内容是互相联系、不可分割的整体，体现了医学道德不同层次的要求。

（董昌盛）

第六节
神圣工巧

古今释义

神圣工巧是望、闻、问、切4种方法的别称。

逐本溯源

《难经》曰：望而知之谓之神，闻而知之谓之圣，问而知之谓之工，切脉而知之谓之巧。

中医观成语

成语"神圣工巧"本指中医诊病四法，即望、闻、问、切。作为成语，它也有医道高深、医术巧妙的意思。

《素问·至真要大论》曰：夫百病之生也，皆生于风寒暑湿燥火，以之化之变也。经言盛者泻之，虚者补之。余锡以方上，而方士用之尚未能十全。余欲令要道必行，桴鼓相应，犹拔刺雪污；工巧神圣，可得闻乎……审察病机，无失气宜，此之谓也。

李清在青州城里开医馆，时逢城中流行小儿瘟，李清也不诊脉，只开一帖药给人，却治好了不少患儿。有人疑惑不解，讨问究竟。李清说："你等疑我不曾看脉，就要下药，殊不知医道中，本以望、闻、问、切为神圣工巧，可见看脉是医家第四等，不是上等，况小儿科与大方脉不同，小儿气血未全，有何脉息可以看得？总之，医者，意也。"这句话的意思是你们疑惑我为什么不曾诊脉，就开出处方，却不知道医学之中，本就是以望、闻、问、切为主要行医功法，可见把脉是医家诊病的最后一个步骤，况且小孩子与大人的脉象完全不同，小孩子的气血还没有发育完全，怎能单单通过脉象诊病呢。

当然，尽管李清说"医者，意也"，诊治疾病是有窍门的（比如首看本年是甚司天，以辨温凉；二看病患是哪里人，或近山近水，分个燥湿；三看病患来自何等人家，富贵或贫贱，分个消补，细细问了症候，该用何等药，出些巧思，按君臣佐使，加减成方，自然病随药去），但望、闻、问、切的中医传统诊病方法还是不能丢的，它们是中医辨证施治的重要依据。

望神色形态，闻声息气味，问寒热因果，切脉触肌肤，以此四诊结合天地四时判断疾病的阴阳、寒热、虚实、表里，方可准确诊断疾病，这就是中医学的"四诊八纲"。

"望而知之谓之神"的意思是通过望诊能够了解的是患者的面色和神态，以及对应的五脏关系；"闻而知之谓之圣"的意思是通过听诊能够了解疾病导致的声音变化和相应的病位所在；"问而知之谓之工"的意思是通过问诊可以了解到患者所患的疾病特征，问诊要有工匠般的细致和耐心；"切而知之谓之巧"的意思是脉诊是一个精细、精巧的诊断方法，非精巧细巧之人不能掌握。

"切而知之谓之巧"中的"巧"是精巧、精密的意思，并非取巧。中医的脉诊是最见功夫的，是可以辨生死、明病性的。在前三诊都不足以明病性的情况下，脉诊就是定海神针。因此，中医才提出四诊合参的辨证手段，通过分析望、闻、问、切四种手段采集的信息综合判断疾病的性质，在四种诊断手段得到的信息存在冲突的时候，往往以脉诊为重。

（董昌盛）

第七节
识微知著

古今释义

识微知著，指看到事物的苗头就能察知它的发展趋向或问题的实质。

《新唐书·杜佑传》记载：传曰"远人不服，则修文德以来之"，管仲有言"国家无使勇猛者为边境"，此诚圣哲识微知著之略也。

故事1

商代最后一位君主是帝辛，后人称他为殷纣王。相传，年少时，他"资辨捷疾，闻见甚敏""能力过人，手格猛兽"，是一个能文能武，很有本领的人。帝辛即位后励精图治，锐意改革，不杀奴隶，发展生产，更新观念，不事鬼神，征服东夷后，疆土扩大，农业发展，财粮增多，但到了统治后期，却开始腐败。

有一次，纣王让人给自己做了一双象牙筷子，他的大臣太师箕子就感到非常可怕和担心。箕子见微知著，联想了很多，他认为，用象牙筷子吃饭就一定不肯用陶土粗制碗具，必将用犀牛角或玉作成杯盘。餐具改变了，食品也会随之改变，盛的不可能是豆菽青菜，肯定会进一步升级到山珍海味，珍禽异兽也将成为盘中之物。食物改变了，将不满足穿着，麻布为衣将不再流行，朝中之人进而会穿绫着缎。穿着改了，下一步就将建造豪华的车子，建造高阔的殿宇楼台，追求享乐。如此下去将一发不可收拾，腐败之风会很快盛行起来。

果然，到了执政后期，纣王开始嗜好喝酒，放荡作乐。他特别宠爱妲己，一切都听从妲己的。他让乐师涓为他制作了新的俗乐。他加重赋税，把鹿台钱库的钱堆得满满的，把钜桥粮仓的粮食装得满满的。他多方搜集狗马和新奇的玩物，填满了宫室，又扩建沙丘的园林楼台，捕捉大量的野兽飞鸟放置在里面。他招来大批戏曲演出人员聚集在沙丘，用酒当作池水，把肉悬挂起来当作树林，让男女不穿衣服，在其间追逐戏闹，饮酒寻欢，通宵达旦。后来，以周武王为首的诸侯组成联军，开始反抗纣王的统治，联军与商军在牧野展开激战，联军打败了商军，最后纣王身死，商代灭亡。

故事 2

相传，在战国时代，赵国的名将赵奢死后，国中一时间没有大将。赵王从"虎父无犬子"的观念出发，决定起用赵奢的儿子赵括为大将，但赵王的这个决定受到了赵括母亲的强烈反对。赵王对此感到很奇怪，试问天下父母谁不希望自己的儿子能出人头地，哪有母亲反对儿子被提拔的道理？

赵括母亲的说法是自己的丈夫赵奢做大将时，大王的赏赐都被带到军营和将士们分享，入营之日就和士卒们同甘共苦，不再过问家里的大小事务，这是一个将军的基本素养。而赵括做了将军之后，大王的赏赐全部被他一个人收了，每天在家里饮酒作乐，忙着添置家产，这样的行为和他父亲比起来简直是天壤之别，所以赵括完全不能胜任将军之职。

后来的发展也正如赵夫人的预测，赵括只不过是"纸老虎"，带兵出征后一败涂地。赵括母亲从儿子的生活细节就看出他难当大任，不得不说"知子莫若母"啊。

故事3

樊哙本来是卖狗肉的，古人说他是"狗屠"，地位非常卑贱，但是后来娶了刘邦的姨妹，辅佐刘邦反秦。

刘邦刚入关的时候，看到阿房宫里有无数金银财宝，更有美女如云，一时间就心猿意马了，只记得纵情享受，把军国大事抛到脑后。这时候，樊哙就在旁边劝他，说这是秦代暴君居住之所，你如今在这里流连忘返，难不成想做第二个暴君？如果想得天下，那就要尽快离开这里。樊哙的一番话也确实让刘邦醍醐灌顶，刘邦当即就封存了阿房宫，后来在楚汉之争中胜出，开创了汉代霸业。如果没有樊哙的及时提醒，刘邦能否胜得如此顺利就难说了。要知道战机稍纵即逝，温柔乡是英雄冢，一旦刘邦贪图享受，到时候就是"汉代李自成"了。樊哙虽然是一个"粗人"，且出身卑贱，却能从刘邦的生活细节里看到危机，不得不说他粗中有细，更有卓越的远见。

中医观成语

《素问·至真要大论》曰：谨候气宜，无失病机。

病机，指用中医理论分析疾病现象，从而得出对疾病内在、本质、规律的认识，是防治疾病的依据，所以受到历代医家的极大重视。医家在临证时，一定要善于抓病机，从疾病的苗头察知它的发展趋向或问题的实质。人体的局部常包含着整体的生理、病理信息，通过微小的变化可以测知整体的情况，即谓之"识微知著"。

（董昌盛）

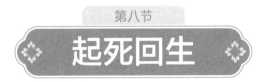

第八节
起死回生

古今释义

起死回生，指把快要死去的人救活，形容医术高明，也比喻把已经没有希望的事挽救过来。

逐本溯源

《太平广记·太玄女》引《女仙传》语：行三十六术甚效，起死回生，救人无数。

中医观成语

《金匮要略·脏腑经络先后病脉证治第一》载：

问曰：病有急当救里救表者，何谓也？

师曰：病，医下之，续得下利清谷不止，身体疼痛者，急当救里；后身体疼痛，清便自调者，急当救表也。

《素问·标本病传论》曰：小大不利治其标，小大利治其本。张景岳注：二便不通，乃危急之候，虽为标病，必先治之，此所谓急则治其标也。

病证急重时的标本取舍原则是标病急重，则当先治。标急的情况多出现在疾病的紧急、严重阶段，或突然起病且病情非常严重之时。本成语中"死"之义即为标急的危重症状，如果治疗得当，急则治其标，则可以"回生"。如果患者出现了剧痛，或病势暴作而致昏厥休克，则应先缓急止痛，痛止再对因治疗，如果不先治其标，可能会预后不良，比如对于大出血患者，由于大出血会危及生命，故不论由何种原因引起，均应先紧急止血以治其标，待血止再治其本，常可"白骨再肉"。

（韩睿钦）

第九节
防微杜渐

古今释义

防，提防、防止；微，微小，指事物的苗头；杜，杜绝、堵塞；渐，事物的起始、发展。防微杜渐，指在错误、坏事、不良风气等刚刚露出苗头时，就加以预防与制止，不使其发展。

逐本溯源

晋代韦謏的《启谏冉闵》记载：清诛屏降胡，以单于之号以防微杜渐。

南朝宋时期史学家范晔的《后汉书·桓荣丁鸿列传》记载：若敕政责躬，杜渐防萌，则凶妖销灭，害除福凑矣。

相传，东汉和帝即位时仅14岁，由于年幼，窦太后幕后执政，其哥哥窦宪官居大将军，军政大权落入窦宪等人手中，他们为所欲为，密谋篡权。看到这种现象，许多大臣心里着急，为汉室江山捏了把汗，大臣司徒丁鸿就是其中之一。丁鸿很有学问，对经书极有研究，对窦太后专权十分气愤，不能容忍国家落入奸臣手中，故决心为国除祸。

几年后的一日出现了日食，丁鸿就借这个在当时被认为不祥的现象，上书和帝，建议趁窦氏权势尚不大时早加制止，以除后患，这样才能使国家长治久安。他在奏章里说：杜渐防萌，则凶妖可灭。和帝本来早已有这种打算，于是采纳了他的意见，任命他为太尉兼卫尉，进驻南北二宫，同时罢掉了窦宪的官。窦宪等人自知罪责难逃，便都自杀了，从而避免了一场可能发生的宫廷政变。

中医观成语

在医学上，防微杜渐体现了以预防为主的原则。预防，就是采取一定措施，阻止疾病的发生与发展。中医学历来重视预防，早在《黄帝内经》中就提出了"治未病"的预防思想。《素问·四气调神大论》说：是故圣人不治已病治未病，不治已乱治未乱……夫病已成而后药之，乱已成而后治之，譬犹渴而穿井，斗而铸锥，不亦晚乎。《素问·阴阳应象大论》记载：故善治者治皮毛，其次治肌肤，其次治筋脉，其次治六腑，其次治五脏。治五脏者，半死半生也。这句话的意思是善于治病的人，能够在邪气才开始侵入皮毛时就给予治疗；技术稍差者，到邪气进一步侵入到肌肤时才开始治疗；技术再差一些者，要到邪气侵入经脉时才开始给予治疗；更差者要等到邪气侵入六腑时才知道开始治疗。如果病邪已侵入五脏，那么治愈的可能性与死亡的可能性就同样大了。疾病的发展过程是由浅入深的，高明的医生趁疾病轻浅的时候治疗，若疾病发展得深重了，治疗就会变得棘手。

宋代的陆佃在《鹖冠子解》一书中记录了"扁鹊三兄弟治病"的典故。

魏文王问扁鹊：你们家兄弟三人都精于医术，到底哪一位最厉害呢？

扁鹊答：长兄最好，中兄次之，我最差。

文王又问：那为什么你最出名呢？

扁鹊答：长兄在疾病发作之前治疗，治疗前后患者无甚感觉，一般人不知他事先已除病因，所以名气全无；中兄在疾病初起之时治疗，一般人以为他只能治小病，所以他的名气只及本乡；而我在疾病严重时治疗，人们总看到我在经脉上扎针放血，在皮肤上开刀敷药，以为我的医术最高，因此我闻名全国。

文王说：你说得好极了。

中医把一个医生是否能对疾病作出早期诊断和治疗，当作判断这个医生医技是否高明的标准。孙思邈在《备急千金要方》里明确提出中医学三级预防思想，指出"上医医未病之病，中医医欲病之病，下医医已病之病"。上医，即高明的医生。这句话启示我们：隐患要及时清除，以免酿成更大的祸端；疾病应及早治疗，以免给机体带来更大的危害。

（韩睿钦）

第十节

千胜将军

古今释义

千胜将军，指善于用兵，屡战屡胜的将领。

逐本溯源

宋代陈善的《杭州志》记载：张巡守睢阳时，善出奇败贼，亦名千胜将军。

中国古代十大常胜将军闻名于世，这十位便是高长恭、霍去病、李靖、白起、吴起、韩信、岳飞、常遇春、祖逖和王翦。

高长恭，即著名的兰陵王，本名高肃，字长恭，是南北朝时期北齐的著名将领。在文艺作品里广为流传的便是他俊朗的样貌，但是兰陵王最自豪的应该还是他的赫赫战功吧。兰陵王一生参加了大大小小无数次战役，其中广为传颂的就是著名的发生于564年的"邙山大战"。北周进攻北齐，兰陵王临危受命，带领五百精骑，大破周军。后来，兰陵王又参与了北齐后期与北周的历次大战，每次都能凯旋，战无不胜，是当时北齐军力的中流砥柱。

霍去病，西汉名将，是著名将领卫青的外甥。霍去病17岁便随卫青击匈奴于漠南，以800人歼灭敌方2028人，俘获匈奴的相国和当户，并杀死匈奴单于的祖父和季父，勇冠全军。他两次参加河西之战，大破匈奴，俘获匈奴祭天金人，直取祁连山。漠北之战后，他封狼居胥，大捷而归，与大将军卫青同掌军政。霍去病年少有为，成了将士们心中的勇士，在诸多的征伐中从未有过败绩，汉武帝也对他十分器重，可惜后来英年早逝。

李靖，盛唐的开国元勋，杰出的军事家，是凌烟阁二十四功臣之一。李靖随秦王李世民东进，先是平定了在洛阳称帝的王世充，随后征伐隋朝，平定萧铣，剿灭各割据政权，大唐建立后又率军击灭东突厥，远征吐谷浑，为大唐开拓了广阔的疆域。李靖戎马一生，征战无数，攻无不克，战无不胜，为大唐的建立及发展立下了汗马功劳。

白起，战国时代著名将领，人称"人屠"。据梁启超考证，整个战国时代共战死约200万人，光是由白起导致的就占了1/2。白起一生战功显赫，参加、指挥了大大小小70余战，没有败绩，其中以"伊阙之战""长平之战"最为著名，他与廉颇、李牧、王翦并称为战国四大名将，名列武庙十哲。

吴起是战国时代著名军事家、政治家，兵家代表人物。吴起先后任仕鲁、魏、楚，百余战未尝一败。纵观我国历史，能与他比肩的人也屈指可数。吴起在鲁则弱鲁能胜强齐；在魏参加大小战役七十二场，全胜六十四，其余皆平，更有以魏军五万击溃秦军五十万的记录，助魏拓地千里，使秦不敢东进；在楚则使楚国南平百越，北兼陈蔡，东退三晋，西败强秦。可能很多人都对吴起的名字并不熟悉，但他确确实实是我国历史上著名的将领之一。

　　韩信，西汉时期的风云人物，是刘邦建国的最大功臣之一。韩信率军自汉中随刘邦出击，设计袭击魏都安邑，虏魏豹，平定魏国，后引兵东击赵王歇，北击代王陈馀，活捉代相夏说、破代。在井陉之战中，韩信背水一战，以少胜多灭赵，随后引兵东进击齐，斩杀楚将龙且，于垓下一站击溃项羽，结束了一代霸王传奇。韩信一生战功显赫，没有败绩，以井陉之战、潍水之战、垓下之战最为出名，后人称其为"兵仙"。

　　岳飞，南宋著名抗金将领，位列南宋"中兴四将"之首。岳飞从 20 岁起，曾先后 4 次从军，参与、指挥大小战斗数百次，在数次北伐中无不重挫金兵。在第 4 次北伐郾城之战中，岳飞率军大败金军，颍昌之战更是斩金军五千余人，俘士卒两千余人，势要直取黄龙府（金代重要城市）。岳飞一生都在与金抗争，"精忠报国"一词便是最好的诠释，他率领的"岳家军"骁勇善战，所向披靡，被后人传诵至今。

　　常遇春是明代开国功臣之一，随朱元璋参加农民起义军，每战都一马当先，屡立战功。在鄱阳湖之战中，他奋勇当先，救出被陈友谅军队围困的朱元璋，旋即率军封锁湖口，会同诸将全歼号称有 60 万人的陈军。讨伐张士诚时，常遇春先取淮东，后占浙西，俘获张士诚及其将士 25 万，随后进军北上，攻克大都灭元。常遇春胆识过人，战无不胜，曾说能率十万大军横行天下，所以有"常十万"的美名。

　　祖逖，东晋著名军事家，北伐重要将领，人们熟知的成语"闻鸡起舞"就是他和刘琨的故事。祖逖早年间率众南下，坚持北伐，攻占谯城，收复豫州，打通了北伐的通道。他于汴水设伏，击退桃豹，紧接着出兵邀截赵军，使石勒在河南的力量迅速萎缩。祖逖礼贤下士，善于体恤民情，在战场上则一马当先，在与石勒的战争中屡屡挫败后赵。

王翦（公元前269年—公元前208年），字维张，频阳东乡（今陕西富平县）人，战国时代秦国名将、杰出的军事家。王翦一生征战无数，他智而不暴、勇而多谋，在当时杀戮无度的环境中显得极为可贵，他是秦国横扫六合、最终统一的最大功臣。凭借杰出的军事指挥才能，王翦与白起、李牧、廉颇并称"战国四大名将"，后世尊其为琅琊王氏和太原王氏的共同始祖。

中医观成语

大黄，别名将军、黄良、火参、生军，是我国四大中药之一，《神农本草经》中早有记载，其性寒味苦，归脾、胃、肝、大肠、心包经，药性峻烈，素有"药中将军"之称，具有清热泻火、逐瘀通经、泻下攻积和凉血解毒的功效。

相传，从前有个姓黄的郎中，擅长挖黄连、黄芪、黄精、黄芩和黄根（即大黄）五种药材，被人称为"五黄先生"。有一日他遇见一位男子寻死，连忙将其救下。男子叫马俊，因家中失火，妻子被烧死，财产也被烧光，所以没有可指望的了。黄郎中对马俊说："你以后就跟着我采药吧！"于是，他们以采药、卖药、治病为生。渐渐地，不识药性的马俊也开始学着为人治病。

　　有一年夏天，一位孕妇因腹泻不止来就医，黄郎中恰好不在，马俊接诊，却把黄连错写成了泻火通便的黄根，结果孕妇腹泻不止，差点没命，胎儿也死了。这件事被告到县衙，县老爷要定马俊的罪，黄郎中赶忙跪下，恳求县老爷治他的罪，说马俊是跟他学的医，这使得马俊更加难过。县老爷十分敬佩他们的情谊，就说："那黄根比其他几黄厉害，应该改个名，免得日后再混淆惹祸。这孕妇身体弱，孕期也短，就赔些银两吧。"从此以后，黄根就改名为"大黄"了。

　　大黄出自《本草经集注》：大黄，今采益州北部汶山及西山者，虽非河西、陇西，好者犹作紫地锦色，味甚苦涩，色至浓黑，西川阴干者胜，北部日干，亦有火干者，皮小焦，不如而（《本草纲目》引作"西"）耐蛀堪久。此药至劲利，粗者便不中服，最为俗方所重。将军之号，当取其骏快也。

　　大黄的主要化学成分包括结合和游离型蒽醌类（蒽酮类）、二苯乙烯类、苯丁酮类、色原酮类、黄酮类及鞣质类化合物，具有泻下攻积、清热泻火、凉血解毒、逐瘀通经、利湿退黄的功效，常用于治疗实热积滞型便秘、血热吐衄、目赤肿痛、瘀血经闭、产后瘀阻等病症。文献研究表明，大黄中的结合型蒽醌类（蒽酮类）成分有一定的泻下作用，游离蒽醌类成分有一定的清热作用和利湿退黄作用，鞣质类成分有一定的凉血作用，黄酮类成分有一定的活血作用。现代药理研究表明，大黄还具有抗肿瘤、抗菌、抗病毒、保护心血管等作用，对脑及心脏有保护作用，还有调节雌激素水平、改善记忆功能、减弱免疫排斥反应等作用。

　　道地药材大黄产自四川，川大黄又名川军，亦有禁忌证：表证（感冒），以及气血虚弱、脾胃虚寒、虚热、无积滞、无瘀结者，均应谨慎服用大黄。哺乳期妇女服用大黄后，有效成分可从乳汁排出，乳儿吮食乳汁，可引起泄泻，所以哺乳期妇女不宜服用。本品活血化瘀之力较强，因此妇女胎前产后及月经期必须谨慎服用。大黄性寒、味苦，易损伤胃气，脾胃虚弱之人慎用。生大黄内服可引发恶心、呕吐、腹痛等胃肠反应，一般停药后可自行缓解，需要注意与其他药物配伍使用。

（韩睿钦）

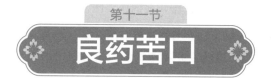

第十一节

良药苦口

古今释义

　　良药苦口，指好药往往味苦难吃，比喻衷心的劝告、尖锐的批评听起来觉得不舒服，但对改正错误很有好处。

逐本溯源

　　《韩非子·外储说左上》载：夫良药苦于口，而智者劝而饮之，知其入而已己疾也。

　　《三国志·吴主五子》载：夫良药苦口，唯疾者能甘之；忠言逆耳，唯达者能受之。

《孔子家语·六本》曰：良药苦于口而利于病，忠言逆于耳而利于行。

相传，齐景公最爱的一个美人死了，他伤心极了，整整三天不吃不喝，守在灵床旁边不走，大臣们都劝不动他。这时候晏子来了，他一见到齐景公就说："外面有一位医生，懂得起死回生之术。听说美人死了，愿意来治疗。"齐景公喜出望外，觉得晏子的话一定是真的。

晏子又说："您去洗洗澡，吃点东西，让人把美人抬到别的房间，等医生来治疗。"齐景公听后就很放心地去洗澡吃饭了。晏子瞧着齐景公走开了，急忙叫来一帮人，七手八脚就把美人装进棺材扛出去了。等一切都收拾好了，晏子就去见齐景公，说："医生没治好，我已经让人把美人装殓了。特地来告诉您。"

景公很生气，冲晏子大喊："我这个国君是牌位吗？我忍无可忍啦！"晏子说："您不必发这么大火。难道您不知道人死不能复生吗？我听说，要是国君行的是正道，臣子跟着干，那是对国君的忠心；要是国君做了错事，臣子也顺从接受，那就是对国君不忠了。您是否还记得，我们的先君桓公，因为重用了仇人管仲，结果成了诸侯的霸主，后来信任善于阿谀的竖刁，把国家搞得一塌糊涂，自己也不得善终。现在，您对贤能的大臣漠不关心、随意指责，一个美人死了倒这样伤心，连国家大事也丢开不管。您睁开眼睛看一看吧，那些有德有才的人，谁还愿意到齐国来？朝廷里的大臣，哪一个不想离开？如果您再不改正，太公创立的基业就很危险了！"

齐景公听了这番话，感到很惭愧，问晏子："我知道错了。我

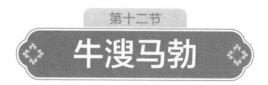

该怎么办呢？"晏子说："我们国家的文武大臣，各国诸侯派来的使者，都在外面等着吊丧，您的悲伤要有节制。丧事办好后，请您立刻去处理国事，这样做就行了。以后您要记住，别怪别人的话不好听，良药苦口，对'病'可是有好处的啊！"从此，齐景公便牢记这一点，明白了群臣觐见的良苦用心，再有觐见者，齐景公仍礼貌待之。

中医观成语

良药苦口利于病，忠言逆耳利于行。批评的意见虽然听起来有些刺耳，却可以帮助自己改正错误。

我们要不断成长进步，不仅要勇于接受批评，还要善于虚心听取来自方方面面的批评意见。只有欣然接受其他人对自己的批评，才能更好地改正自身的缺点。

（韩睿钦）

第十二节
牛溲马勃

古今释义

牛溲马勃，比喻一般人认为无用的东西，在懂得其性能的人手里可成为有用的物品。也就是说，只要运用得宜，无用之物可以变为有用之才。

唐代韩愈的《进学解》记载：玉札丹砂，赤箭青芝，牛溲马勃，败鼓之皮，俱收并蓄，待用无遗者，医师之良也。

唐代文学家韩愈在担任国子监祭酒时，经常给太学生讲课，要求他们注意实践，"玉札丹砂、赤箭青芝"固然珍贵，但很不起眼的"牛溲马勃、败鼓之皮"也有它们的用途，要兼收并蓄，这样需要用的时候才可得心应手。

故事1

相传，汉代名将马武带兵出征武陵，打了败仗，被困在一个荒无人烟的地方。将士们都患了"尿血症"，无药可医，情况危急。正在此时，一个士兵发现患尿血症的马吃了地上一种掉耳形的野草后不治而愈，立即摘来服食，效果立见，于是马上指着大车前面的那种野草向马武报告，马武笑道："马武老天爷真是助我一臂之力，好一个车前草（牛溲）啊！真的可以救我们一命！"马武当即命令全军服用此草，果然治愈了尿血症，车前草的名字就这样流传了下来。

故事2

相传，马勃是个放猪娃。一年夏天，马勃和几个孩子到荒山割草。有个孩子一不小心，腿肚子被树枝划破了，鲜血直流。那孩子痛得直哭，别的孩子也被吓慌了，马勃却说："别哭，你把伤口按住，等我给你治。"他在山坡上东转西转，找到了一个灰褐色的包样东西。马勃把找到的东西往那孩子的伤口上一按，然后用布条扎紧，便把他背回了家。

过了三天，那孩子揭开一看，伤口没化脓，而且还长出了新鲜的嫩肉。又过了两天，伤口竟全好了。

人们问马勃："你小小年纪，怎么知道那东西能止血？"

"你们看"，马勃卷起裤腿，露出一道伤疤，"这就是大灰包治好的。"

"谁教你的？"

"我自己"，马勃说，"有一回在山上砍柴，一没留神，腿被刀砍伤了，血流不止，痛得直冒汗。正在这时，我看见身边有个大灰包，急忙用它按住伤口，当时就止住了血，过了几天，伤口就长好了。从此以后，不管是手被划破了，还是脸被碰破了皮，我都去找大灰包来治。"

后来，这件事就传开了，大家凡是有外伤的就找马勃，找不到马勃的，就到山上找大灰包。日子一久，"马勃"便成了大灰包的名字。

中医观成语

在成语"牛溲马勃"中，"牛溲"原指"牛尿"，又是植物"车前草"的别名。车前草是多年生草本植物，在亚洲多见，生于草地、沟边、河岸湿地、田边、路旁或村边空旷处，是临床广泛使用的中药，也是野菜类食用植物。每年四五月，正是车前草嫩苗初生的时候。我国南方人喜欢采其嫩苗，沸水焯后凉拌、清炒而食，北方人则喜欢把它做成馅，用来烙饼或与白面一同蒸熟食用。端午之后，藏在花柱里的种子变成黑褐色时，车前草就成熟了。药用的车前草一般在这个时候采摘，具有利尿、清热、明目、祛痰等功效。

成语"牛溲马勃"中的马勃，在我国河北、江苏、内蒙古等地分布。马勃在没有完全成熟时，内部尽是白色的黏性肉质，可以当菜吃。成熟后，外皮破裂，一旦干燥了，只要用手指轻轻一弹，就会冒出一股浓浓的黑烟，呛得人涕泪直流，喷嚏不停，弄得人狼狈不堪。

马勃放出的黑烟究竟是什么东西？原来是马勃菌繁殖用的粉状孢子。当孢子囊被碰破时，这些黑色的粉状孢子便四处喷散，发挥了"催泪弹"似的作用，而马勃菌也就此得到了繁殖。放出黑烟是马勃菌保护自己和繁衍后代的"一举两得"的防御措施。

如果有人不小心扎破了皮肤，流血不止，可以把马勃孢子敷在伤口上，鲜血顿时就能被止住。马勃作为中药，有止血、清利咽喉、散瘀消肿的功效，可以用来治疗慢性扁桃体炎、喉炎、鼻出血等，科学家还发现马勃具有抗癌作用。

所谓"识就是宝，不识就是草"，"牛溲马勃"提醒我们，只要懂得利用其功效，就能化腐朽为神奇，我们若能用好古人的智慧结晶，把各种"废"变为宝，就能更好地享受大自然的馈赠。其实只要留心，处处皆学问。一则成语中隐藏着两味中药，可谓新奇有趣。

（韩睿钦）

第六章

医药篇

不可救药

古今释义

药，治疗。不可救药，形容人或事物坏到极点，无法挽救。

逐本溯源

该成语最早见于《大雅·板》：多将熇熇，不可救药。

这句话的意思是多行惨酷毒害之恶，熇熇然使恶加于民，不可救止而药治之。

相传，西周后期，奴隶主贵族日益腐朽，搜刮钱财，发动战争，压迫百姓、奴隶。周厉王即位后，对百姓、奴隶的剥削更重。他贪财好利，独占山林川泽，不许百姓打猎、捕鱼、砍柴，还派人监视百姓的言行，谁议论他，就杀死谁。百姓忍无可忍，到处都有人在反抗。

眼看周王朝政权摇摇欲坠，忠心耿耿的老臣凡伯极力劝谏周厉王改变暴虐苛政，力修德政，挽救国家。可是周厉王不听，一些权臣也嘲笑凡伯不识时务。凡伯非常气愤，挥笔写了一首长诗，其中有一节是这样的：我这老夫一片诚意，小子们却是骄傲自得。我进谏的并非老昏之言，你们反倒拿来取笑戏谑，你们的气焰炽盛如火，真是病重到不能用药救活。这首诗的内容是劝说周厉王和那些权臣千万别把忧患当作儿戏。若是忧患越积越多，就像重病无法治愈一样解决不了了。果然不出凡伯所料，公元前842年，百姓和奴隶拿起武器，冲进了王宫，周厉王仓皇逃走。西周从此衰落下去，出现了分崩离析的局面。

中医观成语

人如果到了病入膏肓的地步，就很难挽救了。忧患也是如此，当政者不要把忧患当作儿戏，千里之堤，溃于蚁穴，一旦小的隐患演变成大的灾难，局面就会无法收拾。

"药"是繁体字"藥"的简化，目前所知最早的"药"字，出自数千年前古钟鼎类铜器上之铭文（金文），是对各类治病物质的高度概括。东汉末年，我国现存最早的本草学专著《神农本草经》问世，书中不仅明确记载了"药有酸、咸、甘、苦、辛五味，又有寒、热、温、凉四气，及有毒、无毒""药有阴阳配合"等药性内涵，还提出了"疗寒以热药，疗热以寒药"的基本用药原则，为中药学的发展奠定了坚实基础。

（伍睿昕）

第二节

不治之症

古今释义

不治之症，指医治不好的病，也比喻无法纠正的坏习惯、坏毛病，或无法挽救的祸患。

逐本溯源

明代冯梦龙的《醒世恒言》卷十曰：太医诊了诊脉，说道"……此乃不治之症"。

《野叟曝言》九十九回云：据客官说来，是不治之症，不必诊脉的了。

相传，刘德夫妻是宣德年间天津河西务镇人，在运河边开了个小酒店。老两口60多岁了，膝下无子。一日，寒天大雪，一个叫方勇的老军士带着12岁的儿子方申回山东老家，突遇风雪，便到刘德夫妇的店里躲避。刘德不嫌弃他们穷，用酒肉款待他们，还留他们过夜，说："四海之内都是兄弟。"方勇受了风寒，半夜发作起来，刘德夫妇又是端汤，又是加被。次日一早，刘德冒雪请来医生。此时，方勇已不省人事，医生诊了脉，说："这叫'双感伤寒'，是不治之症，只有七日可活了。"刘德夫妻停了店中的生意，全力照料方勇。几天后，方勇过世了，刘德夫妇将方勇葬在自家祖茔里，将无依无靠的方申收为义子，改名刘方。刘方辛勤帮家、奉侍义父母，家业渐渐兴隆。

几年后，义父母患病，刘方衣不解带地服侍。义父母相继亡故后，刘方将他们葬了，又回山东将自己母亲的墓迁来，两家合葬在一处，而后刘方自己守着小酒店安心过活。

中医观成语

《素问·玉机真脏论》曰：故邪气胜者，精气衰也。故病甚者，胃气不能与之俱至于手太阴，故真脏之气独见，独见者，病胜脏也，故曰死。

真脏脉是在疾病危重期间出现的无胃、无根、无神的脉象，是病邪深重、元气衰竭、胃气已败的征象，故又称"败脉""绝脉""死脉""怪脉"。《素问·玉机真脏论》说：真肝脉至中外急，如循刀刃责责然，如按琴瑟弦……真心脉至坚而搏，如循薏苡子累累然……真肺脉至大而虚，如以毛羽中人肤……真肾脉至搏而绝，如指弹石辟辟然……真脾脉至弱而乍数乍疏……诸真脏脉见者，皆死不治也。此为古人对真脏脉的认识，这在当时的条件下是非常先进的。随着医疗技术的不断提高，通过不断研究和临床实践，中医学对真脏脉亦有新的认识，有一部分真脏脉是由心脏器质性病变造成的，但不完全是无药可救的，应仔细观察，尽力救治。

在人类与疾病斗争的过程中，一些尚未被认识又无有效防治办法的疾病，常被冠以"不治之症"。不治之症是被医学界普遍认为不以救治条件或认识行为偏差为转移的当前无法救治的疾病。

不治之症在临床实践中是客观存在的，但不是固定或永恒不变的。例如，法国巴黎著名的圣灵医院曾经接收了一名患多发性硬化症的患者，住院半年后因病情发展全身已不能动弹，可是医生并没有放弃，他们想到了中医学，随即邀请当时旅法的欧阳谷和吕伟两位医生为患者进行推拿和针灸治疗。一周后，患者停止呕吐，食欲恢复。两周后，患者的精神状态明显好转。两个月后，患者能起床活动，随后便基本恢复了。

古希腊医学家希波克拉底说过：了解什么样的人得了病，比了解一个人得了什么样的病更为重要。人体的健康和患病不仅与影响躯体的生物因素有关，而且与心理因素和社会生活因素有关。所以，医生治病，不能看病不看人，也不能治病不治人，医生既要诊治疾病，又要解决患者心理上的创伤，这样才符合局部与整体、内因与外因、精神与物质辩证统一的观念，才会收到良好的治疗效果。在治疗疾病的过程中，除医生的外因条件外，患者的主观努力也是重要的，要努力克服不良的心理因素。患者的情绪好，与疾病斗争时就会非常坚强，能与医生密切配合，则疾病的转归是乐观的；反之，患者悲观、意志消沉，会病上加病，难以治愈。喜、怒、忧、思、悲、恐、惊的七情变化对健康有一定的影响，这是中医学由来已久的认识，亦为现代心理学所证实。事实上，患有不治之症的患者对疾病的认识、态度，以及患者的心理状态与医患关系是否良好，直接关系到治疗的效果。良好的医患关系对不治之症的治疗是相当重要的，绝大部分患者对于自己的病情是非常绝望的，如果能找到一个信任的医生，必然对这位医生言听计从，这样就容易事半功倍。良好的医患关系有助于改善患者的心境，提高患者自身的免疫力。

医学的发展史，可以说是一部从不治到可治的转化史。事物总是在矛盾斗争中发展前进的，人类就是在客观事物矛盾的转化中，通过给予推动转化的动力，使人类社会不断发展和进步的。治疗的目的不应仅仅强调征服死亡，一味延长寿命，而应注意对不治之症的患者给予人道主义关怀，帮助其减除痛苦，实现尊严死亡。

（伍睿昕）

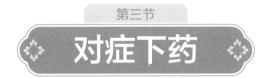

第三节

对症下药

古今释义

本义是医生针对患者的病症用药，后比喻针对事物的问题采取有效的措施。

逐本溯源

晋代陈寿的《三国志·方技传》记载：府吏倪寻、李延共止，俱头痛身热，所苦正同。

佗曰：寻当下之，延当发汗。

或难其异，佗曰：寻外实，延内实，故治之宜殊。即各与药，明旦并起。

有一天，州官倪寻和李延病了，一齐到华佗那儿看病。两人的症状相同，都是头很痛，全身发热。华佗仔细诊断，却给他们开了不同的药。倪寻和李延感到非常奇怪："我们的病情一样，吃的药为什么有那么大的区别呢？是不是华佗徒有虚名，只会招摇撞骗啊？"

华佗看出了他们的疑问，问道："生病前你们都做了什么？"

倪寻回忆说："我昨天赴宴归来，就感到有点儿不舒服，今天就头痛发热了。"

"我好像是昨天没盖好被子受凉了"，李延答道。

"那就对了。"华佗解释道："倪寻的头痛身热是因为昨天饮食不对，由内部伤食引起的，应该通肠胃；而李延的感冒发热是由外感风寒引起的，应该发汗。虽然症状差不多，但是倪寻只要吃一点儿药就会好，李延却需要借用药物调动自身的功能才能痊愈。治疗的办法理应不一样才对啊！"

倪李二人觉得华佗说得非常有道理，回去吃下不同的药后，第二天病就都好了。

中医观成语

《伤寒论》曰：观其脉证，知犯何逆，随证治之。

症，即症状和体征的总称，是疾病发展过程中表现出的个别、孤立的现象，可以是患者异常的主观感觉或行为表现，也可以是医生检查患者后发现的异常记录。症是判断疾病、辨识证候、进行辨证论治的主要依据，在临床上抓主症对治疗疾病具有重要的意义。

《太平圣惠方》言：医明其理，药效如神。从问诊到对症下药的整个施治过程中，中医医家处处有理有据，此即"医基于理"之大体含义。中医之"理"，包括病理、药理、施治的依据，以及中医对人体的认知等。医家辨"症"施治时所遵循者，理也；医家注解药性、诠释药理所依据者，理也；医家借助五脏六腑、五运六气、六脉七情等所揭示和阐发的道理，亦为理也。有理则医家自信，明理则患者心安。

（伍睿昕）

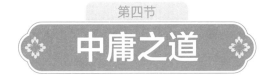

中庸之道

古今释义

中庸之道，是指不偏不倚、折中调和的处世态度，现引申为追求事物的平衡与和谐，把握无过、无不及的智慧。

逐本溯源

《论语·雍也》首次提出了"中庸"一词，并认为"中庸之为德也，其至矣乎"。朱熹在《中庸章句集注》题下注说"中者，不偏不倚，无过不及之名。庸者，平常也"，又引程颐曰："不偏之谓中，不易之谓庸。中者，天下之正道；庸者，天下之定理。""中庸"是每一个儒者希望达到的至高境界。只有在为人、为学、处世、治国等各方面达到了"中庸"，才能维持和保证自然平衡和社会和谐的统一。

相传，大约在 2500 年前，孔子去鲁桓公宗庙观礼，看到了一个歪倾的瓦罐。孔子问守庙人为什么不把瓦罐扶正，守庙人说："这是'佑座之器'——欹，无水时歪斜，装上一半水就正过来了，装满了水，反而倾倒了。"孔子大为感叹，由此悟出了中庸之道。他说："君子中庸，小人反中庸。君子之中庸者也，君子而时中。小人之中庸者也，小人而无忌惮也。"

南子是春秋时著名的美女，当了卫国国君的夫人。她听说博学多才的孔子来到了卫国，很想见孔子，就向孔子发出了邀请。孔子也早闻南子的美貌，心向往之，但又怕学生说闲话，真是左右为难。

假装不动心？不，那不成了伪君子了？

孔子忽然想到了鲁恒公宗庙里的瓦罐，采取了中庸之道。

后来，孔子欣然应邀，与南子谈论音乐，弹琴唱歌。在优美的旋律中他们互相欣赏，心照不宣，如沐春风，但又没越界。

中，就是不要偏激，不要走极端，不要不及，也不要过头。

中，就是去掉一个最高分，去掉一个最低分。

中，就是既不纵欲，也不禁欲；既不愚忠，也不奸诈；既不轻生厌世，也不贪生失节。

中，就是升了官不专横跋扈，丢了官不低三下四；发了财不为富不仁，受了穷不人穷志短。

中，就是既不让天下人负我，我也不负天下人；既不好高骛远，也不自暴自弃。

中，就是不卑不亢，不左不右……

中医观成语

《中庸》曰：致中和，天地位焉，万物育焉。《素问·生气通天论》记载：阴平阳秘，精神乃治，阴阳离决，精气乃绝。

中庸是儒家思想体系的哲学核心，是儒家最高的准则，要求人们立定"中道"，做到不偏不倚，重视和谐。中医理论体系的形成深受儒学"中庸"哲理的影响，代表著作《黄帝内经》中的基础理论和临床治疗等，都蕴含了"和"的思想。从生命有机体角度来看，中医治疗以维持人体系统的和谐稳定为目的，强调对立项的依从渗透、中和互补，避免激剧的动荡、否定、转化、毁灭。这种"和"的思想，贯穿中医学疾病观、治疗观、养生观，具体表现为适度、中和、平衡，以达到人类崇尚的和谐安顺境界。

"中和思想"的核心是平衡与和谐，这一思想贯穿中医理论体系的各个方面。根据阴阳学说，在正常情况下，人体的阴阳平衡协调意味着健康。如果人体的阴阳相对平衡被打破，出现了阴阳平衡失调，则人体由生理状态转为病理状态。针对疾病发展过程中出现的阴阳平衡失调的治疗原则是"损其有余，补其不足"。根据五行理论，五行的相生相克，自然界的气候变化，人体的情志活动都不能太过，也不能不及。只有保持平和状态，才能使人的生命活动正常运行，使机体处于健康状态。

（伍睿昕）

第五节

因势利导

古今释义

因势利导，指顺着事情发展的趋势向有利的方向引导。

逐本溯源

因势利导，最早出自西汉司马迁的《史记·孙子吴起列传》：善战者，因其势而利导之。

相传，在战国时代，有一次魏国攻打韩国，韩国向齐国求救。齐国任命田忌为大将，孙膑为军师，发兵救韩。很快，齐军直捣魏国京都大梁。魏军统帅庞涓闻知后，急忙从韩国撤兵，火速赶回大梁解围。

孙膑听说庞涓回师救魏，就对田忌说："魏军向来凶悍勇猛，而且目中无人，他们一直瞧不起我们齐军，认为咱们胆小怯弱。我们不如因势利导，引诱他们中计。等我们进入魏国后，第一天宿营时修建十万人的锅灶，第二天减少到五万，第三天减少到三万，用这个办法一定能够迷惑、引诱魏军。"田忌觉得孙膑的话很有道理，便采纳了他的建议。

庞涓领着队伍急匆匆地追踪齐军，发现齐军的锅灶一天天减少，就洋洋得意地说："我早就说过，齐军士兵个个胆小如鼠，果然不出我所料。如今只不过才 3 天，开小差逃跑的士兵就已经超过了半数。"庞涓认为齐军的力量开始削弱，于是决定只带领一些轻装骑兵，日夜追赶齐军。

孙膑事先估算好了庞涓的行程，在马陵设下了伏兵。这个地方道路狭窄，两旁都是山，地势十分险要，正是打埋伏仗的好地方。孙膑还专门叫士兵把一棵大树的皮剥去，露出白木，在上面刻上"庞涓死于此树下"，又派齐军的射箭能手全部埋伏在道路两旁，命令他们夜里一见到火光就立即放箭。

当天晚上，庞涓果然领兵赶到了马陵。他隐隐约约看到树上有字，便叫人点起火把照看。当庞涓看清树上的字时，不禁大吃一惊，发现上了当。正在庞涓暗自吃惊时，齐军冲着有火光的地方放箭，顿时魏军一片大乱，死伤无数。庞涓知道败局已定，就拔剑自杀了。

后来，齐军乘胜追击，彻底打垮了魏军，孙膑也从此名扬天下。

中医观成语

在《孙子兵法》里，形和势是两个连锁的概念。"强弱，形也。"形，是指有形的物质力量。"激水之疾，至于漂石者，势也。"势，是指物质力量运动起来以后产生的力量和效能，二者相依为用。

中医学中的"形"指的是药物的功效及归经属性，"势"则是指充分发挥药物的疗效以达到治疗疾病的目的，"任势"在中医学中指通过选用适合的方剂，正确的剂量，合理的配伍，使每组药物都能充分发挥功效。吴鞠通是清代著名的温病学家，他十分注意在药物上造势，善于因势利导。据《温病条辨》记载，治疗上焦病证要"非轻不举"，选择药量小、药质轻、药性宣、药味薄的药物，更重要的是不能久煎，因为心肺"如羽"；治疗中焦病证要"以平为期"，使脾胃调和，达到平衡，选择药物时要观察其升降特性；治疗下焦病证就要"重在存阴"，选择味厚滋腻的药物。

（伍睿昕）

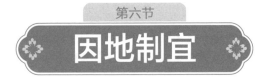

第六节
因地制宜

古今释义

因地制宜，指根据不同环境的实际情况规定适宜的办法。

逐本溯源

该成语最早出自汉代赵晔的《吴越春秋·阖闾内传》：夫筑城郭，立仓库，因地制宜，岂有天气之数以威邻国者乎？

相传，春秋末年，楚平王听信大夫费无忌的谗言，杀害了太子建和他的老师伍奢，但是又怕伍奢两个在外地的儿子起兵报仇，于是设计把伍奢的大儿子伍尚骗回来杀掉了。伍奢的小儿子伍子胥幸免于难，辗转逃到了吴国，发誓一定要报父兄被杀之仇。伍子胥足智多谋，勇冠三军，在诸侯中素有威名。他到吴国后，见到了吴王僚，就游说他，请他兴兵伐楚。此时，吴国的公子光却在谋划着杀掉吴王僚，自立为吴王。公子光担心吴王僚得到伍子胥以后会更难对付，就对吴王僚说："伍子胥之所以来到吴国，是因为要躲避楚王的追杀，他让您去攻打楚国，也是为了报他父亲和兄长被杀之仇。如今，我们兴师动众地去攻打楚国，先不说能不能打下来，就是打下了楚国，对大王您也没有什么好处，反而帮了伍子胥的忙，所以我觉得伍子胥不是真正想要辅佐大王，只不过是想利用我们为他报私仇罢了。"吴王僚听了公子光的一席话后，就放弃了伐楚的念头，而且逐渐地疏远了伍子胥。

伍子胥知道他现在想要报仇，就必须有吴军的帮助，他也知道公子光一直想当吴王，所以就去投靠了他，并设计帮他当上了吴王。公子光就是历史上的吴王阖闾，伍子胥后来也得到了阖闾的重用。

一次，吴王阖闾向伍子胥请教治国安民的大计，伍子胥说："要想使国家富强，人民安定，首先要高筑城墙，加强防御力量，这样才能使其他国家不敢进犯。要加强军事力量，充实武器及物资的储备，这样就能够对别的国家形成威慑之势。同时还要发展农业，只有农业发展了，国家才能富强，百姓才能安居乐业，将士们才有充足的补给，而且要充实粮仓，以备战时之需。这样国家才能安定，才有可能发展。"吴王听后高兴地说："你说得很对！但是修筑城防，充实武库，发展农业，都应因地制宜，不利用自然条件是办不好的，应当制定合适的方案。你能不能对应着天象，做出一个能够震慑邻国的规划呢？"伍子胥说："当然可以。"

伍子胥巧妙地利用吴国的地形，建起一座依山傍水的城郭，城中有多个城门，且其中3个筑有城楼。大城中还有东、西两座小城，西城为阖闾的王宫所在地，东城则是驻扎军队、存放军备的地方。之后，吴王阖闾还在伍子胥的建议下在城中设置守备、积聚粮食、充实兵库，为称霸诸侯做准备。

这种"因地制宜"的措施，果然很快就使吴国强盛起来。经过一段时间的准备，吴军大举进攻楚国，五战五胜，最后攻陷了郢都，伍子胥终于报了杀父兄之仇。

中医观成语

《灵枢·岁露论》曰：人与天地相参也，与日月相应也。

根据不同的地域环境特点来制定适宜的治疗原则，即为"因地制宜"。对于不同的地域，地势有高低之异，气候有寒热湿燥之异，水土性质各异。于是，在不同地域长期生活的人就有不同的体质，加之生活环境、生活习惯、生活方式及工作环境各不相同，使得不同地域的人生理活动与病理变化亦不尽相同，因地制宜就是要考虑这些差异而实施治疗。

俗话说"一方水土，养一方人"，受特定地区水土、气候等因素的影响，人们养成了具有地方特色的生活习惯，因而体质和发病特点也有着地域性差异。流行病学调查显示，食管癌高发区主要集中在河南、河北等中原地区，胃癌高发区主要集中在西北及沿海各省，肝癌高发区集中在东南沿海及东北等地区。有些地域由于环境的特殊性形成的特殊疾病，我们称为地方病，比如瘴疟多发于岭南及滇南地区，血吸虫病多发于长江及沿海地区，脚气病多发于东南湿地，而地方性甲状腺肿则多发于高山远离沿海之地。以地名（黑龙江省克山县）命名的克山病是典型的地方性疾病，具有明显的地域性特点。

"一方水土，养一方药"，医家在遣方用药时常常选用"道地药材"，这是因为道地药材品质佳，具有显著的临床疗效，比如产于甘肃的当归，宁夏的枸杞子，四川的黄连、附子、乌头，吉林的人参、鹿茸，河南怀庆的山药、地黄、菊花，等等。特定地区的土壤、气候环境、雨水、日照等影响道地药材的生长，有效成分具有明显区别，故而会出现相同种类药材的疗效因种植地不同而具有偏向性，比如产于浙江的浙贝母长于清肺祛痰，而产于四川的川贝母则长于润肺止咳。

以上均为中医药文化中"因地制宜"思想的具体体现。当下中医药越来越受到国际社会的关注与欢迎，很多国家和地区开始运用中药，中医药走向世界将大大拓宽"因地制宜"的内涵。

（楚　晓）

第七节

心病还须心药医

古今释义

心病还须心药医，意思是心里受伤了，要找到受伤的原因，并对症下药，指如果心里的忧虑或恋念成了精神负担，就必须消除造成这种精神负担的因素。

逐本溯源

该成语最早见于宋代惠洪《林间集》卷下：解铃还须系铃人，心病还须心药医。

中医观成语

相传，贞观年间，唐太宗李世民带领四个大臣前往锦屏山游览。走到一潭清泉附近时，李世民口干舌燥，见泉水清澈透亮，便俯下身子用手捧了几捧泉水，大口畅饮起来。

可就在他饮完之后，突然发现泉水之中有几条蚯蚓般大小的水蛇在游来游去。"哎呀，刚才没注意，我不会误吞了这些水蛇吧？"想到此处，李世民不禁一阵阵恶心起来，回到皇宫后便一病不起。虽然他并不确定自己是否误吞了小蛇，但是每时每刻都为这件事烦心，饭也吃不下，觉也睡不好，御医们用了很多珍贵的药材都不管用，眼看李世民一天天消瘦，魏征突然想到了当时的名医孙思邈，便立即派人去把孙思邈请进了长安。

等孙思邈问清楚了李世民的发病原因，便将魏征拉到角落，轻声告诉他李世民其实什么病也没患，只是心中有结，唯有帮助他打开心结，身体才能康复。于是孙思邈对李世民说："君体欠安，皆是因为您腹中有一条小蛇在作怪，我这里有一剂草药，正好对症，您服下后定能将腹中的小蛇排出体外。"李世民听后龙颜大悦，拉着孙思邈的手赞叹说："爱卿真是一位名医啊，朕近日身体欠佳，确实是因为感到腹中有异物扰乱五脏六腑。"很快，太医院就按照孙思邈的医嘱把药汤熬好，李世民深信不疑，一饮而下，顿感胸口发闷，逆气上升，不由哇地一声呕吐起来。站在一旁的孙思邈早有准备，赶快拿来盆子接住呕吐物。李世民呕吐过后，孙思邈忙把盆子端到皇上面前。李世民定睛一看，呕吐物中确实有一条还活着的蚯蚓大小的小蛇。李世民长出一口气，顿时心胸豁然。

其实，孙思邈并没有开什么灵丹妙药，用的只是普普通通的催吐药。孙思邈知道李世民的心结是那条小蛇，就提前抓了一条小蛇放入袖口中，在李世民呕吐的时候借机放入盆中，让李世民误以为自己吐出了那条小蛇，这样长期困扰李世民的问题就自然而然地解决了。

我们常说"忧思伤脾"。心有郁结或者七情为病的时候，就会茶饭不思，正气衰弱，患上"心病"，此时即便是拿出冬虫夏草这样的补品，对"患者"来说也无济于事，因为"心病"的病因是心中所想的那件事，如果那件事得不到解决，便会日思夜想，这就是"心病还须心药医"的道理，也是中医情志治疗及对因治疗的体现。

（楚　晓）

第八节

针砭时弊

针砭时弊，意思是指出时代和社会的问题错误，劝人改正。

《后汉书》曰：针砭时弊，月旦社会。

贾谊初任太中大夫，就开始为汉文帝出谋划策。汉文帝元年（公元前179年），贾谊提议进行礼制改革，上书《论定制度兴礼乐疏》，用儒学与五行学说设计了一整套汉代礼仪制度，主张"改正朔、易服色、制法度、兴礼乐"，以进一步代替秦制。当时文帝刚即位，认为条件还不成熟，因此没有采纳贾谊的建议。

文帝二年（公元前178年），针对当时"背本趋末"（弃农经商）、"淫侈之风，日日以长"的现象，贾谊上书《论积贮疏》，提出重农抑商的经济政策，主张发展农业生产，加强粮食储备，预防饥荒。汉文帝采纳了他的建议，下令鼓励农业生产。另外，贾谊提出了遣送列侯离开京城到自己封地的措施。

鉴于贾谊的突出才能和优异表现，文帝想提拔贾谊担任公卿之职。绛侯周勃、灌婴、东阳侯、冯敬等人都嫉妒贾谊，进言诽谤贾谊"年少初学，专欲擅权，纷乱诸事"。后来，汉文帝逐渐疏远贾谊，不再采纳他的意见。

中医观成语

针者，以针刺也；砭者，以石刮也。通过针刺治病的医术称为针，运用砭石治病的医术称为砭。中医的六大疗法包括针、砭、灸、药、按跷和导引。"针砭"本意是说用针刺、用砭刮来治病，现在常引申为指出、发现和治理（错误）；时弊指时下社会中的不正之风、恶劣习气等。"针砭时弊"是当今常用语，意思是像医病一样，指出时代和社会的问题，又针又砭，求得改正向善。"针"侧重于思，"砭"侧重于言。

随着时代的发展，针和砭已经演变成为银针针刺和砭石刮痧等。针刺方法包括平刺、浅刺、深刺等。中医师通过刮痧将患者病灶部位的穴位刮红，直至出痧，可畅通气血、通达经络，身体自然可达到舒适的状态。如此应用，在治疗疾病的同时，还能达到美容之目的，可谓一石二鸟。

"针砭"又叫针石。《东山经》记载：高氏之山，凫丽之山，皆多针石。郭璞注云：可为砭针也。《素问·异法方宜论》云：故东方之域，天地之所始生也。鱼盐之地，海滨傍水……其病皆为痈疡，其治宜砭石。故砭石者，亦从东方来。王冰注云：砭石如玉，可以为针。盖古者以石为针，季世以针代石，今人又以瓷针刺病，亦砭之遗意也。但砭石无识者，岂即石之属为之欤？由此可知，针砭在历史上主治痈肿。

《说文解字》载：砭，以石刺病也。范成大的《晚真阁留别方道士》中有关于针砭的记载：时时苦语针砭，邂逅天涯得三益。由此便不难理解，在中医学里，针就是以针刺穴位为主的治疗方法，砭则是以石刮刺人体穴位来治疗疾病的方法。

砭石疗法的主要功效有安神、畅达气血、通经活络等。采用现代科技手段检测后，发现砭石疗法可以发出许多对人体有益的远红外射线和超声波脉冲，有促进微循环，调理代谢的功效，可全面调节人体的免疫功能。砭石的颜色有黑色、红色、黄色和褐色等，主要用来制作刮痧板等中医治疗工具。

在古代，砭石是一种天然形成或者后天人工打磨而成的锐利石头，可以说是最早、最原始的医疗器械之一。在原始社会，社会生产力的主要标志是使用石器工具。人们为了生存无时无刻不在和大自然做斗争，在劳动或狩猎时不可避免地会被树枝或其它尖锐物品划破肌肤形成痈肿。人们惊喜地发现，针形或剑形尖锐锋利的石头可以用来割痈排脓。此后，经过长期的实践，人们逐渐发现砭石刺激皮肤和穴位具有祛风、散热、化瘀等功效，于是这种疗法就流传了下来，并被广泛应用。

出土石针（砭石）的遗址有很多，主要包括内蒙古多伦旗头道洼新石器时代遗址、河南新郑市郑韩故城遗址、山东莒县陵阳河遗址、山东日照两城镇龙山文化遗址、河南郑州旮旯王村遗址、商代遗址和江苏徐州高皇庙等。

1963 年，在内蒙古多伦旗头道洼新石器时代遗址出土了一枚经过磨制的石针，这是我国目前发现的最早的石针。这根石针长约 4.5 厘米，一端有锋，呈四棱锥形，另一端扁平有弧刃，刃部宽约 0.4 厘米，中身四棱略扁，横断面呈矩形，可以容纳拇、食二指夹持。这种刀形的石针一般称作镵石，也就是最早的砭石。

1972 年，在河南新郑市郑韩故城遗址出土了一枚砭石，一端呈卵圆形，另一端呈三棱锥形。随着针砭的广泛应用与实践，人们又陆续发明了更多精细的器械，如骨针、竹针、陶针、铜针、铁针、银针、金针等，用作针刺治疗的器械。《灵枢·九针十二原》列出了九针的名字，即镵针、圆针、锃针、锋针、铍针、圆利针、毫针、长针、大针。

中华民族的伟大祖先在同大自然做斗争的过程中，学会了保存自然火种，并逐步学会了取火，如钻木取火等。为了祛寒取暖，人们用兽皮或树皮包上烧热的石头或砂土等，进行局部保暖。无巧不成书，这种操作既打通了经脉，又缓解了疼痛，相当于现在的温灸，或者叫热熨更为贴切。在条件改善的情况下，机体免疫力得到了提高，更好地预防了疾病的发生。中医学中的针砭经过千百年的演变，由最初的石器逐渐变成现在的针灸与砭石，造福人民。针灸和砭石疗法是中医学的重要发明，我们应该努力整理发掘，让它们在人类保健事业中发挥更大的作用。

（楚　晓）

第九节

薏苡明珠

薏苡明珠，意思是薏米被进谗的人说成了明珠，比喻被人诬蔑，蒙受冤屈。

该成语最早见于《后汉书·马援传》：南方薏苡实大，援欲以为种，军还，载之一车。时人以为南土珍怪，权贵皆望之。援时方有宠，故莫以闻。及卒后，有上书谮之者，以为前所载还，皆明珠文犀。

马援（公元前14年～公元49年），字文渊，扶风茂陵（今陕西省兴平市东北）人，是被誉为有"马革裹尸"之勇的东汉开国名将之一。马援征交趾之战即发生于东汉光武帝建武年间，指受封"伏波将军"的马援率军前往交趾（越南北部）镇压征侧、征贰二姐妹起义。

相传，马援初到交趾就遇到了"下潦上雾，毒气熏蒸"的不利地理环境，即便是飞鸟也无法通过，这种"毒气"亦在史书中被称作"瘴气"，马援将军通过服用当地的草药"薏苡实"，很好地保护了军中将士免受瘴气的侵害，于是在返回中原时，特意带回了一车薏苡籽，决定将这种品种优良的南方薏苡带回中原引种。

由于薏苡籽实呈卵状或球形，直径 5～7 毫米，外包有似珐琅质的硬壳，看上去确实有点儿像珍珠，朝中的一些权贵就认为马援车中装的是私掠的明珠等珍宝。但是，马援当时很受光武帝的器重，这些权贵不敢有所动作。等到马援死后，监军梁松嫉贤妒能，上书诬告马援搜刮了大量明珠宝物，归为己有。汉光武帝竟然相信了这些不实之词，龙颜大怒，传旨追回马援的"新息侯印"，使得马援的妻子不敢报丧，偷偷地把马援的棺材埋在城外，连以前的宾客故人也不敢到马家吊丧。

中医观成语

薏苡是一种多年生草本植物，它的果实薏苡仁既可食用，又可入药，是一种药食两宜的上等佳品。薏苡仁入药具有悠久的历史，我国中药学经典著作《神农本草经》将其列为上品：上药一百二十种为君，主养命以应天，无毒，多服、久服不伤人，欲轻身益气，不老延年者，本上经。作为常用中药，薏苡仁有利水渗湿、健脾、除痹、清热排脓的功效，能够治疗水肿、小便不利、脚气、脾虚泄泻、肺痈（肺脓肿）、肠痈（阑尾炎）等，是一味不可多得的良药。

医圣张仲景治疗内伤杂病的经典著作《金匮要略》收载的治疗风湿痹痛的麻黄杏仁薏苡甘草汤和治疗肠痈的薏苡附子败酱散中，都有薏苡仁的身影。薏苡仁是治疗风湿痹痛的要药，当代名医朱良春治疗痛风的经验方和房定亚治疗强直性脊柱炎的解痉舒督汤中，薏苡仁都发挥着清热利湿、化浊解毒、舒筋除痹的关键作用。薏苡仁有良好的促进炎性渗出物吸收、消散息肉和抗肿瘤作用。薏苡附子败酱散治疗肠痈（阑尾炎），即取其化浊排脓之功效。

已故著名中医学家、国医大师何任教授擅长治疗肿瘤，其治疗肿瘤有"不断扶正，适时祛邪，随症治之"十二字口诀。他常常嘱咐康复期的患者每天用薏苡仁熬粥作为早餐，因为薏作为有抑制肿瘤复发和扩散的作用。

（楚　晓）

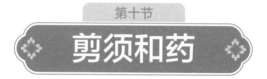

第十节

剪须和药

古今释义

剪，剪掉；须，胡须；和，调制。剪须和药，指剪下胡须调制配药，比喻体恤下属。

逐本溯源

该成语出自《新唐书·李勣传》。

勣既忠力，帝谓可托大事，尝暴疾。医曰：用须灰可治。帝乃自剪须以和药。

及愈入谢，顿首流血。帝曰：吾为社稷计，何谢为。

　　李勣（594—669 年），原名徐世勣、李世勣，字懋功，曹州离狐（今山东省菏泽市东明县）人，唐代初年名将，与卫国公李靖并称。李勣出身于高平北祖上房徐氏，早年投身瓦岗军，后随李密降唐。一生历经唐高祖、唐太宗、唐高宗三朝，深得朝廷信任，被委以重任。他随唐太宗李世民平定四方，两击薛延陀，平定碛北，后又大破东突厥、高丽，成为唐代开疆拓土的主要战将之一。李勣出将入相，功勋卓著，被朝廷倚为重臣，是凌烟阁二十四功臣之一，历任兵部尚书、同中书门下三品、司空、太子太师等职，累封英国公。

　　相传，贞观十五年（641 年），突厥由于内部分化，有一支军队南向骚扰唐之边关，唐太宗李世民任命李勣为朔州道行军总管，率兵讨伐，结果大获全胜。当李勣班师回朝后，李世民要为其举办庆功宴，可李勣却突然得了重病，危在旦夕，李世民焦虑万分，命太医院竭力诊治，但是李勣的病情却无好转。此时，有人进献了一个偏方，说是以胡须烧灰配药才能医好其病。李世民知道后，即刻剪下自己的胡须，又按照偏方要求亲自把药配好让李勣服用。不久之后，李勣病愈，入朝拜谢，磕头磕到流血。李世民说："这没什么，我是在为江山社稷考虑。"

中医观成语

　　剪须和药，代表了唐太宗体恤下属的态度。其实，人的须发烧成灰是一味中药——血余炭。

　　发，即须发，又名血余。发之营养来源于血，故称"发为血之余"。须发烧灰，又名血余炭、乱发炭、头发炭、人发炭。收集人发（男女均可）后用碱水或肥皂水洗去污垢，然后用清水洗净，晒干，再将头发放在铁锅内，填满压紧，上盖瓦盆，用湿泥封严，勿使漏气，加火煅之。煅时当用慢火，温度及时间均须注意掌握。如火猛，时间长，则枯焦；如火力小，时间短，则煅不透。煅时不可漏气，以免灰化。煅好后，停火，放冷，取出，捡净杂质，晒干，捣碎即成。

血余炭味苦，性微温，功可消瘀、止血、利小便，主治吐血、衄血、血痢、血淋、妇女崩漏及小便不利等。熬膏外敷，可止血生肌。

《类编朱氏集验医方》中记载血余炭可治疗咳嗽有血：发灰，入麝香少许，酒下。

《梅师集验方》记载血余炭可治鼻衄，眩冒欲死：烧乱发，细研。水服方寸匕，须臾更吹鼻中。

《太平圣惠方》记载血余炭可治诸窍出血：头发、败棕、陈莲蓬（并烧灰）等分。每服三钱，木香汤下。

《中藏经》记载血余炭可治齿缝出血：头发，入铫内炒存性，研，掺之。

《证治要诀》记载血余炭可治肌衄，血从毛孔而出：胎发烧灰，罨之。

（楚　晓）

第十一节

病入骨髓

古今释义

病入骨髓，意思是病到骨头里，形容病势严重，无法医治，也比喻事态严重，无法挽救。

逐本溯源

该成语见于《韩非子·喻老》：疾在腠理，汤熨之所及也；在肌肤，针石之所及也；在肠胃，火齐之所及也；在骨髓，司命之所属，无奈何也。今在骨髓，臣是以无请也。

关于病入骨髓，有一个著名的故事，讲述了扁鹊见蔡桓公并为他诊病疗疾的故事。

相传，扁鹊拜见蔡桓公，站了好一会儿，说："您有病在皮肉之间，如果不医治，恐怕将要严重起来。"桓公回答说："我没有患病。"扁鹊退下后，桓公说："医生喜欢治疗没有病的人，想借此表功！"过了十天，扁鹊拜见蔡桓公，说："您的病已经发展到肌肉里面，如果不医治，将要更加严重。"桓公不理睬，扁鹊退下，桓公又不大高兴。过了十天，扁鹊又拜见桓公，说："您的病已经发展到肠胃里了，如果不医治，将要更加严重。"桓公还是不理睬。

扁鹊退下后，桓公又不高兴。

又过了十天，扁鹊望见了桓公转身就往回跑。桓公特地派人去问他逃跑的原因，扁鹊说："病在皮肉之间，用药湿敷或热敷，药力是能够达到的；病在肌肉里面，是针灸的力量能够达到的；在肠胃里面，是汤药的力量能够达到的；病入骨髓，那是没有办法医治的。现在病已在骨髓里面，我因此不请求给他治疗了。"五天后，桓公周身疼痛，派人到处寻找扁鹊，可扁鹊已经逃到秦国去了，桓公就这样死去了。

假使桓侯预先知道在疾病初期病情较轻时就找良医及早诊治，那么疾病就能治好，自己的性命就能保住。人们担忧的是疾病太多，而医生忧虑的是治疗方法太少。所以，若患者有以下六种情况，则医生不能医：为人傲慢不讲道理，是一不治；轻视身体看重钱财，是二不治；衣着饮食不适当，是三不治；阴阳错乱，五脏功能不正常，是四不治；身体羸弱，不能服药的，是五不治；信巫不信医，是六不治。有以上一种情形，就很难医治了。

中医观成语

医圣张仲景在《伤寒杂病论》的序言中写道，当时的读书人不爱惜身体健康，一味追求名利。扁鹊也指出，轻视身体看重钱财，是二不治。我们的古代圣贤早就认识到了身体健康的重要性，然而当今又有多少人积极主动地去学习这些知识呢？

疾病的发展往往是由浅入深、由轻到重的。在我们没有生病的时候，要想办法预防；如果已经生病了，就要防止病情进一步发展恶化；病愈后，更要防止复发。蔡桓公的病情，正是由无病，到"疾在腠理"，到"病在肌肤"，到"病在肠胃"，最后"在骨髓"的。病情从无到有，从浅入深，治疗则是从易治到难治，从难治到无治。《韩非子·喻老》说"故良医之治病也，攻之于腠理"，就是提示应在病情尚轻浅的时候进行干预。

（伍睿昕）

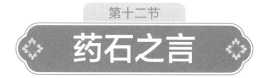

第十二节
药石之言

古今释义

药石，治病的药物和砭石，泛指药物。药石之言，比喻劝人改过的话。

逐本溯源

该成语最早见于《左传·襄公二十三年》：季孙之爱我，疾疢也。孟孙之恶我，药石也。美疢不如恶石。

贞观四年（630年），唐太宗下诏营建洛阳乾元殿以备巡狩，给事中张玄素上书力谏不可，认为这种行为会给百姓带来沉重的负担。唐太宗听后立即叫停了营造事宜，还称赞张玄素忠诚正直、直言不讳，赐绢二百匹。贞观十四年（640 年）冬十月，唐太宗要到同州（今属陕西省渭南市）田猎，栎阳（今属陕西省西安市）县丞刘仁轨以秋收未毕，恐妨农事，不宜前往，上表切谏。唐太宗便取消了行程，并擢升刘仁轨为新安县令。贞观十七年（643 年），太子右庶子高季辅直谏为政得失，唐太宗特赐高季辅钟乳一剂，并对他说："进药石之言，故以药石相报。"

中医观成语

药石，在中医学中除指治病的药物和砭石外，还可指代药用矿物。中药的使用在我国有悠久的历史，矿物药是中药极具特色的组成部分，其质重沉降，大多具有镇静安神的作用。矿物类中药有 160 多种，其中常用的有 50 多种。

以矿物组分为主的药材，包括大量无机矿物和少数自然产出的有机矿物或有机岩，以及人工制品。中药包含了植物药、动物药和矿物药，其中以植物药为主，动物药次之，矿物药所占份额最少，但矿物药在中医药的发展过程中扮演了举足轻重的角色，常在平肝息风方、泻下方、攻毒蚀疮方等方剂中发挥作用。历史上，矿物类中药亦是医家、道家炼丹养生之品。另外，由于部分矿物类中药具有毒性，因此在应用的过程中要格外注意，孕妇、儿童、体虚多病者慎用。

中药矿物药可大致分为三类：第一类是矿物，主要包括石膏、雄黄、滑石、朱砂、自然铜等；第二类是动物化石，包括石燕、龙骨等；第三类是以有机物为主要物质的矿物，如琥珀、芒硝等。由于中药矿物药较重，因此通常具有沉降的功效，可以重镇安神、辟邪祛秽。大多数矿物药都需要经过煅制，使有效成分能够充分发挥作用，但雄黄不宜火煅，因为雄黄遇热会产生三氧化二砷，产生剧毒。

在中医镇静安神类矿物药中，朱砂较为常用。朱砂，又名辰砂、丹砂，是一味临床应用历史悠久的矿物类中药。

据《中国药典》记载，朱砂味甘，性微寒。归心经。可清心镇惊，安神，明目，解毒。用于心悸易惊，失眠多梦，癫痫发狂，小儿惊风，视物昏花，口疮，喉痹，疮疡肿毒。

《神农本草经》记载：（朱砂）味甘，微寒，主身体五脏百病，养精神，安魂魄，益气，明目……

《普济方》记载朱砂可用于治疗小儿夜啼：伏龙肝末二钱，朱砂一钱，麝香少许。为末，蜜丸绿豆大。每服五丸，桃符汤下。

《圣济总录》记载：疮似蜂窠，愈而复发，胡粉、朱砂等分。为末，蜜和涂之。

《仁斋直指方》记载朱砂可用于治疗小儿诸痫：雄黄、朱砂等分，为末。每服一钱，猪心血入齑水调下。

（伍睿昕）

第十三节
三年之艾

三年之艾，意思是病久了才去寻找治这种病的干艾叶，比喻凡事要在平时做准备，事到临头再想办法就来不及了。

该成语最早见于《孟子·离娄上》：今之欲王者，犹七年之病，求三年之艾也。

取得天下是有方法的：得到天下老百姓的支持就取得了天下。

得到天下老百姓的支持是有方法的：获得了民心，就得到了天下老百姓的支持。

获得民心是有方法的：百姓想要的，就给他们，并让他们积蓄起来；百姓憎恶的，就不强加给他们，仅此而已。

老百姓归附仁政，就像水往低处流、野兽往旷野跑一样自然。所以，为深池把鱼儿驱赶来的，是水獭；为丛林把鸟雀驱赶来的，是鹯鹰；为成汤、周武王把老百姓驱赶来的，是夏桀和殷纣。现今天下若有喜好仁德的国君，那么诸侯们都会为他把老百姓"赶"来，即使他不想称王，也不行啊。现今想称王的那些人，就像患了

7年的病要寻求干燥了3年的艾叶来医治一样，假如平时不去积蓄，是一辈子也得不到的。如果无意于仁政，就会一辈子忧患受辱，以致陷入死亡的境地。

中医观成语

艾是纯阳之草，又名冰台、香艾、蕲艾、艾蒿、灸草、医草、黄草、艾绒，是菊科蒿属植物，具有温经止血、散寒止痛、调经安胎的作用，是止血要药之一，是中医妇科常用药物。

关于艾草最早的记载，是将其作为引取"天火"的媒介。我国古代有关物理、化学的重要文献《淮南万毕术》中记录了关于冰透镜取火的内容：削冰令圆，举以向日，以艾承其影，则火生。这可能也是艾别名"冰台"的由来。艾以叶入药，味苦，性温，无毒，通十二经，具有回阳、理气血、逐湿寒、止血安胎等功效，亦常用于针灸。

传说唐代名医孙思邈自幼好学，从5岁开始便跟随父亲走街串巷给人看病，经常到山上采集药材。一天，孙思邈和几个小朋友到山上一起玩耍，有个小朋友一不小心摔了一跤把脚崴了，脚肿得很厉害，动弹不得。小朋友疼痛难忍，坐在地上哇哇直哭。这可怎么办呢？孙思邈灵机一动，就从地上拔了一把草放在嘴里嚼烂糊在小朋友的疼痛处，过了一会儿，小朋友不哭了，而且肿痛也逐渐消失了。其他小朋友问孙思邈用的是什么药，孙思邈思索片刻，小朋友哭的时候总是哎哟哎哟的，就把这种草药叫"艾叶"吧。后来，"艾叶"这种药一直广为使用。

现代药理学研究发现，艾叶的挥发油、1,8-桉叶素含量较高，还含有 α-侧柏酮、倍半萜类等物质。艾草含有一些挥发性物质，蚊虫对这类物质非常敏感，所以一般的蚊虫都不会主动"招惹"艾叶，不过端午节在家门口放那一点艾草只取其象征之意，驱蚊作用不大。以陈年艾绒为原料制作熏香，点燃之后可以加速挥发物质的释放，达到较好的驱蚊作用。

关于艾的作用，本书主编董昌盛写过一首名为《艾灸是大爱》的诗，具体如下。

> 艾灸香自远古来，历史悠久焕华彩。
>
> 通经散寒又美容，升阳举陷扶固功。
>
> 直接间接艾条灸，动力温针灸器有。
>
> 同气相求热亲和，化合红外行通络。
>
> 一草双手三勤劳，采集制作艾炷条。
>
> 内外妇儿临床科，适应禁忌同样多。
>
> 上下左右坐卧仰，自然暴露无亢阳。
>
> 补泻灸量神仙手，因人而异神抖擞。
>
> 主穴一灸精气神，定位主治功用真。
>
> 三因制宜万勿忘，注意事项放心上。

（伍睿昕）

第十四节

薰莸异器

古今释义

薰，香草，比喻善类；莸，臭草，比喻恶物。薰莸异器，意思是香草和臭草不能存放在同一个器物里，比喻好人和坏人不能共处。

逐本溯源

该成语最早见于《孔子家语·观思》：回闻薰莸不同器而藏，尧桀不共国而治，以其类异也。

相传，在晋代，丞相王导到江南之初，想结交吴地人士，于是向太尉陆玩提出结成儿女亲家。陆玩回复说："小土丘上长不出松柏那样的大树，香草与臭草不能放在同一器物内。我虽然没有才能，但不能带头做违背人伦的事。"

上面故事中提到的"一薰一莸"，比喻一善一恶。晋代学者杜预对《左传》有深入的研究，他说：薰，是一种香草；莸，是一种臭草。香草代表善，臭草象征恶。

中医观成语

成语中的薰草，又名蕙草、香草、燕草、黄零草，是湖南永州零陵的名贵特产。《离骚》"余既滋兰之九畹兮，又树蕙之百亩"中的"蕙"即指此草。《名医别录》载：（薰草）味甘，平，无毒。主治明目，止泪，治泄精，去臭恶气，伤寒头痛，上气，腰痛。《本经逢原》载："薰香辛散上达，故心痛恶气、齿痛、鼻塞皆用之。"

性味归经：味辛，性平，归脾、胃经。

功能主治：芳香化湿、醒脾开胃、发表解暑。用于湿浊中阻、脘痞呕恶、口中甜腻、口臭、多涎、暑湿表证、头胀胸闷。

炮制方法：拣净杂质，用水洗净，捞出，稍润后，除去残根，切段，晒干。

莸，又写作蒛，又名羊麻、羊粟，即禾本科植物马唐，其味恶臭。《尔雅·释草》载：蒛，蔓（音"万"）于。唐代《本草拾遗》称：马食之如糖如饭，故名马唐、马饭。《名医别录》载：味甘，寒。主调中，明耳目。一名羊麻，一名羊粟。

性味归经：味甘，性寒，归肝、脾经。

功能主治：明目润肺。用于目暗不明、肺热咳嗽。

（伍睿昕）

第十五节
姜桂之性

古今释义

姜桂之性，意思是生姜和肉桂越久越辣，比喻年纪越大，性格越耿直。

逐本溯源

该成语最早见于《宋史·晏敦复传》：况吾姜桂之性，到老愈辣。

相传，在南宋时期，宋朝和金朝长期对峙，南宋宰相秦桧属于议和派，主张对金国妥协投降，极力排斥和打击主战派。

当时朝廷有一位名叫晏敦复的大臣，是北宋名臣晏殊的后人，坚决反对议和，并上书揭露秦桧卖国求荣的种种丑恶行径。秦桧随后派了一个亲信去劝说晏敦复，晏敦复回答说："吾终不为身计误国家。况吾姜桂之性，至老愈辣，请勿言。"晏敦复为了维护国家利益，不顾个人安危，毅然拒绝了秦桧的拉拢收买，并且用"姜桂之性，至老愈辣"来表明自己性格刚烈，不会屈服。

中医观成语

我国有句古话，叫"姜还是老的辣"，比喻在工作、生活中，能够很快解决问题的还是那些年纪大的人，也指有经验、办事老练的人不好对付。

"姜桂之性"中的"姜"指生姜，"桂"指肉桂。为什么要用这两个东西比喻耿直呢，这主要与它们的药性有关。

肉桂是樟科植物肉桂的干燥树皮，入药能补元阳、暖脾胃、除积冷、通血脉，性大热，味辛，而且越久味道越辛辣，温阳散寒的药性越强。

生姜是厨房中不可或缺的调味品，而且经常被用作发汗解表、温中止呕的药物。生姜特有的姜辣素，能使血管扩张，血液循环加快，促使身上的毛孔张开，这样不但能把多余的热量带走，还能把体内的病菌、寒气一同带出。所以，淋雨受凉的时候，家人总会为我们熬一碗姜汤祛寒。医圣张仲景比较重视生姜的应用，在其经典巨著《伤寒论》中共记载方剂 113 首，其中含有生姜的就有 36 首，占比高达 31.86%，足见医圣对生姜的重视程度。

桂的药用历史悠久，解表药中有桂枝这味药，很多人都误以为桂枝是桂花树的树枝，事实上它是樟科植物肉桂的干燥嫩枝。肉桂树有两个地方可以入药，一个是嫩枝，也就是桂枝；另一个就是它的皮，即我们平时烹饪用的桂皮，中药学里的名字叫肉桂。桂枝一名，最早见于东汉张仲景的《伤寒杂病论》。《伤寒杂病论》中，用桂枝的方剂竟达 76 首之多，其中《伤寒论》中有 41 首，《金匮要略》中有 35 首，对后世的医疗实践影响深远。

肉桂和生姜一样，因为性温，常被用来治疗风寒证，就像是有一身正气、性格耿直的包青天，眼睛里容不得一点邪风歪气，所以古人才用"姜桂之性"来比喻和它们一样性格耿直的人。

（伍睿昕）

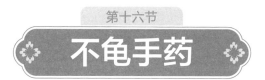

第十六节
不龟手药

古今释义

不龟手药，意思是使手不冻裂的药，比喻微才薄技。

逐本溯源

该成语出自陆游所作的《寓叹》：人生各自有穷通，世事宁论拙与工。裹马革心空许国，不龟手药却成功。

不龟手药虽成于《寓叹》，但其典故却见于《庄子·逍遥游》。篇中讲述了一则春秋末期吴国军队用不龟手药防病治病的故事。

惠子对庄子说："魏王送给我大葫芦的种子，结的果实很大，用来装水，却不够坚硬；想把它做成瓢，却又平又浅，盛不下东西。实在没有用，我干脆把它敲碎了。"

庄子说："您真不会利用东西啊！我们宋国有户人家，会制作冻疮药，靠着这药，他家世世代代都以浣洗丝纱为业。有个外地人想用百两黄金的高价购买药方，这家人聚在一起商议，'咱们祖祖辈辈浣洗丝纱，收入不过区区几金，这次一下子就可以得到百金，还是卖给他吧'，外地人得到秘方后，就去游说吴王。那时，越国出兵侵犯吴国，吴王就派他领兵迎战。当时正值冬天，双方展开了水战，因为吴国的将士有不皲手的秘方，手脚没有冻裂，所以士气大振，大败越国。战后，吴王赏给他土地，让他做了大官。同样的药方，有的人用它得到了封赏，有的人仅用它来维持浣洗的工作，原因就在于用法不同。您的葫芦那么大，为什么不考虑把它做成腰舟，漂游于江河湖泊之上呢？您只考虑用它来盛东西，真是不开窍啊！"

中医观成语

　　虽然春秋时代中医学理论体系尚未完全形成，但是中医病因学理论已经萌芽，一些药物已被用于防病治病，市场上已有一些药材出售。面对诸侯国之间的兼并战争，各国都把发展医药作为一项强国措施，促进医药业作为一种社会行业在春秋时代萌芽。前面故事中提到的宋国在今河南省商丘市一带，是善于经商的殷商遗民后裔聚居地，商业比较发达，因而人们能稳定地在市场上买到所需的原料药材，这是不龟手药能在春秋末期宋国出现的基础。遗憾的是，不龟手药处方没有被记载下来。

　　引起皲裂的冻疮是常见病，会影响劳作，所以老百姓和医者都很注意对它进行防治。例如，在不龟手药出现之前，《山海经·西山经》中有用羬羊（一种大羊）脂治疗皮肤皲裂的记载；在不龟手药出现之后，战国著作《五十二病方》把冻疮列为 52 种病之一，记有治疗冻疮的一些处方，经薛愚先生统计有 14 方之多。

中医治疗手足冻疮的古方有很多，现列举 3 个如下（请在医生指导下使用）。

❶ 桂枝汤加减方熏洗

[组成] 当归 20 克，芍药 20 克，桂枝 15 克，细辛 5 克，炙甘草 5 克，木通 10 克，生姜 10 克，大枣 5 枚。

[用法] 将上述药物装入适合的容器内，加水 500 毫升，文火加热煮沸 5 分钟后离火，用蒸气熏冻疮部位，待药液降至适当温度后，将冻疮部位浸入带有药渣的药液内 15 ~ 20 分钟。每天 2 次，1 剂药可连续用 4 次。

[功效] 以此治疗患 Ⅰ ~ Ⅱ 度手足冻疮的学龄儿童 100 余例，经 2 ~ 4 次熏洗，症状明显减轻；经 6 ~ 8 次熏洗，患处肿消、痛止、色退而愈，均有效，注意应连续用药，否则影响疗效。

❷ 通脉四逆汤内服加外用

[组成] 附子 9 克，干姜 9 克，炙甘草 6 克，吴茱萸 6 克，芍药 9 克，通草 9 克。

[用法] 口服＋局部熏洗，或者将剩下的药渣外敷在生冻疮的部位。

[功效] 活血化瘀，温阳散寒，破阴回阳，通达内外，可以缓解冻疮的临床症状，有利于截断疾病发展，帮助人体快速康复。

❸ 红花、桃仁等外用

[组成] 当归、红花、桃仁、王不留行、鸡血藤各50克，桂枝、干姜、干红辣椒各30克，细辛、红椒各20克，樟脑、冰片各10克。

[用法] 将上述药物浸泡于1000毫升95％乙醇中，7天后用纱布过滤，置于瓶内备用。用时，先将患处局部洗净拭干，再用消毒棉签蘸药液搽患处，每日2～4次，直至痊愈。

[功效] 用本方治疗手足冻疮患儿181例，用药3～5天治愈者49例，用药6～8天治愈者51例，用药9～12天治愈者38例，用药13～15天治愈者40例，显效者3例，总有效率为100％。

（伍睿昕）

第十七节

药店飞龙

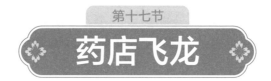

古今释义

药店飞龙，用来比喻人瘦骨嶙峋，异常瘦弱。

逐本溯源

该成语最早见于南北朝乐府诗《读曲歌》：自从别郎后，卧宿头不举，飞龙落药店，骨出只为汝。

这首诗的意思是一个独守闺房的女子，因为终日思念夫君而

"为伊消得人憔悴"，身子瘦得就像是落入药店的飞龙，只剩一副骨架。

　　关于龙骨，还有许多有趣的故事。清代光绪年间，河南安阳有一个理发匠，身患疮疖而无钱买药医治，就将捡来的骨片碾成粉，敷在疮上，不久脓水被吸干，伤口就痊愈了。他请教过大夫，才知这骨片就是中药龙骨，于是他四处收集这种骨片，卖给药铺。后来，一个叫王懿荣的官员患了疟疾，也按医生的处方从药店中抓来了龙骨等药物。当查验药物时，他发现在这些龙骨上有刀痕，仔细一看，是一些像文字的符号，与殷商青铜器上的铭文竟然十分相似。原来这些龙骨是商代占卜所用的骨片，上面的文字即是甲骨文，是殷商时期的文字。后来，这些刻着字的甲骨身价倍增，成为研究历史的重要线索。

中医观成语

　　龙骨，别名陆虎遗生、那伽骨、五花龙骨、青化龙骨、花龙骨、白龙骨，味甘、涩，性平，归心、肝、肾经，功效是镇惊安神，平肝潜阳，收敛固涩。龙骨的用法一般为先煎，用量15～30克，外用适量。镇静安神，平肝潜阳多生用，收敛固涩宜煅用。

　　龙骨的应用范围很广，主要体现在以下4个方面（应在医生指导下使用）。

❶ 心神不宁，心悸失眠，惊痫癫狂

本品质重，入心、肝经，能镇静安神，是重镇安神的常用药，

用治心神不宁、心悸失眠、健忘多梦，常与石菖蒲、远志等安神益智药同用，如孔圣枕中丹（《备急千金要方》），也常与酸枣仁、柏子仁、朱砂、琥珀等安神之品配伍。龙骨既能镇惊安神，又能平肝潜阳，配伍牛黄、胆南星、羚羊角、钩藤等清热化痰及息风止痉药，可治痰热内盛、惊痫抽搐、癫狂发作等。

❷ 肝阳上亢，头晕目眩

本品入肝经，质重沉降，有较强的平肝潜阳作用，故常用治肝阴不足，肝阳上亢所致的头晕目眩、烦躁易怒等症，常与代赭石、生牡蛎、白芍等滋阴潜阳药同用，如镇肝息风汤（《医学衷中参西录》）等。

❸ 滑脱诸证

本品味涩能敛，有收敛固涩的功效，常用于治疗遗精、滑精、尿频、遗尿、崩漏、带下、自汗、盗汗等多种正虚滑脱之证。治疗肾虚之遗精、滑精，常与芡实、沙苑子、牡蛎等固精止遗药配伍，如金锁固精丸（《医方集解》）；治疗心肾两虚之小便频数、遗尿，常与桑螵蛸、龟甲、茯神等配伍，如桑螵蛸散（《本草衍义》）；治疗气虚不摄，冲任不固之崩漏，常与黄芪、海螵蛸、五倍子等配伍，如固冲汤（《医学衷中参西录》）；治疗表虚自汗，阴虚盗汗，常与牡蛎、浮小麦、五味子、生地黄、黄芪等药同用；治疗大汗不止，脉微欲绝的亡阳证，可与牡蛎、人参、附子同用，以回阳救逆固脱。

❹ 湿疮痒疹，疮疡久溃不敛

本品性收涩，煅后外用有收湿、敛疮、生肌之效，可用治湿疮流水，阴汗瘙痒，常与牡蛎同用，研粉外敷；若疮疡久溃不敛，常与枯矾同用，取等份，共研细末，敷患处。

注意，湿热积滞者不宜使用龙骨。

（伍睿昕）

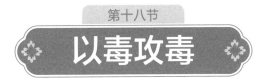

第十八节

以毒攻毒

古今释义

以毒攻毒，指用有毒的药物来治疗因毒而起的疾病，后用于实际生活，指利用某一种有坏处的事物来抵制另一种有坏处的事物。

逐本溯源

该成语最早见于宋代罗泌的《路史·有巢氏》：而劫痼攻积，巴菽殂葛犹不得而后之以毒攻毒，有至仁焉。

相传，有一个人因患有大风病（相当于现代的麻风病），满身红斑、浮肿，手足麻痹，眉发脱落，鼻梁肿大，相貌丑陋，虽经多方医治但均未见效。家里人怕被传染，只好在深山之中为他盖起一间茅屋，将他送至屋中居住，定期送粮食、酒菜之类以供食饮。由于此人喜好饮酒，家里人为其送了一坛酒。一条大乌梢蛇不慎掉入酒坛中，被酒浸泡而死。此人并不知情，每天照常饮酒一大碗，半个月后感觉病情似有好转，红斑消退，但不知其故，一个月后眉发生新，他感到颇为惊奇，但一直找不出原因，又过了几天酒喝完了，才发现坛底有一条蛇的骨架，他怀疑自己病情好转可能与这条蛇有关，便拿着蛇骨请教捉蛇人，始知此蛇是乌梢蛇，从此人们才知道乌梢蛇能治风病癞癣。

中医观成语

中医学历来有"以毒攻毒"之说，是指某些毒性较大的药物有着显著的治疗作用。在保证用药安全的前提下，可用适量的有毒药物来治疗疮痈肿毒、疥癣、瘰疬、瘿瘤、癌肿、癥瘕等病情较重或顽固难愈的疾病。

以抗肿瘤中药为例，抗肿瘤中药中有一类药性峻猛、毒性剧烈，用以治疗肿瘤邪毒壅盛的药物。邪毒瘀结于病体是肿瘤的共同病理特征，历代医家及民间流传治疗癌症的方药大多包括有毒药物。毒陷邪深，非攻不克，以有毒之药治之，可直达病所，获攻坚蚀疮、破瘀散结、消肿除块之效，故民间称此法为"以毒攻毒"。

中医学中的"毒"字还有另一层含义，就是指药物的偏性。明代张介宾说：凡能除病者，皆可称为毒药。中医正是利用药物本身各种各样的偏性来治病的。药物的偏性包括四气、五味、升降浮沉、归经、有毒无毒等。用寒凉药物清热泻火，就是运用药物的寒凉之"毒"来治疗热病。人参、黄芪甘温益气，可以纠正肺脾气虚，也是利用其甘温益气之"毒"起到治疗作用。

中医治病用药所用的就是药物的这些"毒性"，药没有"毒性"反而还治不了病呢。有句话讲：人参杀人无过，大黄救人无功。我们看待事物往往会先入为主，认为人参是补品，就一定是好的；认为大黄功效峻猛，易伤正气，就一定是坏的。殊不知，人参的滋补作用和大黄的泻下作用，都是它们的偏性，也是"毒性"。"毒性"只要用对了地方，就可以毒攻毒，达到治病的目的。

说到以毒攻毒，就不能不介绍一位医家，那就是赫赫有名的孙秉严先生。

孙秉严生于 1920 年，籍贯山东，家中祖孙三代为医，他在朝鲜行医十余年，于 1953 年回国。1957 年，孙秉严先生开始主攻恶性肿瘤的研究和治疗，他是中华人民共和国成立后第一代用中医药抗肿瘤的中医大师。

孙秉严先生擅长治疗胃癌、食管癌、膀胱癌和卵巢癌，经孙秉严治疗的恶性肿瘤患者，带瘤生存期大多较长。为此，天津市卫生部门还曾专门于 1976 年组织研究人员对他治疗的患者进行了抽样调查，在 163 例恶性肿瘤患者中，存活 6 年以上的患者有 80 例，存活 10 年以上的患者有 32 例。调查结果显示，孙秉严治疗恶性肿瘤的效果确实显著，使许多患者重获新生。孙秉炎是中医药治疗恶性肿瘤的高手，只不过因为他的治疗方法过于大胆和冒险，所以接受他治疗理念的人并不多。

孙秉严在恶性肿瘤的治疗过程中另辟蹊径，他认为肿瘤的病因不是医家普遍认为的"火、痰、瘀、毒"，更多的是"寒、瘀、痰、毒"。所以，他开方重以毒攻毒、辛热散瘀，所开的药方大多是让很多医生望而却步的大辛大热的扶阳散瘀药或是破气消积药，有时甚至用砒霜、胆矾等入药，以毒攻毒。

中医治癌的主流方法是较为温和的清消治癌，此法四平八稳，比较安全，但是在缩小癌肿和降低癌症指标方面的作用就远不及孙秉严辛热散瘀攻毒法的作用了。

孙秉严先生在用药上胆大、心细、执着，他用毒性很强的中药时都会先自己尝药，以便掌握好安全用量。这种舍生取义为患者着想的精神，堪称医林楷模。孙秉严先生博览群书，行医经验丰富，但又不会墨守成规，在诊断上多有创见，他的"三印""查一点"，以及触耳和腹诊都是具有创新性的诊断方法。

（付艳丽）

第十九节

药笼中物

古今释义

药笼中物，指药笼中备用的药材，比喻备用的人才。

逐本溯源

该成语最早见于《新唐书·元行冲》：君正吾药笼中物，不可一日无也。

药笼中物这个成语故事与狄仁杰有关。狄仁杰（630—700年），字怀英，并州晋阳（今山西省太原市）人，唐代政治家，武周时期的宰相。狄仁杰出身于太原狄氏，早年以明经及第，历任汴州判佐、并州法曹、大理寺丞、侍御史、度支郎中、宁州刺史、冬官侍郎、文昌右丞、豫州刺史、复州刺史、洛州司马等职，以不畏权贵著称。天授二年（691年）九月拜相，担任地官侍郎、同平章事，但仅4个月便被酷吏来俊臣诬陷谋反，夺职下狱，平反后贬为彭泽县令。他在营州之乱时被起复，并于神功元年（697年）再次拜相，担任鸾台侍郎、同平章事。后来，狄仁杰犯颜直谏，力劝武则天复立庐陵王李显为太子，使得唐之社稷得以延续。

据《新唐书·元行冲传》记载，元行冲博学多通，尤善音律及训诂之书。举进士，累转通事舍人，狄仁杰甚重之。行冲性不阿顺，多进规诫，尝谓仁杰曰：下之事上，亦犹蓄聚以自资也。譬贵家储积，则脯腊膎胰以供滋膳，参术芝桂以防疴疾。伏想门下宾客，堪充旨味者多，愿以小人备一药物。仁杰笑而谓人曰：君正吾药笼中物，不可一日无也。

唐代洛阳人元行冲考中进士后官至通事舍人，他博学多才，熟知旧时的典章、遗训，为朝廷重臣狄仁杰所赏识。元行冲曾经劝狄仁杰留意储备人才，并且毛遂自荐，说自己愿意成为其中之一，狄仁杰听后开怀大笑：你正是我药笼中储备的药材，我一天也不能没有你啊。这里提到的药笼是存放药材的用具，药笼里的东西代表预先吸纳储备的人才。

古代大夫们有一个称呼叫"游医郎中"。为什么叫"游医"呢？这是因为在古代，大夫们没有专门用来行医的场所，他们大多浪迹江湖，四海为家，游街串巷为老百姓看病。因为漂泊不定，所以他们从内心深处就视病家为自己的衣食父母，故而由衷地尊重、关爱病家，将有效解除患者的病痛看作自己义不容辞的责任。扁鹊、华佗、孙思邈等著名的中医大家，都是游医出身。

当然，出门在外，自然少不了身上的行头。游医走街串巷、济世救人时有3种装备是必备的：葫芦、虎撑、药箱。葫芦是郎中行医的名片，其寓意为悬壶济世，同时也表示郎中的医术高超。虎撑又称串铃，游医边走边摇动串铃，表明自己的身份，而且游医们摇动虎撑时有一定的规矩：放在胸前摇动，表示是一般的郎中；与肩齐平摇动，表示医术较高；举过头顶摇动，表示医术高明。但不论医术如何，大夫在经过药店门口时都不能摇动虎撑，因为药店里都供有孙思邈的牌位，倘若摇动，便有欺师藐祖之嫌，药店的人可以上前没收游医的虎撑和药箱，同时游医还必须向孙思邈的牌位进香赔礼。

药箱是每个游医的必备装备，就像现在咱们外出时要携带行李箱一样。游医必须备一个药箱，里边会放笔墨纸书及常备的药物，以方便抓药。因为空间有限，所以药箱里装的都是在游医眼中非常有价值的东西，以备不时之需。于是，人们便用"药笼中物"，也就是药箱里的药材，比喻备用的人才。

（付艳丽）

第二十节

牛黄狗宝

古今释义

牛黄狗宝，两者都是内脏病变的产物，比喻坏透了的心肠。

逐本溯源

该成语最早见于清代东山云中道人的《唐钟馗平鬼传》第三回：绝命丹内只五般，牛黄狗宝一处攒；冰片人参为细末，斗大珠子用半边。

中医观成语

《本草纲目》记载：牛之黄，牛之病也……因其病在心及肝胆之间，凝结成黄。

牛黄是牛科动物黄牛或水牛的胆囊、胆管或肝管中的结石。本品大多取于胆囊，形较圆，称为胆黄或蛋黄；取于胆管、肝管者，呈管状，称为管黄。我国很早就用牛黄入药，秦汉时《神农本草经》将其列为上品。

牛黄是非常昂贵的中药材，天然牛黄又叫丑宝。关于这个名字，还有一段鲜为人知的故事。

相传，在战国时代，名医扁鹊在渤海（今河北省任丘市）一带行医。一日，扁鹊从药罐中取出炮制好的青礞石，准备研末为一位名叫阳文的邻居治疗中风偏瘫时，门外传来一阵喧闹声。阳文家中的一头养了十几年的黄牛，不知何故，近来日见消瘦，以致不能耕作，阳文的儿子阳宝请人把牛宰杀了，谁知竟发现牛胆里有块"石头"。扁鹊对此颇感兴趣，嘱咐阳宝把石头留下，以便进一步研究。阳宝笑了："先生莫非想用它做药？黄牛之病源于结石，这结石乃病根也，哪能治病？"扁鹊一时也答不上来，随手把结石和桌上的青礞石放在一起。

正在这时，阳文的病又发作起来。扁鹊赶到时，只见阳文双眼上翻，喉中痰鸣，肢冷气急，情况十分危急。扁鹊一边扎针一边叮嘱阳宝："快！去我家桌上把青礞石拿来！"阳宝气喘吁吁地拿来药，扁鹊也未细察，很快研为细末，取用五分给阳文灌下，不一会儿，阳文就停止抽搐，气息平稳，神志清楚。

扁鹊回到自己的屋里，发现青礞石还在桌上，而牛结石不见了，于是忙问家人："何人动了牛结石？"家人回答："刚才阳宝过来取药，说是您吩咐的啊！"这个偶然的差错给扁鹊带来了启发：难道牛的结石也有豁痰定惊的作用？于是，第二天扁鹊有意地将给阳文吃的中药里的青礞石改换为牛结石。三天后，阳文的病奇迹般好转了，不但止住了抽搐，而且偏瘫的肌体能动弹几下了，喜得阳文连声称谢。扁鹊说："不用谢我，还是谢谢你家的公子吧。"

扁鹊将阳宝错拿牛结石的经过讲了一遍，并说："此石久浸于胆汁中，苦凉入心肝，能清心开窍，具镇肝息风之效。"阳文问道：

"这药叫什么名字呢?"扁鹊思索片刻:"此结石生于牛身上,凝于肝胆而成黄,可称它为'牛黄'。牛黄有此神效,堪称一宝,牛属丑,再给它取个别名,叫'丑宝'吧。"

由此,当你看到一些老中医开具的处方里有"丑宝"时,就知道是它指的是"牛黄"了。

牛黄含有胆酸、去氧胆酸、鹅去氧胆酸及其盐类、胆红素及其钙盐,还含有胆甾醇、麦角甾醇、卵磷脂、脂肪酸、维生素D、水溶性肽类成分SMC(具收缩平滑肌及降低血压作用),以及铜、铁、镁、锌等。澳大利亚产牛黄含有类胡萝卜素、丙氨酸、甘氨酸、牛磺酸、天冬氨酸、精氨酸、亮氨酸、蛋氨酸等。

中医学认为,牛黄气清香,味微苦而后甜,性凉,归心、肝经。明代缪希雍对牛黄作了高度评价:牛为土畜,惟食百草,其精华凝结为黄,犹人身有内丹也,故能解百毒而消痰热,散心火而疗惊痫,为世神物,诸药莫及也。历代名贵中药均以牛黄为主药,如安宫牛黄丸、紫雪丹、至宝丹、六神丸、牛黄上清丸、牛黄解毒丸等。我们现在的药用牛黄基本上都是人工合成的,因为天然牛黄在国际上的价格比黄金还要贵。以前曾有专门从事"赌牛"的人,他们以高于平均水平的价格购买牛,期望能从牛腹中剖出牛黄。

牛黄有清心、豁痰、开窍、凉肝、息风、解毒、定惊、安神之功效,用于热病神昏、中风痰迷、惊痫抽搐、癫痫发狂、咽喉肿痛、口舌生疮、痈肿疔疮。

以牛黄为君,制成的中成药有数十种。例如,以牛黄为君,与朱砂、全蝎、钩藤等配伍制成牛黄散,可用于温热病及小儿惊风之壮热神昏、惊厥抽搐；与麝香、栀子、黄连等配伍制成安宫牛黄丸，共奏清热化痰、开窍醒神之功，可治温热病热入心包，中风、惊风等痰热蒙蔽心窍所致之神昏、口噤、痰鸣；与黄芩、雄黄、大黄等同用，如牛黄解毒丸等，可用于治疗咽喉肿痛、口舌生疮、溃烂及痈疽疔毒等热毒壅滞郁结之症；与麝香、乳香、没药等合用制成犀黄丸，可清热解毒、活血散结；与黄连、黄芩、栀子、麝香等同用制成丸散，应用于高热烦躁、神昏谵语及惊痫抽搐等症。另外，牛黄配伍青黛、冰片等可治咽喉肿痛，配伍金银花、重楼、甘草等可治疮疡。

"狗宝"和"牛黄"一样，也是动物身上生出的结石，多半是圆球形，表面灰白色或灰黑色，略有光泽，它最显著的作用是降逆、开郁、解毒，治疗呃逆（打嗝）反胃非常有效，以至于民间常把呃逆、胃胀不思饮食称作"狗宝病"。

狗宝是多种良药的重要原料，是我国传统中药材。狗宝的化学成分复杂，至今尚未完全弄清楚，已知者为胆红素、胆酸、碳酸钙、碳酸镁、磷酸钙，以及多种有机酸和活性酶。

中医学认为，狗宝味甘、咸，性平，归脾、胃、心经，具有降逆风、开郁结、消积、解毒的功效，主治噎膈、反胃、肺经风毒痰火、痈疽疔疮、胸胁胀满，还用于胃癌、食管癌的治疗。

牛黄狗宝虽被用来比喻"坏透了的心肠"，但这两种内脏病变的产物，成了自古以来被中医誉为中药材"三宝"中的两宝（另一件为"马宝"，是马胃肠中的结石）。明代李时珍说：狗宝生癞狗腹中，状如白石，带青色，其理层叠，亦难得之物也。按贾似道悦生随抄云：任丘县民家一犬甚恶，后病衰，为众犬所噬而死。剖之，其心已化，似石非石，其重如石，而包膜络之如寒灰，观其脉理犹是心，不知何缘致此？尝闻人患石淋，有石块刀斧不能破……时珍尝静思之，牛之黄，狗之宝……皆物之病，而人以为宝。

（付艳丽）

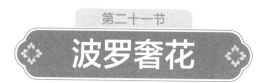

波罗奢花

古今释义

波罗奢花，即鸡冠花。

逐本溯源

该成语出自清代高士奇《天禄识馀·鸡冠》：鸡冠花，佛书谓之波罗奢花，又汴中谓之洗手花。

相传，古代某个村庄附近的山上有个蜈蚣精，常会变成美丽的女子出来迷惑年轻的男子，并与他们结为夫妻，将他们骗到山上的洞穴里熏晕，吸食他们的脑髓，然后将他们杀死，十分可怕！

有一天，村里一个叫双喜的年轻人也被蜈蚣精迷住了，并将她娶回了家。双喜家养了一只大公鸡，它看出了蜈蚣精的本来面目，于是就扑上去啄蜈蚣精。双喜并不知道其中的缘由，还在蜈蚣精的挑唆下将大公鸡赶出了家门。大公鸡跑到了山上，再也没有回来。

这天，蜈蚣精将双喜骗到了山上的洞穴里，并喷出一股毒雾将双喜熏得失去了意识。正当她准备吸食双喜的脑髓时，一只大公鸡突然扑了上来，冲着蜈蚣精的脑袋使劲地啄。蜈蚣精迫于无奈现出了原形，与大公鸡展开搏杀。

后来，大公鸡终于将蜈蚣精的脑袋啄出了一个大洞，将蜈蚣精啄死了，但大公鸡也是伤痕累累，随后因中毒太深也死去了。双喜醒来后，看到了身旁的大蜈蚣和大公鸡的尸体，而大公鸡正是自己养的那只。他环顾四周，看着那些搏杀后留下的痕迹，终于恍然大悟，明白了大公鸡一见到妻子就啄的原因，被自己赶出家门的大公鸡竟舍身救了自己的命。

双喜感到十分羞愧、懊悔，将大公鸡抱在怀里，眼泪一滴滴地落在它伤痕累累的身上。后来，双喜将大公鸡埋在了山坡上。

过了一段时间，埋大公鸡的地方居然长出了一棵小草，还开出了一种极似大公鸡鸡冠的花来，整个植株宛如一只昂首欲啼的大公鸡。人们认为它就是双喜的那只大公鸡变成的，于是给它起名为"鸡冠花"，这种花也因此象征着永生、不死。

中医观成语

鸡冠花也是一种中药，出自《滇南本草》，是苋科植物鸡冠花 *Celosia cristata* L. 的干燥花序。鸡冠花为穗状花序，多扁平而肥厚，呈鸡冠状，长 8 ～ 25 厘米，宽 5 ～ 20 厘米，上缘宽，具皱褶，密生线状鳞片，下端渐窄，常残留扁平的茎。表面红色、紫红色或黄白色。中部以下密生多数小花，每花宿存的苞片和花被片均呈膜质。果实盖裂，种子扁圆，呈肾形，色黑，有光泽。鸡冠花体轻，质柔韧，气微，味淡。鸡冠花炭表面呈焦黑色，质轻，味涩。

关于鸡冠花，有许多美丽的传说。

相传很久很久以前，在鸡冠山穆校河的河畔有一个小村庄，村庄里有一户人家，家中有个七八岁的小女孩。有一天小女孩去鸡冠山玩耍，结果在山中迷了路，因她饿得没有办法，故采摘野果、野菜充饥，加上喝的河水又不清洁，便拉起了肚子，腹痛难忍。

突然，小女孩在河边发现了一种紫色鸡冠样的野花，她采了一些花吃了下去，发现肚子不那么痛了。小女孩已经数天没有吃东西了，浑身无力，就在一棵树下的草棚内休息，后来她的父亲和乡亲们找到了她。

回家后，小女孩休息了数天，精神逐渐好了起来。小女孩向母亲说起她在山中因为吃了野果拉肚子，以及后来吃了紫色的花治好了的事情。小女孩的母亲经常拉肚子，听了小女孩的经历后就和丈夫一同上了鸡冠山，连根采了一些这种紫色的花，带回家中，栽种于家门前。小女孩的母亲连续数天用这种花煎汤服用，拉肚子的毛病果然没有再犯。后来，她将这种花能治病的消息告诉了乡亲们，由于该花产自鸡冠山，长得又像大公鸡的鸡冠一样，人们便给它取名为"鸡冠花"。

鸡冠花味甘、涩，性凉，归肝、大肠经，具有收涩止血、止带、止痢的功能，用于吐血、崩漏、赤白带下、便血、痔血、久痢不止。生鸡冠花性凉，收涩之中兼有清热的作用，多用于湿热带下、湿热痢疾、湿热便血和痔血等症。鸡冠花炭凉性减弱，收涩作用增强，常用于吐血、便血、崩漏反复不愈，以及带下、久痢不止。

鸡冠花的花和种子皆可药用，但"是药三分毒"，鸡冠花虽然无毒，药用时还是有很多禁忌的，因此必在医生的指导下服用。

（付艳丽）

第二十二节
拙贝罗香

古今释义

拙贝罗香，安息香的别名。

逐本溯源

明代李时珍的《本草纲目》记载：此香辟恶，安息诸邪，故名……梵书谓之拙贝罗香。

中医观成语

安息香，别名拙贝罗香或野茉莉，乔木或灌木，株高 10～20 米，树干挺直，树皮绿棕色，木质棕红色，叶互生，长卵形，叶缘有不规则的锯齿，花序呈圆锥形，顶生或腋生，早落，花萼呈短钟状，花冠呈白色，披针形。

安息香是安息香树所生之脂汁块，可以溶剂萃取，主产地为越南、柬埔寨、老挝和泰国。安息香性喜温暖和较干燥的环境，宜生长于砂质土壤。

安息香的花朵多为合瓣花，呈钟状，如一串风铃，故有"银铃花"或"玉铃花"之称。同时，由于安息香花开时略带芬芳，也有人称之为"野茉莉"。

安息香是波斯语"mukul"和阿拉伯语"aflatoon"的汉译，在爪哇和苏门答腊，安息香被当地人广泛应用于治病和祭祀，因为人们相信安息香可以洗清罪恶，涤荡灵魂。早在数千年前，安息香就是熏香最主要的香料，在15世纪由贸易商人带入英国，被磨成粉末后添加在伊丽莎白一世的香水中。

我国古代宋金元时期是香药输入的极盛期，海上丝绸之路开通，让香药的进口量急剧提升。根据宋代赵汝适的《诸蕃志》记载，当时我国进口的香料中就有安息香。

安息香归心、脾经，可以开窍醒神、祛痰、行气活血、止痛。安息香配制成丸剂或散剂可以治疗中风痰厥、气郁暴厥、中恶昏迷等疾病，一般配伍石菖蒲使用。《红楼梦》中贾宝玉大婚之日昏厥，家人连忙满屋子点起安息香来，震住他的魂魄。

安息香丸有行气活血止痛的作用，可以治疗心腹疼痛等。安息香非常温和，对缓解风寒感冒、流行性感冒、咳嗽和喉咙痛等非常有帮助。因为安息香还可以促进物质在体内的运行，清除脓液、促进循环、排出废气或促进排尿，在缓解胃部绞痛和治疗尿路感染方面也非常有效。

安息香可以治疗许多种皮肤创伤，如皮肤干裂和冻伤等。以前，芭蕾舞者经常使用修道士香脂治疗脚趾裂伤并避免伤势扩大。安息香精油有温暖、安抚和激励的作用，可以帮助感到悲伤、孤独、忧郁或焦虑的患者重建自信。

安息香精油的气味温暖而甜香，有着香草般的香气。另外，精油中的香草素成分又让安息香有冰激凌的气味。

安息香还能治疗感受风寒湿邪造成的关节炎，可以配伍独活、威灵仙等。小儿惊风抽搐也可以单用安息香研末口服。安息香外敷可以促进伤口愈合。安息香在使用时一般不入煎剂。

需要注意的是，由于安息香具有很好的行气活血作用，用药期间应避免使用其他有活血化瘀功效的药物，如丹参、肝素、华法林等，以免引起出血。此外，气虚食少、阴虚火旺者应禁用。

（付艳丽）

第七章

养
生
篇

病从口入，祸从口出

古今释义

病从口入，指病毒、细菌等病原微生物常常因饮食不注意而入侵人体，疾病常因饮食不慎而发生；祸从口出，指灾祸往往因说话不谨慎而引起。

逐本溯源

晋代傅玄的《口铭》记载：病从口入，祸从口出。

清代赵翼的《陔馀丛考·成语》亦有记载：病从口入，祸从口出，见庄绰《鸡肋编》，谓当时谚语。

在宋代太平兴国的第二年，宋太宗（赵炅）命令李昉等14人编纂《太平御览》一书，历经7年，终于编纂完成。该书籍一共分为1000卷，归纳出55门。

这本书的编纂历时如此之久，就是因为引用的资料十分丰富。书中有这样记载：福气的到来多多少少都会有征兆，祸害的到来也是有原因的，不要放纵自己的情感做许多不应该去做的事情，同时也不要放纵自己的嘴巴，话说出口时要谨慎，小小的蚁穴也可能随时让河堤崩溃，小股的溪流泉水也可能冲倒高山，而疾病往往是由于平时饮食不慎而引起的，灾祸也往往是因为语言不妥而招来的。

祸从口出，有一个故事可以充分说明这个成语的含义。

山里的冬天，格外寒冷。每到夜晚，大家三五成群聚到一起，围着火炉"讲古"（也就是吹牛、讲故事、侃大山）。相传，张家坳有一个50来岁的张知府，这天家里住了个贩羊的客人。将买来的20多只山羊关在他家过夜。

时值隆冬，天寒地冻。到了夜晚，张知府家聚集了十来个邻居"讲古"，打发漫长的黑夜。大家每人讲一个故事，你方唱罢我登台，气氛热烈。第一轮下来，只有这个外来客人没有讲。张知府说："这位客人，我们都讲了，您也讲一个？"客人说："我讲不好，你们继续讲，我听着便好。"

紧接着大家又讲了一轮，张知府又说："这位客人，您光听可不行，一定要讲一个！"客人说："我真的讲不好，你们继续讲吧。"第三轮讲完后，张知府说："不行，不能光让您听，您无论如何也要讲一个。"其他人也跟着附和："讲一个！讲一个！"

这客人看着众怒难犯，只好讲了一个。不巧的是这位客人讲到了马棒（马棒是过去川东地区一种自制的吸烟工具），而张知府嘴里叼着长烟杆正在炉子上点烟，于是大怒，冲着这位客人大骂起来了。张知府一怒之下来到羊圈边，打开圈门，将这位客人的20多只山羊赶出了圈外。可怜的客人，半夜三更，天寒地冻，独自赶着一群羊儿行进在荒山野岭里，好不凄惨。

中医观成语

触摸是我们感知这个世界的一种方式，每天我们都以手为媒介感知周边的大量事物，我们感知的这些有好有坏，但无论什么东西，都不免携带着病原体。虽然我们自身的免疫系统可以有效地屏蔽一部分病原体，但还是有少部分病原体会对我们造成伤害。食物也会沾染部分病原体，如果我们没有认真地清洗、检查，一旦吃下了不干净的东西，就极有可能造成病从口入的局面，身体健康会随之受到影响。

《素问·脏气法时论》曰：五谷为养，五果为助，五畜为益，五菜为充，气味合而服之，以补益精气。饮食调摄要注意饮食宜忌，一是提倡饮食定时定量，不可过饥或过饱；二是注意饮食卫生，不吃不洁、腐败变质的食物，或自死、疫死的家禽和家畜，以防得肠胃疾病、寄生虫病或食物中毒；三是克服饮食偏嗜，比如酸、苦、甘、辛、咸五味要搭配适宜，不可偏嗜某味，以防某脏之精气偏盛。

祸从口出，也是一样的道理。说话是我们表达自己情绪的一种方式，我们通过日常的交谈，可达到自己的某种目的。倾诉是一件好的事情，不过也要注意身边其他人的看法，我们不仅要学会倾诉，还要学会倾听，若我们没有学会倾听，就会导致自己无法正确地接收别人传递的信息，从而造成许多误会及错误，这就是大家所说的"祸从口出"，不仅伤害别人，而且会伤害自己。

（伍睿昕）

第二节

乐极生悲

古今释义

乐极生悲，原指快乐到极点，就会转化为悲哀，后指正当快乐的时候，发生了令人悲哀的事情。

逐本溯源

《史记·滑稽列传》曰：故曰酒极则乱，乐极则悲，万事尽然。

这段话的意思是酒喝得过多就容易出乱子，欢乐到极点就会发生悲痛的事，所有的事情都是这样，指无论什么事情都不可走向极端，到了极端就会衰败。

《吕氏春秋·博志》曰：全则必缺，极则必反。

相传，在战国时代，齐国的齐威王是个喜欢彻夜饮酒的君王。有一年楚军进攻齐国，他连忙派自己信得过的使节淳于髡去赵国求救。

齐国大将淳于髡果然不辜负齐王重托，到了赵国就请来了 10 万大军，吓退了楚军。齐威王十分高兴，立刻摆酒设宴请淳于髡庆贺。酒宴中，齐威王问："先生喝多少才会醉？"淳于髡回答："臣喝一斗也醉，喝一石也醉。"齐威王问："先生喝一斗就醉了，怎么还能喝一石呢？"淳于髡说："在大王面前喝酒，执法官在旁边，御史在后边，我心怀恐惧，不过一斗已经醉了。如果家里来了贵客，我小心地在旁边陪酒，不时起身举杯祝他们长寿，那么喝不到二斗也就醉了。如果朋友故交突然相见，互诉衷情，可以喝五六斗。如果是乡里举办盛会，男女杂坐，无拘无束，席间还有六博、投壶等娱乐项目，我心中高兴，大概喝到八斗才有两三分醉意。天色已晚，酒席将散，酒杯碰在一起，人们靠在一起，男女同席，鞋子相叠，杯盘散乱，厅堂上的烛光熄灭了，主人留髡而送客，女子薄罗衫轻解，微微地闻到一阵香气，这个时刻，我心里最欢快，能喝一石。"

齐威王并不明白他是什么意思，心想如此好酒好菜招待着，难不成他还对自己心存不满吗？淳于髡解释自己在不同场合、不同情况下酒量会变化："我得出了一个结论，喝酒到了极点，就会酒醉而乱了礼节；人如果快乐到了极点，就可能要发生悲伤之事。所以，我看做任何事都是一样，超过了一定限度，就会走向反面了。"

淳于髡这一席话说得齐威王心服口服，当即痛快地表示接受淳于髡的劝告，今后不再彻夜饮酒作乐。

中医观成语

《鹖冠子·环流》曰：物极则反，命曰环流。阴阳学说认为，事物的总体属性，在一定条件下可以向相反的方向转化。"乐"与"悲"，一阳一阴，当"乐"发展到一定程度，即达到极点时，可以转化为"悲"。

《儒林外史》记载范进屡试不第，中举后高兴至极，以致癫狂发病，成了一出悲剧，这正是中医"喜伤心"的典型案例。《淮南子》言：神清志平，百节皆宁，养性之本也。中医学认为，人的喜怒哀乐与心的联系最为紧密，"乐极"使人心绪不宁、坐卧不安、失眠多梦，很容易影响心的功能，产生疾病。这说的便是"乐极生悲"。

齐威王明白了淳于髡话中的劝诫之意，决意改掉彻夜饮酒的做法，我们老百姓也要注意调畅情志，适度喜乐。如果我们能做到志闲少欲、心安无惧，便能一步步到达精神自守、身心健康的境界。

（伍睿昕）

第三节

蓼虫忘辛

古今释义

蓼虫忘辛，吃惯了蓼（一种有辣味的草）的虫子已经感觉不到蓼是辣的了，比喻人为了所好就会不辞辛苦。

逐本溯源

王粲的《七哀诗》曰：蓼虫不知辛，去来勿与谙。

晋代左思的《三都赋》记载：习蓼虫之忘辛，玩进退之惟谷。

民间有许多关于蓼花的经典传说，下面介绍其中的一个故事。

有一位姓铁的官员要去远方工作，临别之时，他的各路朋友都前来相送。送别的队伍中以文人居多，但也有一位看似粗鄙的武官，在这些文人中显得格格不入。

这些文人看不起蛮力武夫，便打算为难为难这位武官，看一看他的笑话。于是就有人提出，到场的每个人都即兴作一首诗，送给这位姓铁的官员。当这群文人你一言我一语，纷纷吟诵出诗句之后，终于轮到武官了。这些文人心想：一个武官能有什么才学，等着看他出丑吧。只听武官开口："你也作诗送老铁，我也作诗送老铁。"两句诗乍一听俗不可耐，引得在场的文人纷纷哈哈大笑，对这位武官好一番嘲笑奚落，但很快武官吟出的后两句诗却令他们感到震惊："江南江北蓼花红，都是离人眼中血。"这些文人听后自叹不如，羞愧难当。

中医观成语

辣蓼又名水蓼，它的杆茎非常辣。在古代，辣蓼是作为一种重要的调味品被人们使用的，它和葱、蒜、韭、芥并称"五辛"，煮鱼的时候把辣蓼塞进鱼腹中烹调，可去除腥味。现今在华北地区，辣蓼经常被当作炖肉的佐料。

古人种蓼为蔬，而和羹脍。蓼有很多药用价值，主要应用如下（应在医生指导下使用）。

治大肠下血：辣蓼30克，同猪肉炖服。隔10日再服1次。

治痢疾：辣蓼根24克，用水煎，加入糖调服。

治胃气痛、疝气腹胀痛：取鲜辣蓼枝头嫩叶 9 克，将其捣碎，加冷开水一大盅，擂汁服。

治疟疾：取辣蓼叶、桃树叶等份，研细末，用水、酒和匀制成丸。每日早、晚各服 3 克，温开水送下。

治牙痛：鲜辣蓼 120 克，用水煎，频频含漱。

需要注意的是，蓼草过食会引发心痛；与生鱼同食，会令人脱气、阴核疼痛；月经期女性不宜食辣蓼。

（伍睿昕）

第四节

百炼成钢

古今释义

百炼成钢，比喻经过长期锻炼，变得非常坚强。

逐本溯源

东汉陈琳的《武军赋》记载：铠则东胡、阙巩，百炼精刚。

东胡，是春秋战国时代非常强盛的北方民族，因位于匈奴（胡）以东而得名；阙巩，春秋时国名。东胡和阙巩都以制作铠甲而闻名。"铠则东胡、阙巩，百炼精刚"，意思就是要说铠甲，首推的是东胡和阙巩国所产的，那可是百炼精钢打造而成的。

王定保的《唐摭言·知己》载：萧若百炼之钢，不可屈抑。

古代以"百炼之钢"比喻久经锻炼、坚强不屈的优秀人物。

大约在春秋战国时代，铁器开始逐渐取代铜器和青铜器。钢铁作为金属材料的"元帅"赫然登上历史舞台，推动着历史突飞猛进地发展。在西汉时期，我国劳动人民就创造出了炼钢的方法，其过程大致是把熟铁放在木炭中加热，一边加热一边进行渗碳，使其含碳量达到一定的百分比，然后经过上百次的冶炼、锻打，不断地将磷和硫等杂质氧化成气体或炉渣清除掉，使碳和各种杂质的含量都控制在一定的范围内。于是，熟铁炼成了钢。这种钢称作"百炼钢"，是名副其实经过千锤百炼而成的。西晋刘琨所作的《重赠卢谌》一诗曰："何意百炼刚，化为绕指柔。"

成语"百炼成钢"即由"百炼之钢"演化而来，喻指一个人经过斗争生活的长期考验，能成为意志坚强、有作为的人。

中医观成语

《钢铁是怎样炼成的》的作者、苏联作家奥斯特洛夫斯基说过，人最宝贵的是生命，生命对人来说只有一次。因此，人的一生应当这样度过：当他回首往事时，不因虚度年华而悔恨，也不因碌碌无为而羞愧。这样，在他临终时，就能够说，我把整个生命和全部精力都献给了人生最宝贵的事业——为人类的解放事业而斗争。这段话，曾激励了许多有志青年。

书中的主人公保尔·柯察金也被奋斗者视作百炼成钢的典范。只有拥有坚定的意志和很难磨灭的毅力的人，才可以像钢铁一般坚韧。人经过百般锤炼，经历得多了，内心也就坚定了。如果把我们每一个人比作一块铁，那么铁势必要受到磨炼才能成钢，而磨炼就是我们生活中遭遇的各种磨难。经受不住这些磨难，人就会渐渐消沉，一蹶不振，从而变得碌碌无为，成了"废铁"。反之，若经受住了这些磨难，人就会变得越来越坚强，最终像保尔·柯察金一样百炼成钢，成为强者。"故天将降大任于是人也，必先苦其心志，劳其筋骨，饿其体肤，空乏其身，行拂乱其所为，所以动心忍性，曾益其所不能"，这句话是意思是上天要把重任降临在某个人的身上，一定先要使他心意苦恼，筋骨劳累，使他忍饥挨饿，使他身处贫困之中，使他的每一个行动都不如意，以此来磨炼他的心志，使他性情坚韧，增加他所不具备的能力。

历经忧患可以激励人奋发有为，生活的磨炼可以使人有新的成就，这就是在告诉我们，不要安于享乐，而是要更努力地去拼搏，磨炼自己的意志。

（伍睿昕）

第五节

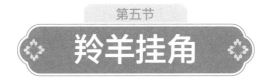

羚羊挂角

古今释义

羚羊挂角，羚羊夜宿时挂角于树，脚不着地，以避祸患，旧时多用该词语比喻诗的意境超脱。

中医观成语

宋代严羽的《沧浪诗话·诗辩》记载：盛唐诸人唯在兴趣，羚羊挂角，无迹可求。

关于羚羊，有很多美丽的传说。

有一支科学考察队，到西藏去进行实地考察。他们乘坐的车子缓慢地行驶在高原上。

忽然，一只藏羚羊从对面的草坡上飞奔而下，一直跑到狭窄的路中央，然后"扑通"一声跪了下来。司机紧急刹车，才避免了一场悲剧的发生。司机和一位科考队员走下车来，准备将它赶走。

令人奇怪的是，任凭他俩怎么吆喝，那只老羚羊依旧纹丝不动地跪在车前，并用一种乞求的眼神盯着他俩。车内其他人也都感到好奇，纷纷走下车来。

这时，两行浊泪从老羚羊的眼眶里涌了出来，然后它缓缓站起身来，一步一回头地往草坡上走。"这只老羚羊做出这样的反常行为，一定是有求于我们"，年长的科考队长对大家说。

在好奇心的驱使下，人们都跟着老羚羊朝草坡上走去。翻过草坡，一幕惨景尽现眼前：在一个土坑附近，躺着一只气息奄奄的小羚羊。它的一条后腿，正在向外渗着血水。众人这才明白了老羚羊冒死拦车的缘故。顿时，大家对老羚羊肃然起敬。有人赶紧从车里拿出矿泉水，给受伤的小羚羊喝，队长则从随行携带的药箱里，找出一些止血和消炎的药，碾碎后敷在小羚羊的伤口上，最后用纱布小心翼翼地把伤口裹好。

科考队员们担心小羚羊不能行走，会饥渴而死。经过一番商量，大家决定将受伤的小羚羊抱回车上，等到伤愈后再放归自然。老羚羊静静地注视着，待汽车发动起来，才缓缓离去。

半个月后，科考队员完成了任务，小羚羊的伤口也痊愈了。在归程中，他们特意留心寻找那个草坡。等他们停车把小羚羊放到地上后，随着小羚羊欢快的叫声，一只老羚羊从草坡背后跑了出来。那只老羚羊比先前消瘦了很多。见此情景，科考队员们的眼睛都湿润了。队长转过脸去，悄悄地抹了一把脸，湿漉漉的，竟是泪。

"咩，咩——"活蹦乱跳的小羚羊围着老羚羊边跳边叫，老羚羊慈爱的目光在小羚羊身上扫来扫去，还不时用嘴去蹭小羚羊的后腿。

全体科考队员噙着眼泪，待两只羚羊完全没入草丛中，才缓缓离去。

中医观成语

北宋陆佃的《埤雅·释兽》载：羚羊似羊而大，角有圆绕蹙文，夜则悬角木上以防患。语曰"麢（羚）羊挂角"，此之谓也。

明代李时珍的《本草纲目》引陈藏器曰：而羚羊有神，夜宿防患，以角挂树不著地。

在现实中，"羚羊挂角"是真的吗？自然不是的，因为这并不符合羚羊的习性，也不是羚羊躲避天敌的方法。古人所说的"羚羊挂角"中的羚羊，并不是我们现在所说的羚羊，而是麢羊。"麢"通"羚"，麢羊是古代神话传说中的神兽，与普通的鹿和羚羊群居不同，它是独栖的，晚上会找一个安全的地方，把角挂在树上，身体悬空，以避天敌，因此又被叫作悬鹿。

羚羊躲避天敌靠的是群居和奔跑能力。羚羊一般生活在非洲草原之上，树木稀少，所以众多的羊根本无法都挂在树上，同时羚羊又是极善于奔跑的动物，他们通过快速奔跑躲避天敌的侵害，而羚羊的天敌大多是狼、狮子、花豹、猎豹及鬣狗，这些食肉动物通常都是在夜间活动的，也就是说，如果羚羊晚上把角挂在树上，那就等于变成了一块"风干肉"任人宰割。羚羊的天敌都具备很强的夜视能力，嗅觉也非常灵敏，即便羚羊在离地面几米高的树上挂着，这些天敌也闻得到气味。大多数羚羊属于晨昏性动物，它们一般都在傍晚或黎明前活动，非洲的许多羚羊甚至是在晚上活动的，因为晚上温度较低，湿度较高，草木中的水分含量也比较高，毕竟羚羊很少主动喝水，它们补充水分主要靠吃鲜嫩多汁的食物（旱季除外）。

羚羊角是古代常用名贵中药，是牛科动物赛加羚羊 *Saiga tatarica* Linnaeus 雄兽的角，已有两千多年的药用历史。本品性寒，味咸，归肝、心经，具有平肝息风、清肝明目、散血解毒的功能，用于治疗高热痉厥、子痫抽搐、癫痫发狂、头痛眩晕、目赤翳障、温毒发斑、痈肿疮毒等症。

《中国药典》收载的"贝羚胶囊""牛黄降压丸""石斛夜光丸"等成方制剂均以羚羊角为主药，用于高热惊厥、子痫抽搐、癫痫发狂等症。另有记载，羚羊角丝水煎，无毒无味，较适合婴幼儿服用。羚羊角的临床疗效好，需求量屡增不减，但市售羚羊角价格已经很高了，而且我国资源极少，主要依靠进口，市场上羚羊角的伪品较多。根据《国家重点保护野生动物名录》，赛加羚羊已被列为国家一级保护动物。因此，寻找替代羚羊角的新药资源已是当务之急，目前临床上常使用山羊角代替羚羊角。

著名医家张锡纯使用鲜茅根、生石膏与西药阿司匹林并用代替羚羊角，取得了较好效果，他认为"其药力不亚于羚羊角，且有时胜于羚羊角"。

（伍睿昕）

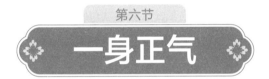

第六节

一身正气

古今释义

一身正气，一身都是正气，比喻为人光明磊落、刚正不阿，是中华文化经典中传承下来的一个汉语成语。

逐本溯源

《孟子·公孙丑上》曰：吾善养吾浩然之气。

中医观成语

一身正气，既体现了中国古代哲学思想的心性观，又彰显了一种自信的人格观。在先哲看来，人的全身充满了气。心以宰身，心正则身正，身正就体现为气正。《大学》曰：所谓修身在正其心者，身有所忿懥，则不得其正；有所恐惧，则不得其正；有所好乐，则不得其正；有所忧患，则不得其正。心不在焉，视而不见，听而不闻，食而不知其味。"心不在焉"者，就是心思不能主导其身，而任由人之血气、情气操纵自己。反之，发挥心思作用，端正心性，自然气正而身修。

身之正气，乃在于心正则身正。身之正在于"德润身"，而"德润身"就是心做主，使身以载道。在先哲的思想中，心为身之主宰，身为心之藏所。体现心以宰身的成语有很多，比如"神清气正"的意思是心神清正，则气血纯正。"精神内守形骸而不越"，说的也是这个意思。身充盈于气，其中就包括血气。若是"血气滔荡而不休"，则将"精神驰骋而不守"。血气滔荡，则心气外驰，情气邪作。

在儒家看来，夫志，气之帅也；气，体之充也。在志与气的关系上，志为主，气为次，"志壹则动气"，气也能反作用于心志，"气壹则动志"。人要做到一身正气，就得"持其志，无暴其气"。这里的"持其志"就是指发挥心志的主导作用，"无暴其气"就是指以志帅气，节制血气而使其"无暴"。成语"心正气和"，说的就是这一意旨。心正则气自和，而气和者自为正。可见，成语"一身正气"的思想精髓，既是心做身之主，仁义根于心而分定，又是修养工夫所致，养性、养心则身气自得其正养。养气的心性修为，就在于和柔其气，以志帅气。大丈夫的一身正气，就在于能坚守道义原则，疾恶如仇，一刻不失其守，能慎独而身不离道，见得而思义，甚至舍生而取义。

正气浩然，便可充塞天地之间。在先哲看来，人身之气与天地之气相交通，这是天人合一的思维。对人来说，天地之性"皆备于我"，天地正气也是盈满吾身。人为天地立心，则天地之间有正气。

在人身上，心以集义，则有浩然之气。浩然之气，因其"至大至刚，以直养而无害"，故能"塞于天地之间"。"至大"者，则无限量；"至刚"者，则不屈挠。之所以能如此，就在于其为气能"配义与道"，为"集义所生"。反之，一旦"行有不慊于心"，而心中有愧，则气必萎缩而馁。在善养吾"浩然之气"上，"集义所生"就是以道义养心、养气。心无间于道义，则道义无间于气，天地正气必塞吾身。浩然之气"至大至刚"，自能呈现出强大的感化力和渗透力，形成莫之能御的影响力和吸附力。一身正气满乾坤，则宇宙便是吾之立心处，"为天地立心"。

（伍睿昕）

第七节

七情六欲

古今释义

七情六欲，指人的各种情感和欲望。

逐本溯源

七情，按《礼记》的观点指喜、怒、哀、惧、爱、恶、欲，中医学的七情是指喜、怒、忧、思、悲、恐、惊。

《礼记·礼运》曰：何谓人情？喜、怒、哀、惧、爱、恶、欲，七者弗学而能。

《三字经》载：曰喜怒，曰哀惧。爱恶欲，七情具。

在中医理论中，七情指喜、怒、忧、思、悲、恐、惊七种情志，这七种情志过度，就可能导致阴阳失调，气血不周而引发各种疾病。令人深思的是，中医学没有把"欲"列入七情之中。

《吕氏春秋》首先提出了六欲的概念：所谓全生者，六欲皆得其宜者。东汉哲人高诱对此作了注释：六欲，生、死、耳、目、口、鼻也。后人将六欲概括为见欲（视觉）、听欲（听觉）、香欲（嗅觉）、味欲（味觉）、触欲（触觉）、意欲，也有说法认为是求生欲、求知欲、表达欲、表现欲、舒适欲、情欲。

《西游记》把七情形象化为七个妖怪，用她们来代表情欲，而这"盘丝洞"呢，其实是把人类的基本欲望集中地暴露出来了，所以才会有八戒色迷心窍，控制不了自己的情欲想要调戏妖怪的情节。后来，不能抵御诱惑的猪八戒被摔得鼻青脸肿，其实也是在告诫大家，不能被欲望牵着鼻子走，否则一定会吃亏的。

中医观成语

七情与六欲，分别出自两本不同的古籍，七情出自《礼记》，而六欲则出自《吕氏春秋》。古人能够将人类的情感和欲望言简意赅地表达出来，七情六欲可以说已经包括了方方面面。

七情包括喜、怒、哀、惧、爱、恶、欲。这七种感情会充斥着人们的一生，高兴的时候会有欢喜之情，生气的时候会感到愤怒，悲伤的时候则会哀婉痛哭，还有发自内心的喜爱、厌恶、恐惧等，这些情感是我们不能控制的，很少有人能完全避免这七种情感的影响。七情给了我们体验人生百态的资格。

六欲包括生、死、耳、目、口、鼻。这六种欲望带给人们的是直观上的体验，人人渴望生而惧怕死亡，用耳朵能够听到更多的声音，用眼睛能够看到大千世界的繁华景象，用嘴巴能尝遍世间美食，用鼻子能嗅尽无限花香。这些欲望给了我们真切而又多彩的生活。这些欲望每损失一个都会让人觉得生活失去支撑，无论哪个都是不能或缺的存在。可以说，六欲给了我们品尝人生的资本。一个人因为有了七情六欲才会显得鲜活，如果没有了这些情感和欲望，就会如同行尸走肉一般没有了感觉和认知。

中医学认为，七情六欲要适度，否则会影响身心健康。《素问·举痛论》言：悲则心系急，肺布叶举，而上焦不通，荣卫不散，热气在中，故气消矣。哀不至伤，言其和也，悲哀但不过分，符合中医之中庸、中和平衡的思想。中医学认为，悲则气消，可以损伤肺气，而哀而不伤与中医理论有一致之处，故人在悲伤时，可以以"哀而不伤"为标准，这样既能疏泄情绪，又不至于宣泄过度而损伤身体。

中医还能运用七情来治病，比如以悲制怒、以恐制喜、以怒制思、以喜制忧和以思制恐等。笔者曾经诊治过一位患者，没有开具任何药物，就用了以思制恐法来解决问题。

2011年初，笔者的一个老邻居因走夜路被一只突然窜出的野狗吓到，回家后便开始不断做噩梦。笔者看过之后，对患者家人说："他这是恐伤了肾，可以用以思制恐的方法来治疗。"

于是，患者的家人遵照我的医嘱，把患者最喜爱的小儿子送到远处的亲戚家过年。老人思念儿子，原本每夜的噩梦也变成了与小儿子相聚的梦了，自此宣告痊愈。

（伍睿昕）

丹青不渝

古今释义

丹指丹砂，青指青雘（音"霍"），本是两种可作颜料的矿物，因为我国古代绘画常用朱红色和青色两种颜色，所以丹青成了绘画艺术的代称。

丹青不渝，意为始终不渝，光明显著。

逐本溯源

三国时期魏国阮籍所作的《咏怀》曰：丹青着明誓，永世不相忘。李善注：丹青不渝，故以方誓。

《周礼·职金》曰：掌凡金玉锡石丹青之戒令。

中医观成语

《汉书·苏武传》曰：竹帛所载，丹青所画。

杜甫所作的《丹青引赠曹将军霸》曰：丹青不知老将至，富贵于我如浮云。

《晋书·顾恺之传》曰：尤善丹青。

为了画出满意的作品，画家需要用大量的时间进行琢磨，因此"丹青"一词也逐渐从绘画颜料演变成作画的过程，或者作画的人。古人把画家称为丹青手，把优秀画家称为丹青妙手，民间则称画工为丹青师傅。

"丹"与"青"的另外一种联系，就是《周礼》中所说的"丹青"。孙诒让在《周礼正义》中说：丹是丹砂，青是青雘，它们都是石的别种，都用以供石染，所以并称。《管子》中说：丹青在山，民知而取之乎。李善在注解"丹青着明誓"的时候说"丹青不渝，故以方誓"，意思是说用丹砂和青雘作书不易褪色，所以专门用来写契约和誓词。其实李善说得也不全面，古代的契约和誓词是用丹砂书写的朱红字，所以又称"丹书"，而没有"青书"的称呼。"青"是指简牍，"丹青"是丹砂书于青简之上的意思。就如杜甫在《赠郑十八贲》中说：古人日以远，青史字不泯。

南宋著名爱国诗人文天祥铿锵有声的名句"人生自古谁无死，留取丹心照汗青"的意思是文天祥要用自己心中流出来的鲜血，化作丹书，在青简上书写自己对祖国的誓言。我们看到"丹青"这个词的时候常常会想起祖国灿烂而丰富的文化宝库，对祖国的热爱之情也会油然而生。

女名医鲍姑丹青不渝，终成第一位女针灸家。

鲍姑（约309—363年），名潜光，上党（今山西省长治市）人，是中国古代4位（晋代鲍姑、西汉义妁、宋代张小娘子、明代谈允贤）女名医之一。她是晋代著名炼丹家，精通灸法，是我国医学史上第一位女灸学家。

鲍姑出身于一个官宦之家。父亲鲍靓，亦名静，字玄，禀性清慧，学通经史，修身养性，学兼内外，知晓河图洛书。他历任黄门侍郎、南海太守，管辖今广东、广西两省的部分地区。父亲"见洪深重之，以女为妻"，鲍姑遂与葛洪结为百年之好。

嫁给葛洪后，鲍姑成为他的得力助手，葛洪著作中的很多灸法急救术都与鲍姑的高明灸术有关。鲍姑与葛洪这对情深伉俪双宿双飞，松萝共倚，共同谱写了中国历史上一段鸾凤和鸣，治病救人的佳话。

鲍姑以治赘瘤与赘疣闻名。她因地制宜，就地取材，用当地盛产的红脚艾进行灸治，取得显著疗效，后人称此艾为"鲍姑艾"。《羊城古钞》在提到鲍姑的灸法时也称：每赘疣，灸之一炷，当即愈。不独愈病，且兼获美艳。遗憾的是，鲍姑没有为后世留下著作，不过后人认为，葛洪的《肘后备急方》中吸收了她的部分学术思想和医学成就。例如，该书有针灸医方109个，其中灸方竟有90余个，并且该书较为详细、全面地论述了灸法的操作方法、治疗效果、注意事项，这很可能得益于鲍姑在灸法上的经验总结。

相传，一天，鲍姑在行医采药归途中，发现一位年轻姑娘在河边照容，边照边淌泪。鲍姑上前一看，见她脸上长了许多黑褐色的赘瘤。姑娘称乡亲们都因此而嘲笑她，故而顾影自泣。鲍姑问清缘由后，即从药囊中取出红脚艾，搓成艾绒，用火点燃，轻轻地在姑娘脸旁熏灼。不久，姑娘脸上的疙瘩竟全部脱落，看不到一点瘢痕。姑娘千恩万谢，欢喜而去。鲍姑的灸术，不仅闻名一时，而且造福了好几代人，直至明清两代，还有人不怕艰辛乞取鲍姑艾。曾有诗赞颂鲍姑道：越井岗头云作岭，枣花帘子隔嶙峋。我来乞取三年艾，一灼应回万古春。葛洪在罗浮山逝世后，鲍姑和弟子黄初平来到广州越岗院，一面修道，一面为百姓治病。她继承、发扬了父亲和丈夫的医学思想，加上自己的钻研，医术更加精湛，往往药到病除，人们称她为鲍仙姑。鲍姑去世后，岭南人民特地在广州越秀山下三元宫内修建了鲍姑祠来纪念她。

斯蒂芬·茨威格在《人类群星闪耀时》中写道：一个人最大的幸运莫过于在他的人生中途，即在他年富力强的时候发现了自己的使命。纵观历史上的中医大家，无不是在人生的旅程中发现了自己传承、发展中医的光荣使命，从此丹青不渝，成就了一段又一段杏林佳话。

（伍睿昕）

第九节

久病成医

古今释义

久病成医，病久了对医理就熟悉了，比喻对某方面的事见识多了就能成为这方面的行家。

逐本溯源

汉代王逸注有论"方人九折臂，更历方药，则成良医"，意思是多次断臂就成了（治疗断臂的）良医。

王焘，生于 670 年，卒于 755 年，唐代著名医家，其著作《外台秘要》颇为后人所称赞。他不存个人偏见，博采众家之长，在《外台秘要》中引用的以前的医籍达 60 部之多，差不多所有医家留下来的著作都是他论述的对象，可谓"上自神农，下及唐世，无不采撷"。

王焘从小体弱多病，母亲南平公主身体也不好。他十分孝顺，衣不解带地照顾母亲，还阅读了大量医书，寻找灵方妙药，也渐渐地对医学产生了兴趣。王焘曾经担任徐州（今淮海地区）司马和邺郡（今河北省邯郸市）太守，但是他为了有机会阅读医学书籍而到了当时的官方图书馆——弘文馆任职。自此，他便如饥似渴地在那里阅读晋唐以来的医学书籍。他在这里度过了 20 年，在系统阅读大量医书的同时，还认真地做了详尽的摘录，夜以继日，年复一年，整理了大量的医学资料，其中仅古方就收集整理了五六十家的经验。后来，王焘被贬到房陵（今湖北省十堰市房县），遇赦后就近安置在大宁郡，当地气候炎热潮湿，百姓得了瘴气，十有六七难逃一死。他依照随身携带的验方施治，竟然神奇地把即将死去的人救了回来。由此，他便决心发愤编写医书，终于完成了《外台秘要》。

《新唐书》将《外台秘要》称作"世宝"，历代不少医家认为"不观《外台》方，不读《千金》论，则医所见不广，用药不神"，足见该书在医学界的地位之高，其卓著的功绩是不言而喻的。王焘以一生的精力，为保存古医籍原貌和总结唐以前的医学成就做出了突出的贡献，留下了千古美名。

中医观成语

在中医针灸疗法发展史上，有一部著作称得上是一部影响中国针灸学发展的划时代著作，而这部大作出自一个到中年才开始研究医学的人，一个饱受病痛折磨的人，一个用自己的人生经历诠释了"久病成医"这个成语的人，他就是西晋的学者、医学家皇甫谧，这部医学著作就是《针灸甲乙经》。学中医的人，尤其是学习针灸的人，应该没有不知道的，因为这本书在针灸界乃至在中医界的影响力实在是太大了，至今还被广泛应用于临床，使人获益匪浅。

皇甫谧早年并不是一个医生，而是一个历史学者，研究医学并终成良医缘于他中年时生了一场大病，可以说他以自己的治疗实践成就了这样一部医学巨著。在研究施治的过程中，皇甫谧对实践更为重视，比如为了探求寒食散的疗效，他亲自服食，这给他带来了巨大的痛苦，但他还是坚持践行隋代巢元方在《诸病源候论》中记录的一句话：凡此诸救，皆吾所亲更也。试之不借问于他人也。

皇甫谧的家族世代官宦，累世富贵，使其能够博览天下各家典籍，专心著述。当时的朝廷一再征召他去做官，都被他拒绝，即使是著作郎之类的官他也坚决不做。史书上说他"有高尚之志，以著述为务"。皇帝也无可奈何，只好送他一车书。但皇甫谧很不幸，从小就身体虚弱，一生多病，而且他读起书来，废寝忘食，时人谓之"书淫"，很是损耗精神。40岁时，皇甫谧半身不遂。患病期间，他开始研读大量的医书，尤其对针灸学非常感兴趣，一边研究，一边试着给自己针灸。随着研究的深入，他发现以前的针灸书籍深奥难懂且有错漏，十分不便于学习和阅读，于是他借助自身的体会，摸清了人体的脉络与穴位，并结合《素问》《灵枢经》《明堂孔穴针灸治要》等书籍，悉心钻研，终成大作。

《针灸甲乙经》的著成对于我国针灸学的发展起到了极大的促进作用，后学者在阅读时，一般不必再对 3 部原著的有关部分加以研读，只需要研读《针灸甲乙经》即可有精要的理解。同时，《针灸甲乙经》又具有重要的文献学价值，比如《明堂孔穴针灸治要》原书早佚，借助《针灸甲乙经》得以保存大部分精华内容。

（伍睿昕）

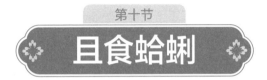

第十节

且食蛤蜊

古今释义

且食蛤蜊，比喻姑且置之不问。

逐本溯源

《南史·王弘传》言"不知许事，且食蛤蜊"，说明南朝时请托办事选择的美食就有蛤蜊。自周代起，历代帝王都喜欢食用蛤蜊。《酉阳杂俎》记载，隋炀帝嗜蛤，一辈子吃蛤蜊的数量成千上万。《明宫史·饮食好尚》说，神宗朱翊钧常吃的菜肴有 5 款，其中烤蛤蜊为首选。虽然现在我们经常能吃到蛤蜊，但蛤类作为海鲜，在古代是非常珍贵的。

陈寅恪所作的《庚辰暮春重庆夜宴归作》一诗云：食蛤哪知天

下事，看花愁近最高楼。这句诗里，"食蛤"并不是讲诗人当时就是在食用蛤蜊。对诗人来说，"食蛤"是不问天下事、不关心政局、明哲保身、隐迹山林等一系列复杂意思的指代。

《淮南子》中记载：卢敖游乎北海，经乎太阴，入乎玄阙，至于蒙谷之上，见一士焉，深目而玄鬓，泪注而鸢肩，丰上而杀下，轩轩然方迎风而舞。顾见卢敖，慢然下其臂，遁逃乎碑。卢敖就而视之，方倦龟壳而食蛤蜊。这段话的意思就是卢敖在蒙谷山上遇到一位相貌奇葩的隐士，隐士连忙躲起来了，并蹲在龟壳上吃蛤蜊。

后来，《南史·王弘传》中有"不知许事，且食蛤蜊"之说，"食蛤蜊"就已经脱离本意，渐渐成为一个典故了。宋代的诗大多比唐代的更有意境和写实一些，所以在宋诗中，吃蛤蜊出现的频率分外高。当然，这不代表宋人比唐人更爱吃蛤蜊，比如黄鲁直在诗中写道：盗跖人肝常自饱，首阳薇蕨向来饥，谁能著意知许事，且为元长食蛤蜊。再比如秦观在《别子瞻》一诗中写道：据龟食蛤暂相从，请结后期游汗漫。

> 关于蛤蜊，还有一个"食蛤"的典故。《南史·王融传》记载，王融少年得志，十分自负，有一天去拜访大臣王僧佑，遇到了另一位狂士沈昭略。沈昭略向主人打听这是谁家的少年。王融不高兴地说："我就像太阳一样，照耀天下，谁人不知？"沈昭略不想辩论，说："不知许事，且食蛤蜊。"

"且食蛤蜊"在上面的典故也有转移话题、不再争辩的意思，就像我们遇到不想深谈的话题时，也会绕过去打岔说："不聊这个了，聊点儿别的。"同时，"且食蛤蜊"也表现出对身外事不想额外关心的意思，成了不问世事的代称。台静农曾在家里挂出一副对联"且食蛤蜊，安问狐狸"，已近于自表心迹了。

中医观成语

蛤蜊，软体动物，壳呈卵圆形，淡褐色，边缘呈紫色，生活在浅海底，有花蛤、文蛤、西施舌等诸多品种。其肉质鲜美，营养丰富，现代研究表明，蛤蜊含有蛋白质、脂肪、碳水化合物、铁、钙、磷、碘、维生素、牛磺酸等多种成分，具有利尿消肿、增进食欲等功效，同时还可以起到降低血脂的作用。蛤蜊脂肪含量较低，属于低热量食物，如果在日常生活中长期食用，能够起到一定的瘦身减肥的作用。

中医学认为，蛤蜊味咸，性寒，入肺、肾经，具有滋阴润燥、利尿消肿、软坚散结、明目、化痰之功效。蛤蜊还可以用来改善食欲不振的症状，可搭配其他蔬菜一起烹炒。将蛤蜊洗净，放入水中煮2分钟，张口后取出，起锅烧油，加入葱、姜、蒜后翻炒，放入蛤蜊爆炒，在翻炒过程中加入食盐、蚝油、青椒等辅材，炒熟后出锅即可食用，可以补充人体所需的维生素和矿物质。注意，脾胃虚寒、腹泻、腹痛者要谨慎食用。

（伍睿昕）

五劳七伤

古今释义

五劳七伤，泛指各种疾病和致病因素。

逐本溯源

元代刘唐卿的《降桑椹》第二折云：我会医五劳七伤。

近代康有为的《大同书》甲部第三章云：大同之世，生人最乐，内无五劳七伤之感，外极饮食、宫室、什器、服用、道路之精。

东汉末年医学家张仲景在其所著的《金匮要略》中提出，五脏劳损，即心劳、肝劳、脾劳、肺劳、肾劳，可称之为"五劳"。隋代太医博士巢元方等人所撰写的《诸病源候论》记载，忧愁思虑伤心，大怒气逆伤肝，大饱伤脾，形寒饮冷伤肺，强力举重、久坐湿地伤肾，恐惧不节伤志，风雨寒暑伤形，此之谓"七伤"。

"五劳七伤"合称始见于北宋苏轼所作的《东坡志林》卷三《论医和语》：五劳七伤，皆热中而蒸，晦淫者，不为蛊则中风，皆热之所生也。

现多用"五劳七伤"来泛指各种疾病。

"五劳"指过度疲劳，视、卧、坐、立、行，或心、志、思、忧、疲，或肝、心、脾、肺、肾过劳，都称为"五劳"。《素问·宣明五气》也有相关记录：久视伤血，久卧伤气，久坐伤肉，久立伤骨，久行伤筋，是谓五劳所伤。

五劳七伤，为诸虚百损之症。造成"五劳七伤"的原因很多，有的还与食品的"五味"、节令的"四时"，甚至风向有着密切的关系。所以，中医养生学认为，在饮食上，要注意酸、甜、苦、辣、咸的适量摄入，切不可偏食；在生活起居上，要按季节的交替、冷暖，适时增减衣服，适当锻炼，顺乎自然，这些都是强身健体、预防"五劳七伤"的必要措施。欧阳修曾说"以自然之道，养自然之身"，讲的就是这个道理。传说苏东坡给自己的饮食立下了一条规矩：每顿酒量不过一盅、肉不过一碟，即便款待贵宾，肉菜也不超过3种。东坡云：守分以养福，宽胃以养气，省费以养财。如果能长期坚持苏东坡的养生之道，又何惧"五劳七伤"呢？

人们经常用"五劳七伤"来形容虚弱多病。其实，"五劳七伤"包含着丰富的内容，其形成因素也包含多个方面。在人们的日常生活中，"五劳七伤"实际上是经常被人忽略的，所以才会"积劳成疾"。

久视伤血。为什么现在大多数人都处于亚健康状态？以前没有手机的时候，我们在车上、路上，或者闲着没事干的时候，还能看一看风景，或者闭一会儿眼。可现在，我们每天从早上睁开眼睛，到晚上闭上眼睛，几乎没有时间让眼睛休息。

久卧伤气的"气"，不是气息的"气"，而是阳气的"气"。阳气的生发，一方面靠食物的滋养，另一方面则靠运动。动则阳气生，人在运动的时候，血液流动速度加快，遍布四肢，充养五脏，代谢加快，从而生发出阳气。如果总是卧坐，气血流动速度缓慢，很容易造成血瘀，气机不畅，从而导致阳气不生，越来越虚。

久坐伤肉，也是当下的一大问题，基本可以"横扫"所有在办公室、写字楼里工作的人了。这里的"肉"，指的是肌肉。脾主肌肉，如果脾虚，必然肌肉虚，四肢无力。所以，久坐伤肉，可以简单地理解成久坐伤脾。脾气是人的后天之本，主管身体所有气、血、精、津、液的生化和运行。若是脾虚，所有能量物质都会生化和供应不足，就会有精神乏力，容易倦怠，失眠健忘，体态臃肿，四肢痿软的表现。

久立伤骨，多见于一些特殊行业的工作人员，比如营业员、教师、安保人员等。肾主骨，生髓。肾气足了，骨骼才有力量，才能自我修复。

久行伤筋，其实也不少见，多见于喜欢长跑等运动的朋友。

在时代的旋涡中，没有谁能独善其身，所以我们需要减少自身的操劳，更好地善待自己，善待自己的身体。只有把自己的身体照顾好，才可以让自己发挥更大的价值，才可以不断地完善自己。

五劳七伤，都与生活中的习惯有关，想要更好地保护身体，就要养成良好的工作、生活、休息习惯。平时若能根据自身情况适度做运动，不仅可以改善血液循环和代谢，增强抵抗力，对骨骼关节也会有保护效果，还可以有效地控制体重，达到健康的平衡状态。

（伍睿昕）

参考文献

[1] 湖北大学语言研究室.汉语成语大词典[M].郑州：河南人民出版社，1985：1-1592.

[2] 王剑引.中国成语大辞典[M].上海：上海辞书出版社，1998：1-1989.

[3] 段逸山.医古文[M].北京：中国中医药出版社，2002：1-416.

[4] 王庆其.内经选读[M].北京：中国中医药出版社，2003：1-278.

[5] 彭勃.中医熟读背诵精选[M].北京：人民军医出版社，2003：1-217.

[6] 薛振声.十年一剑全息汤[M].北京：中国中医药出版社，2004：1-307.

[7] 李静.名医师承讲记[M].北京：中国中医药出版社，2007.

[8] 徐志宏，秦宣.邓小平理论和"三个代表"重要思想概论[M].北京：中国人民大学出版社，2004.

[9] 中国中医研究院.岳美中论医集[M].北京：人民卫生出版社，2005：9.

[10] 孙广仁.中医基础理论[M].北京：中国中医药出版社，2002.

[11] 李培生.伤寒论讲义[M].上海：上海科学技术，1985.

[12] 陈先达．马克思主义哲学原理 [M]．北京：中国人民大学出版社，2004．

[13] 朱文峰．中医诊断学 [M]．北京：中国中医药出版社，2002．

[14] Heinrich M，Hofmann L，Baurecht H，et al.Suicide risk and mortality among patients with cancer[J]. Nat Med,2022,28(4): 852-859.

[15] Chang WH，Lai AG.Cumulative burden of psychiatric disorders and self-harm across 26 adult cancers[J]. Nat Med，2022，28 （4）: 860-870.

[16] Yang H，Xia L，Chen J，et al.Stress-glucocorticoid-TSC22D3 axis compromises therapy-induced antitumor immunity[J]. Nat Med，2019，25（9）: 1428-1441.

[17] 国家中医药管理局《中华本草》编委会．中华本草 [M]．上海：上海科学技术出版社，1999：6．

[18] 徐春娟．中庸之"和"对中医学的影响 [C]//江西省中医药学会．江西省中医药学会 2011 年学术年会论文集．抚州：江西中医药高等专科学校，2011：3．

[19] 邢玉瑞，张喜德，苗彦霞．中医顺势思维研究（待续）[J]．陕西中医学院学报，2000，23（5）: 3-4．

[20] 冯晶晶.《孙子兵法》与中医理念 [D]．郑州：河南中医药大学，2017．

[21] 温长路．薏苡明珠——成语药谈之五 [J]．养生月刊，2015，36（5）: 468-470．

[22] 张宏乾．药食明珠话薏苡 [J]．中医健康养生，2021，7（8）: 68-69．

[23] 刘向．山海 [M]．刘歆，校刊．长春：吉林摄影出版社．2003：21．

[24] 周一谋，萧佐桃．马王堆医书考注 [M].天津：天津科学技术出版社，1988：217.

[25] 薛愚．中国药学史料 [M].北京：人民卫生出版社，1984：66.

[26] 龚千锋．中药炮制学 [M].北京：中国中医药出版社，2003：128-129.

[27] 国家药典委员会．中华人民共和国药典：2020 年版．一部 [M].北京：中国医药科技出版社，2020：203.

[28] 邹澍宣．仲景方中甘草的协调作用 [J].天津中医学院学报，1992（3）：36-38.

[29] 蔡胜彬，邵景玉．试论仲景用甘草 [J].吉林中医药，1992（3）：34.

[30] 杨玉婷．诗词成语中的中医词汇解读 [J].微电机，2021，54（3）：130.

[31] 刘畅，孟庆国．汉语国际推广视角下的中医药文化传播研究——以中医成语为例 [J].汉字文化，2019（4）：107-109.

[32] 贾成祥．从"花好月圆"看中医思维 [J].中医健康养生，2018，4（9）：67-69.

[33] 赵桂芝，王雷．中国语言文化中的中医药元素 [J].湖北中医药大学学报，2014，16（1）：128-129.

[34] 方泽荣．《梳理探究　成语：中华文化的缩微景观》教学举隅 [J].教育教学论坛，2013（15）：36-38.

[35] 薛芳芸．趣谈中医药学中的语言文化 [J].中医药文化，2010，5（3）：54-56.

[36] 伍睿昕，熊安东，刘连连，等．中药归经理论现代研究概述 [J].浙江中医杂志，2020，55（3）：232-233.

[37] 伍睿昕，董昌盛．中医分期辨证治疗乳腺癌研究进展 [J].中国中医药现代远程教育，2018，16（18）：139-142.

[38] 曹灿，董肖，田颐，等 . 中药归经理论的历史沿革、研究现状与思考 [J]. 中华中医药杂志，2023，38（1）：38-45.

[39] 刘萍，王平，陈刚，等 . 中药归经理论的研究与思考 [J]. 辽宁中医杂志，2010，37（12）：2339-2341.